高等学校"十四五"农林规划新形态教材

中药材安全与监控

U0250925

主　编　郭巧生　王建华　朱再标

副主编　王　沫　张林生　吴锦忠　杨美华　马双成　何忠俊

编　者　（按姓氏笔画排序）

马双成　（中国食品药品检定研究院中药民族药检定所）

王　沫　（武汉生物工程学院）

王建华　（山东农业大学）

孔丹丹　（中国医学科学院药用植物研究所）

朱再标　（南京农业大学）

杨美华　（中国医学科学院药用植物研究所）

吴锦忠　（福建中医药大学）

何忠俊　（云南农业大学）

汪　涛　（南京农业大学）

张林生　（西北农林科技大学）

张　萍　（中国食品药品检定研究院中药民族药检定所）

陈　君　（中国医学科学院药用植物研究所）

房信胜　（山东农业大学）

高文远　（天津大学）

郭巧生　（南京农业大学）

高等教育出版社·北京

内容提要

　　本书是在 2012 年版的基础上，为适应行业发展、满足教学需求，进行了较大的调整和补充，尤其是将农药残留和重金属有关内容分别单独成章，并增加了"中药资源评估"等内容。全书共 8 章。第 1 章为绪论，系统阐述中药材安全问题的概念、历史与现状，包括中药资源评估的原则和方法等。第 2、3、4、5 章介绍中药材内源性和外源性有害物质（包括农药残留、重金属、有害生物源、内源性有害成分等）的种类、来源、危害、原因以及相应的控制方法和技术。第 6、7 章分别就中药材安全性评价与标准、中药材生产安全监控与认证等内容进行详细阐述。第 8 章重点介绍了中药材内源性和外源性有害物质检测方法。附录部分收录国内外相关中药材安全限量标准及政策法规等。

　　本书可作为中药学、中药资源学及药用植物学或相近专业学生的教材，同时亦可供有关中药材生产和中药资源开发利用及其他经济植物研究和生产的专业技术人员参考。

图书在版编目（ＣＩＰ）数据

　　中药材安全与监控 / 郭巧生，王建华，朱再标主编.
-- 北京 ：高等教育出版社，2021.8
　　ISBN 978-7-04-055943-9

　　Ⅰ．①中… Ⅱ．①郭… ②王… ③朱… Ⅲ．①中药材
-安全管理-高等学校-教材 Ⅳ．①R282

　　中国版本图书馆CIP数据核字（2021）第054190号

Zhongyaocai Anquan yu Jiankong

策划编辑　孟　丽	责任编辑　赵晓玉	封面设计　张志奇
插图绘制　李沛蓉	责任印制　存　怡	

出版发行	高等教育出版社	网　　址	http://www.hep.edu.cn
社　　址	北京市西城区德外大街 4 号		http://www.hep.com.cn
邮政编码	100120	网上订购	http://www.hepmall.com.cn
印　　刷	唐山嘉德印刷有限公司		http://www.hepmall.com
开　　本	787 mm×1092 mm　1/16		http://www.hepmall.cn
印　　张	15.25		
字　　数	320 千字	版　　次	2021 年 8 月第 1 版
购书热线	010-58581118	印　　次	2021 年 8 月第 1 次印刷
咨询电话	400-810-0598	定　　价	35.00 元

本书如有缺页、倒页、脱页等质量问题，请到所购图书销售部门联系调换
版权所有　侵权必究
　物 料 号　55943-00

数字课程（基础版）

中药材安全与监控

主编　郭巧生　王建华　朱再标

中药材安全与监控

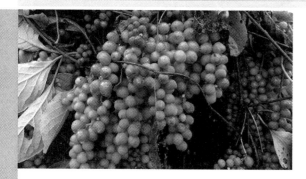

　　中药材安全与监控数字课程与纸质教材一体化设计，是纸质教材的扩展和补充。主要包括书中各章推荐阅读书目、参考文献等参考资料，以供教师教学和学生自学时参考。

用户名：　　　　　　密码：　　　　　　验证码：　　　　　　5360　忘记密码？　　登录　　注册

http://abook.hep.com.cn/55943

扫描二维码，下载 Abook 应用

前　言

　　目前，中药材安全问题逐渐被大众所关注，同时已被国家管理部门和科研单位所重视，相关部门和单位在中药材安全及其监控方面进行了大量卓有成效的工作。国家有关部门陆续出台了《中华人民共和国中医药法》《中共中央　国务院关于促进中医药传承创新发展的意见》《中药材保护和发展规划（2015—2020 年）》《中药材生产质量管理规范（征求意见稿）》《中药资源评估技术指导原则》等相关政策法规，对中药材安全问题加强管理。2020 年版《中华人民共和国药典》、《中医药——中药材重金属限量》国际标准等一系列标准的颁布实施，以及农药残留、重金属和真菌毒素等系列检测方法和平台的建立，为中药材产业从业人员控制中药材的农药残留、重金属、真菌毒素等提供了依据。在多方共同的关注和努力下，解决中药材安全问题的理论和实践均获得了长足发展。

　　本教材第 1 版自 2012 年出版以来，在业内深受好评。为使教材内容更具实用性和可操作性，重点更突出，逻辑结构更严谨，编者于 2016 年 1 月在云南昆明召开了《中药材安全与监控》教材修订会，2018 年 8 月在陕西延安召开了统稿会议。新版教材在第 1 版内容的基础上进行了较大的调整和补充，主要修改包括：（1）将原第 2 章内容在绪论中进行简略表述，具体内容分解到其他相关章节；（2）将原第 6 章和原第 7 章内容合并，第 7 章内容以适当形式穿插到第 6 章；（3）将原第 8 章和原第 9 章内容合并；（4）将农药残留和重金属有关内容分别单独成章；（5）增加"中药资源评估"内容。在广泛征求意见的基础上，来自农林、中医药、综合性高等学校，以及中国食品药品检定研究院中药民族药检定所、中国医学科学院药用植物研究所等 9 个单位的专家共同编写完成了新版教材的修订工作。

　　本教材系统阐述了中药材安全问题的概念、历史与现状，包括中药资源评估的原则和方法等；介绍中药材有害物质（包括农药残留、重金属、有害生物源、内源性有害成分等）的种类、来源、危害、产生原因以及相应的控制方法和技术；分别就中药材安全性评价与标准、中药材生产安全监控与认证以及中药材内源性和外源性有害成分检测方法等内容进行详细阐述。同时借鉴了有关食品和农业生产的国内外有关管理法规和规范来完善和提高中药材的安全管理，如无公害农业、绿色农业、有机农业等新型农业理论和技术，危害分析与关键控制点（HACCP）安全控制体系等食品相关安全生产认证体系，对于改进和提高中药材生产技术，提高中药材安全水平具有重要意义。附录部分收录国内外相关中药材安全限量标准及政策法规等。

本教材主要编写人员在相关领域具有较好的代表性，保证了教材的先进性和科学性。在各章分工编写的基础上，力求整体内容的协调与统一。本教材的编写得到了高等教育出版社和相关编者单位的大力支持；在具体内容上吸取了不同领域专家的许多宝贵意见，同时亦参考了最新出版的国内外有关专业文献资料，在此表示衷心感谢！

本教材可作为农林和中医药高等学校的中药学、中药资源学及药用植物学或相近专业学生的教材和参考书，同时亦可供中药材生产和中药资源开发利用及其他经济植物研究和生产的专业技术人员参考。

由于中药材安全与监控方面的许多理论与技术尚未成熟，相关研究的深度和广度还需进一步加强，加之编者水平有限，书中缺点和错误在所难免，恳请读者批评指正，以利后续进一步修订。

编　者
2020 年 8 月

目　录

第一章

绪　论

　　中医药作为中华民族的宝贵财富，其独特的治疗理念正逐渐被国内外所接受。中药材作为中药产业的源头，是中医药事业发展的物质基础。近年来，随着食品药品监管工作的不断加强以及中药行业质量意识的不断提升，我国中药材质量呈现出稳步提升的发展态势。但中药产业也面临新的问题和挑战。挑战之一就是如何正视中药产业发展进程中的关键问题，即中药材的安全性问题，并提出行之有效的解决办法和对策，保障中药产业持续、稳定、协调发展。

第一节　中药材安全

一、中药材安全的概念

　　安全是指免除于不可接受的损害和风险的状态。2018 年 12 月 29 日发布并实施的《中华人民共和国食品安全法》中第一百五十条将食品安全定义为"食品无毒、无害，符合应当有的营养要求，对人体健康不造成任何急性、亚急性或者慢性危害"。

　　目前对药品安全并无统一的定义。我国将药品安全分为狭义的药品安全和广义的药品安全。狭义的药品安全是指药品质量特性中的药品安全性，即按规定的适应证和用法、用量使用药品后，人体产生毒副反应的程度。广义的药品安全是指药品供应合法、质量优良、价格合理并合理使用，不对人体健康或生命构成潜在的或事实的威胁或伤害的一种综合状态，包括供应安全、价格安全、质量安全、使用安全、制度安全。目前，广义的药品安全被大多人接受并认可（颜江瑛，2013）。

　　中药是人们用以防病治病的特殊商品，而中药材的安全是保证中药安全和疗效的前提条件。这就要求中药材不但要具有有效性，更要保证使用的安全性。然而，由于中药材在采集或栽培、加工、运输、储存等过程中，可能会受到不同程度有毒有害物质的污染或生物的侵染，或由于本身存在有毒有害物质，从而对人体产生潜在的威胁，进而影响其用药的安全性。

因此，中药材安全指中药材中不含有可能损害或威胁人体健康的因素，在规定的使用方式和用量条件下使用，不会导致消费者急性、慢性损害或产生危及消费者及其后代健康的隐患。

中药材安全概念应从广义和狭义两个层面上进行探讨。从广义上来讲中药材安全包括两方面的内容，即"量"的安全与"质"的安全；而从狭义上讲中药材安全仅指"质"的安全。中药材"量"的安全即中药材供应保障的安全。中药材是特殊的商品，需要有充足的供给和及时、有效的获取，来满足国家、企业以及消费者的需要。

中药材在"质"方面的安全是目前关注的焦点，即中药材中含有的可能损害或潜在损害人体健康的农药兽药残留、重金属残留、致病菌及其有毒代谢物、中药材自身产生的有毒次生物质等应符合有关的法律法规和强制性标准，中药材在使用方式合理和使用剂量正常的情况下，不会对消费者的身体健康和生命安全造成危害或潜在的危害。本教材针对"中药材安全"狭义上的概念进行重点讨论。

但是中药资源的无序开发利用导致的供需矛盾日益受到国家和社会的关注。2020年7月1日起施行的《药品注册管理办法》指出"中药注册申请，申请人应当进行临床价值和资源评估，突出以临床价值为导向，促进资源可持续利用"。根据《中药资源评估技术指导原则》，中药资源评估是指药品上市许可持有人或中药生产企业对未来5年内中药资源的预计消耗量与预计可获得量之间的比较，以及对中药产品生产及中药资源可持续利用可能造成的影响进行科学评估的过程。因此，中药材"量"的安全也需要得到中药行业相关企业和人员的高度重视。

二、中药材安全问题的产生原因

中药材安全问题的产生主要有以下几个方面的原因。通过分析这些原因，可以为采取相应措施来解决中药材安全问题提供依据。

（一）环境中有毒有害物质本底

由于重金属本身是地壳的组成部分，因此土壤中含有重金属难以避免，只是含量高低的问题。另外，含有重金属元素的废气、废水、废渣通过沉降、灌溉、渗漏等途径进入农田，重金属积累于土壤，造成土壤中重金属元素的富集，药用动植物主动或被动吸收而间接污染中药材。有机氯类农药曾被世界各国广泛使用，虽然大部分品种已经被全面禁止生产和使用，但是由于其化学性质稳定、难以分解，至今土壤、水体、中药材中仍有检出。

（二）中药材生产和经营过程中的污染问题

由于中药材生产经营分散、规模小，加之我国各地历史、文化、传统习惯不同，产生中药材安全问题的原因较为复杂，主要原因有行业从业人员门槛低，质量意识薄弱，普遍存在重产量、轻质量，重指标、轻过程等不规范的生产、经营和使用行为。

农药不合理使用是导致农药残留的重要原因。部分中药材种植者对病虫害缺乏有效科学的综合防治手段，而且对农药残留问题缺乏足够重视，在生产过程中选择使用高残留农药或不按规范使用农药，造成了农药在中药材中的残留。一些不法经营者从眼前利益出发，为使中药材不发霉而用过量硫黄熏蒸中药材，导致二氧化硫残留严重。中药材在仓储过程中，为防止霉变、虫害和鼠害，不规范使用仓储熏蒸剂，也会造成中药材的重金属污染和农药残留。

药用植物在田间生长管理不当以及采集后不及时干燥或储存不当，或在制备和加工过程中处理不善，均可能被各种微生物污染并产生微生物毒素。在中药材的采收过程中，根茎类中药材多黏附泥土，常带有土壤中的细菌、真菌等微生物；叶、花、果实类中药材常带有空气中的各类微生物。中药材在储藏过程中，常常受到各种真菌污染及昆虫危害，成为影响中药质量和安全的重大威胁。

（三）中药材本身含有的内源性有害成分是其引发药物不良反应的主要原因之一

对于大多数中药材来说，其内源性有害成分往往也是其功效成分。中药材使用不当是引发其不良反应的首要原因，如误服伪品、中药材同名异物、使用剂量不当、炮制不当等。

（四）我国中药材安全管理体系建设亟待完善

我国中药重金属、农药残留问题的研究、限量标准的制定以及相关法律法规的建设略落后于国际水平；在中药材种植方面，重金属、农药残留的控制工作起步较晚，这使得医药企业和中药材生产经营人员无法从根本上监控中药材的重金属和农药残留等不安全因素。

目前我国还没有专门针对中药材生产中农药使用的相关法规或规定，中药材在农作物中归类于经济作物，与大宗粮食作物相比种植面积较小，国家农业管理部门在农药的使用和管理公告中，将其与蔬菜、茶叶、果树视为同类，导致目前农药在中药材上的使用与管理相对薄弱。

三、我国在中药材安全方面的工作进展

（一）中药材安全科学研究取得较大进展

中药材中外源性有害污染物和内源性有害成分逐渐成为中药界关注的焦点，中药材安全问题逐渐被大众所了解，同时也被国家管理部门所重视，国家在科技计划中先后立项对中药有害物质进行研究。

20世纪70年代初期我国专门对中药材进行了农药污染的普查，发现中药材中普遍存在农药残留，有的还相当严重（王朝梁和崔秀明，2003）。1980年11月世界卫生组织在我国召开关于药用植物的标准化与应用的国际性会议，在制定植物药一般检验方

法和质量标准时，已提出将测定农药残留量单独列为检测项目。1986 年 12 月举办了全国药检系统省区市药检人员农药残留检测方法短期培训班后，中药的农药残留量研究工作在我国逐步开展起来。

国家中医药管理部门、国家食品药品监督管理部门等在"七五"到"十三五"期间组织了众多研究单位进行中药材安全问题的科研攻关。科技攻关项目中均有相关的中药材安全性评价课题或安全技术检测平台，对常用的中药材中的重金属及有害元素、各种农药残留等有害物质进行检测研究，提高中药材的标准，使中药材安全问题研究向前跨了一大步，为规范中药材的安全指标，制定与国际接轨、切实可行的中药材安全标准提供依据，为我国中药材安全法律和标准的制定及全面贯彻实施打下了坚实的基础。

（二）中药材安全标准逐步完善

国家药品监督管理部门颁布的《中华人民共和国药典》（以下简称《中国药典》）、《中华人民共和国卫生部药品标准》和《国家食品药品监督管理局药品标准》为国家药品标准，在一定程度上反映了我国在医疗预防、医药工业、医药研究和分析检验等方面的科技发展水平，其中包括有关中药材安全的内容。

新中国成立以来，我国不同时期的药典委员会已经颁布了 11 版药典，即 1953 年版、1963 年版、1977 年版、1985 年版、1990 年版、1995 年版、2000 年版、2005 年版、2010 年版、2015 年版和 2020 年版。《中国药典》高度重视中药材安全，关于中药材安全的标准日益提高和完善，从 2005 版开始收录中药中重金属及有害元素检测的"铅、镉、砷、汞、铜测定法""农药残留测定法""黄曲霉素测定法"等外源性有害残留物的测定方法。2015 版《中国药典》分别对黄芪、海藻、丹参等在内的 11 种植物药，牡蛎、阿胶等在内的 10 种动物药和滑石粉等在内的 6 种矿物药制定了重金属限量值。

在前几版的基础上，2020 年版《中国药典》在重金属、农药残留限量标准和毒性成分含量等方面作出了更进一步的具体规定。2020 年版《中国药典》完善了"中药有害残留物限量制定指导原则"，新增"农药残留量测定法"，制定了 33 种禁用农药的控制要求，规定"除另有规定外，中药材及饮片（植物类）禁用农药不得检出（不得过定量限）"，并收入《药材和饮片检定通则》（通则 0212）。制定了中药材及饮片（植物类）重金属及有害元素的限量标准，规定铅不得超过 5 mg/kg、镉不得超过 1 mg/kg、砷不得超过 2 mg/kg、汞不得超过 0.2 mg/kg、铜不得超过 20 mg/kg，并收入"中药有害残留物限量制定指导原则"，作为指导性要求；同时，在黄芪等已收载重金属及有害元素检查的 8 种中药材基础上，新增白芷、当归、葛根、黄精、人参、三七、栀子、桃仁、酸枣仁、山茱萸 10 种使用量大、药食两用品种的重金属及有害元素控制要求。对容易发霉变质的蜂房、土鳖虫等 5 种中药材品种增加黄曲霉毒素的限量要求，薏苡仁增加玉米赤霉烯酮的限量要求。针对马兜铃酸类成分具有潜在肾毒性的问题，2020 年版

《中国药典》除不再收载含马兜铃酸类成分的马兜铃和天仙藤外，还制定了"九味羌活丸"（处方含细辛）的马兜铃酸 I 的限量标准。制定植物类中药材和饮片禁用农药的限量标准以及部分易霉变中药材的真菌毒素限量标准将引导中药材生产合理使用农药和科学加工、储藏，有效控制当前备受社会诟病的中药材种植中大量使用禁用农药和滥用农药等行业共性问题。

为了适应国际医药市场的要求，2001 年 7 月 1 日，外经贸部制定并颁布的《药用植物及其制剂进出口绿色行业标准》（WM2—2001）在全国正式实施，这是我国第一个中药进出口质量的标准，也是中药行业的第一个绿色标准，明确规定了重金属铅（Pb）、镉（Cd）、汞（Hg）、铜（Cu）、砷（As）、重金属总量及有关农药残留六六六（BHC）、滴滴涕（DDT）、五氯硝基苯（PCNB）、艾氏剂（Aldrin），以及黄曲霉毒素 B_1（aflatoxin B_1）限量标准。商务部于 2005 年 2 月 16 日发布《药用植物及制剂外经贸绿色行业标准》（WM/T2—2004），同年 4 月 1 日实施，规定了药用植物及制剂的外经贸绿色行业标准品质，包括药用植物原料、饮片、提取物及其制剂等的质量要求及检验方法。该标准实际上是对《药用植物及制剂进出口绿色行业标准》的修订，两项标准对中药材重金属限量设定值相同。

2015 年，由中国中医科学院中药资源中心主持制定的 ISO（International Organization for Standardization，国际标准化组织）国际标准《ISO18664：2015 Traditional Chinese Medicine–Determination of heavy metals in herbal medicines used in Traditional Chinese Medicine》（《中医药 – 中草药重金属限量》）正式颁布实施，这是 ISO 第一个中药材重金属标准。

（三）中药材安全法律体系日益健全

我国药品安全性评价的规范化开始于 1984 年《中华人民共和国药品管理法》，并于 1985 年 7 月 1 日起正式施行。这是新中国成立以来我国制定的第一部药品管理法。之后历经 2001 年、2013 年、2015 年三次修改，于 2019 年 8 月再次修订，并于 2019 年 12 月 1 日起正式施行，从生产、销售、追溯、临床不良反应到查处力度都对药品安全性进行了较为严格的控制。

2000 年 4 月 30 日，国家药品监督管理局局令第 20 号公布了《药品经营质量管理规范》，自 2000 年 7 月 1 日起实施。该规范是药品经营质量管理的基本准则，适用于我国境内经营药品的专营或兼营企业。

另外，《药品管理法实施条例》《麻醉药品管理办法》《医疗用毒性药品管理办法》《中华人民共和国农药管理条例》等一系列法律法规的颁布为规范中药材的安全生产和使用提供了法律保障。

（四）中药材安全监督管理体系日趋完善

新中国成立以来，我国逐步建立了比较完善的药品监督管理体系，即在各级卫生行政部门设立药政管理机构，形成了中央、省（直辖市、自治区）、市（区）和县四级工作体系。

除了政府方面的行政监督监控，中药材安全监控管理体系还包括中药材生产流通和应用企业的全过程自我监控、社会方面的监督监控，以及科技领域的监控理论与技术支撑。四个层面以保障中药材安全为核心，之间既有各自监控的内容和责任，又互为补充支撑，组成了中药材安全的全面监控体系。

《中药材生产质量管理规范（试行）（GAP）》以下简称《规范（试行）》于 2002 年 4 月 17 日发布，同年 6 月 1 日起实施，是国家为了规范中药材生产全过程、保证中药材质量，依据《中华人民共和国药品管理法》所制定的国家级规范。《规范（试行）》共 10 章 57 条，对中药材产前（产地生态环境要求，种质和繁殖材料，物种，种质资源的优质化等）、产中（优良的栽培技术措施，田间管理和病虫害防治）、产后（确定最佳采收期和产地加工技术，采收与产地加工，包装、储存、质量控制与管理等）等作了详尽的规定。2003—2016 年，共公告了 177 个中药材 GAP 基地，涉及企业 110 家，中药材 71 种，分布于 26 个省、市、自治区。《规范（试行）》的实施，推动了我国中药材生产的规范化、规模化和现代化进程。为进一步加强中药材生产的监督管理，也为适应 GAP 备案监管的需要，对《规范（试行）》进行了修订。国家市场监督管理总局于 2018 年 7 月发布了《中药材生产质量管理规范（修订草案征求意见稿）》。

四、我国中药材安全问题的现状

（一）农药残留

农药残留是指农药使用后残存于生物体、农副产品和环境中的微量农药原体、有毒代谢物、降解物和杂质的总称。中药材中的农药残留主要来源于中药材栽培土壤农药残留及病虫害防治时不恰当的农药施用。

我国中药材中残留农药检出率较高，检出的农药种类也较为复杂，但超标率并不高，整体合格率达 95% 以上。中药材大规模种植中使用农药目前尚无法避免，但缺乏规范，因此检出的农药种类多，检出率高。

从检出的农药种类分析，有机氯类农药虽然早已淘汰，但由于分解缓慢，在土壤、水系中长期残留，在中药材中检出率仍然最高，这与大部分农产品的情况基本一致。但从残留量来看，基本处于极低的水平，风险较小。中药材中检出率较高的常用农药集中于十几个品种，如氯氰菊酯、溴氰菊酯、氯氟氰菊酯、毒死蜱、甲氰菊酯、吡虫啉、多菌灵、炔螨特、苯醚甲环唑、克百威等。

从中药材种类分析，花和果实类中药材如金银花、菊花、陈皮、枸杞子，部分多年生根和根茎类中药材如三七、人参、西洋参农药残留比较严重，尤其是花类中药材农药残留检出率最高，检出的农药种类也最为复杂，氟虫腈等个别禁限用农药也有检出，风险较高，应作为监管重点（马双成等，2015；王莹等，2016）。

（二）重金属残留

中药材中重金属铅、镉、砷、汞、铜残留总体合格率较高。马双成等（2015）对 288 种中药材及饮片，总计 2 000 余批次样品进行了普查，发现按照国家药典委员会公示的针对植物性中药中的重金属及有害元素残留限量的一致标准，中药中铅、镉、砷、汞、铜 5 种元素合格率均在 95% 以上。但是，个别中药材品种中的个别元素，存在普遍超标情况，如黄连、川芎中的镉，可能这些中药材对特定元素存在天然蓄积作用。郭兰萍等（2017）通过文献的收集并整理了中药材中重金属铅、砷、镉、汞的含量数据，以《中医药 – 中草药重金属限量》ISO 国际标准为依据，分析了 425 种中药材中该 4 种重金属元素的残留情况。结果显示，4 种重金属的超标率分别为 3.46%、4.03%、2.91%、1.41%。

药用植物不同入药部位的重金属残留情况不一。全草类及叶类中药材中重金属量普遍较高，可能与其较其他中药材更多时间暴露于空气中易于被污染有关。花类、果实类、种子类中药材中重金属的综合残留水平较低，这可能与其生长周期短、重金属在其体内富集时间较短有关。根及根茎类中药材中重金属污染水平处于居中位置，其残留原因可能是中药材生长的土壤或灌溉用水受重金属污染，根及根茎类中药材通过根系从土壤中吸收重金属而导致其重金属量超标（赵连华等，2014；郭兰萍等，2017）。

（三）微生物及其毒素

中药材种类繁多，种植地区广泛，多数中药材在生产、加工、储藏、运输的过程中，由于条件和技术简陋，很容易污染微生物及其毒素。目前中药材中最受关注的微生物毒素是黄曲霉毒素。

黄曲霉毒素是目前为止所发现毒性最大的真菌毒素。它可通过多种途径污染食品和饲料，直接或间接进入人类食物链，对人体及动物内脏器官尤其是肝损害严重，威胁人类健康和生命安全。

中国食品药品检定研究院对中药中黄曲霉毒素残留量测定法进行了深入研究，同时开展了样品筛查普查，涉及 220 余种常用中药材、部分中成药制剂，总计近 2 100 批次样品，黄曲霉毒素的总体检出率约为 7.7%，如果按照 2010 年版《中国药典》陈皮等品种项下限量标准，总体合格率接近 97%，即使按最严格的欧盟标准，合格率也在 95% 以上（刘丽娜等，2015）。

虽然黄曲霉毒素整体的检出率不高，但是部分品种的黄曲霉毒素污染却不容忽视，黄曲霉毒素污染集中于个别中药材品种，如柏子仁、肉豆蔻、莲子、使君子、槟榔等，这些中药材检出率在 70% 以上，不合格率也极高，个别品种超标达数十倍。

（四）中药材内源性有害成分

随着对中药材安全性监测技术水平的提高和监管力度的加大，与中药材有害成分及其所造成危害的相关研究不断深入，特别是加强了中药化学成分、毒理、药理、制剂学研究以及中药药性理论、配伍宜忌等方面的研究，不仅体现了对中药材有害成分研究的重视，而且也为避免或降低中药材有害成分造成的临床危害奠定了基础。

第二节　中药材安全监控

中药材安全监控指为保障中药材安全质量所建立的监测监督管理和质量保证控制体系，以确保中药材从生产、流通到应用全过程进行科学的管理和操作，从而降低或消除可能产生的危害。经过多年来中药材安全监控的实践，我国相关监控体制基本建立并日趋成熟。

一、中药材安全监控制度

我国中药材安全监控实行全过程监控和全面监控，按照"最严谨标准、最严格监管、最严厉处罚、最严肃问责"原则加强中药材安全的监管。坚持源头严防、过程严管、风险严控，完善安全监管体制，加强统一性、权威性。

（一）中药材安全的全过程监控

中药材安全的全过程监控也叫各环节全程监控，是指从中药材生产、流通到用户全过程各环节都要监控，属于中药材安全监控的管理机制，也是中药材安全的质量保证环节和控制体系。全过程可以分为三大环节，即生产环节、流通环节和应用环节。根据具体中药材，三大环节又可以分为若干具体环节，例如植物中药材生产全过程大致可以分为以下环节，即产地选择、环境控制、种质鉴定、品种选择、整地与繁殖、田间管理、采收、初加工、储藏、流通等。根据各环节风险评估制定各环节技术规范与标准、标准操作规程、人员培训和相应监控管理措施等。可以根据风险大小和安全重要性，分为关键环节项与一般环节项。目前，一些企业为保障中药材供应和质量安全，建有自己的药源基地，则企业既是生产者和流通者，也是用户方，其监控体系同样包括以上三大环节，企业可以把三者纳入一个管理部门、一个统一的监控体系中。如果三大环节不属于同一个单位，特别是流通环节可能涉及三方即生产方、经营方和用户方，则需要各自建立各环节的监控体系。

（二）中药材安全的全面监控

中药材安全的全面监控指中药材安全问题相关的各方都参与监控。这是我国中药材安全监控客观存在的监控体制，即中药材安全监测监督管理体系。根据监控任务或参与者不同，可以把中药材安全监控分为四个层面，即中药材生产流通和应用企业的全过程自我监控、行政监督监控、社会监督监控以及科技领域的监控理论与技术支撑。

对于全过程自我监控，监控参与者为生产流通各方（生产方、经营方和用户方）

的管理者和质量管理机构，生产方、经营方和用户方可能是同一个企业，也可能分属不同企业。生产和流通是中药材安全质量产生的过程，因此生产流通领域是中药材安全监控的监控对象，生产流通领域的参与者是监控的主体和责任方。生产流通领域的全过程自我监控是全面监控中的基本监控和核心环节，其他三个层面的监控同样围绕着生产流通领域进行监控。根据中药材生产特点，明确影响中药材质量的关键环节，开展质量风险评估，制定有效的生产管理与质量控制、预防措施。生产方、经营方和用户方遵循《中药材生产质量管理规范》开展监控。

行政监督监控是指国家立法机关、司法机关、行政机关对中药材安全问题制定法规、政策并进行的监督监控。负责监督监控的行政管理部门为中药材安全监控的主管方和主导方。行政监督监控是中药材安全的国家保障体系，相关部门根据中药材安全问题制定法律、规定、政策、规划、标准等，并执行相关监控责任，监督生产者、经营者依法依规开展生产和经营，处罚中药材安全问题的制造者，避免出现中药材安全问题，促进中药材安全质量提升，保障公民用药安全。我国中药材安全行政管理主管部门为各级药品监督管理机构，同时还涉及农业、林业、环保、商务和中医药等行政管理机构。

由社会团体或合作组织（如行业协会、联盟、合作社等）、媒体、研究机构、公民个人等对中药材安全开展的社会监督监控，是最广泛的监控，是对国家行政监督监控的重要补充，可以就中药材安全问题献计献策、监督举报等。社会团体也可以制定团体标准规范和监督监控规则，成员达成一致并遵守，团体或合作组织内部开展监督监控。

科技领域主要就中药材安全问题开展研究，为中药材生产和安全监控提供理论依据和技术支撑，包括中药材安全的生产过程控制技术、检测技术、监测规范、标准制定等。

以上四个层面的监控以保障中药材安全为核心，之间既有各自监控的内容和责任，又互为补充支撑，组成了中药材安全监控的全面监控体系。

二、中药材安全监控相关体系

中药材安全监控涉及中药材安全监控的生产管理体系、监督管理体系、标准体系、检测体系、法律体系、全程可追溯体系等相关体系。

（一）中药材安全监控的生产管理体系

中药材具有农产品和药品的双重属性，其生产过程属于农业生产管理体系，但其应用与监管属于药品管理体系。我国中药材生产应遵循《中药材生产质量管理规范》，生产的中药材至少需要符合《中华人民共和国药典》标准。中药材生产企业建立相应的生产管理体系和监控体系来实现中药材生产和质量安全。生产管理体系按照规范生产出符合标准的产品，而监控体系则通过对生产全过程进行监督、控制以保障和认定中药材产品符合质量安全标准。生产管理体系与监控体系是一体的两个方面，不可分割，只是任务和主体不同，但目的都是保障中药材生产和实现质量安全目标。

由于中药材的农产品属性、多用性和国际商品属性，除遵循《中药材生产质量管理规范》外，其生产管理体系可以根据需要选择和遵循其他农业生产管理体系，如遵循有机农业原则、有机农产品生产管理体系及其标准、绿色中药材产品生产管理体系、无公害中药材产品生产管理体系等，出口中药材还可以根据客户需要，采取客户要求的生产管理体系和产品标准。

（二）中药材安全监控的管理体系

中药材安全监控实行全面监控，包含四个层面组成的全面监测监控管理体系。

在行政监督监控层面，与中药材安全监管有关的行政主管部门包括药监、农业、林业、卫生、环保、市场等部门机关，承担各自的监管责任。中药材作为药品由药品管理行政部门负责监督管理。我国药品监督管理分四级管理，即国家、省（直辖市、自治区）、市、县药品监督管理部门。国家药品监督管理部门负责拟订中药生产监管制度和中药材生产质量管理规范并监督实施，组织指导中药生产环节的现场检查、质量问题处置和重大违法行为查处工作。中药材生产中农药、化肥等的使用由县级以上人民政府农业行政主管部门负责监管。环境保护主管部门负责农药等使用过程中环境保护和污染防治的技术指导工作。县级以上地方人民政府环境保护主管部门，对本行政区域环境保护工作实施统一监督管理。政府商务行政管理部门负责中药材流通领域的监控和追溯体系建设。

在生产流通全过程自我监控层面，企业应建立完善的生产管理和生产质量（安全）管理机构，配置能够满足要求的人员，制定各环节生产技术规程和标准，由生产管理部门严格实施，生产质量（安全）管理部门按照各环节质量管理规程进行监测监控，从而保障各环节符合要求，降低或消除不安全因素。

行政监督监控、生产流通自我监控是最基本的不可缺失的监控，社会监控与科技监控则是重要的补充和支撑。

（三）中药材安全监控的标准体系

我国中药材安全标准和检测方法标准以《中华人民共和国药典》为基础标准，国家相关部门负责制定本领域的行业标准，省级主管部门负责制定中药材省级标准，行业学会、联盟组织、合作社和企业制定不低于上级标准的团体标准和企业标准。近20年来，《中华人民共和国药典》不断完善和提高中药材安全有关的技术标准，使我国中药材安全标准更加科学权威，促进了中药材质量的提升。

中药材生产还涉及农田土壤、灌溉水、大气环境、种子、农药、化肥、贸易、农产品等国家标准或农业、林业等行业标准。

国际标准化组织（ISO）是非政府性国际组织，其认证的标准对加强产品的质量安全、打破技术壁垒、促进国际贸易起到至关重要的作用。国际标准化组织/中医药技术委员会（ISO/TC249）负责中医药领域产品质量与安全控制等方面的国际标准化。

（四）中药材安全监控的检测体系

中药材生产企业、经营方和用户方应建立所需检测体系，或委托政府检测机构和第三方检测机构检测。用户方的检测在中药材安全监控体系中起重要作用，它是中药材安全监控的最后一关，是饮片、中成药质量安全控制的第一关，也是倒逼中药材生产流通环节的"守门人"。

各级药品行政管理部门设有药品的检验检测机构（院、所），属于政府检测机构，承担政府对中药材监测监控所需检测任务，负责中药、民族药相关检验检测工作，负责中药、民族药安全监管所需的相关复验和技术仲裁等工作。政府检测机构在力所能及的条件下也承担社会、企业需要的部分检测服务工作。

第三方检测机构即独立于政府的检测企业，又称公正检验。第三方即两个（如中药材生产企业自设检测机构、中药材用户方检测机构）相互联系的主体之外的某个客体。第三方可以与两个主体有联系，也可以独立于两个主体之外，处于买卖利益之外（如专职监督检验机构），以公正、权威的非当事人身份，根据有关法律、标准或合同进行商品检验活动。第三方检测机构归国家职能单位管理，由国家管理机构评审认可认定资质，开展市场化的检测业务。第三方检测机构应通过中国计量认证（CMA），出具的检测报告受国家认可。

生产企业检测机构、经营者检测机构、用户方检测机构、政府检测机构和第三方检测机构共同组成了中药材安全监控的检测体系。各类检测机构根据有关标准开展检测工作，为中药材安全监控提供依据。

（五）中药材安全监控的法律体系

中药材安全与监控相关法律、行政法规和条例有《中华人民共和国药品管理法》《中华人民共和国中医药法》《中华人民共和国药品管理法实施条例》《中华人民共和国农产品质量安全法》《中华人民共和国环境保护法》《中华人民共和国农药管理条例》《农药安全使用规定》《中华人民共和国肥料管理条例》《农作物病虫害防治条例》等。

《药品生产监督管理办法》《药品经营监督管理办法》中未纳入中药材。中药材属于农副产品，且有多种用途，其生产不需要《药品生产许可证》，经营不需要《药品经营许可证》。

（六）中药材安全监控的全程可追溯体系

可追溯体系指中药材生产流通到用户过程各环节的记录档案及其查询体系。通过记录档案可以回溯查询中药材的来历（产地、生产者等）、生产、储藏、流通、监控管理、质量检测等各环节各方面。可追溯体系包括可追踪性与可溯源性，贯穿中药材生产至销售的全过程。可追溯体系在国内外主要应用于食品和农产品领域。可追溯系统包括文字、图像、视频、实物等档案和可查询的途径。随着信息技术的发展，可追溯系统档案以电子档案形式存储在服务器中，并可以通过互联网进行全部或部分查询。

中药材可追溯体系为《中药材生产质量管理规范》的重要组成部分，是中药材安全监控的主要依据。可追溯体系由生产流通到用户的管理者和监控者按照档案规范，如实对生产流通和监控的各环节各方面进行记录存档。

对于生产流通企业，可追溯体系不仅仅是存档，还是中药材生产质量管理和安全监控必需的任务，企业可以将其档案作为下一次重复性生产的依据，追溯全过程可采纳的积极方案，并找出不合理的甚至造成安全问题的环节，为改进生产技术和监控管理提供依据。当用户方对产品提出异议时，可以根据可追溯体系复核有关工作和查找问题。建立健全可追溯体系也有利于生产流通企业宣传和推销自己的产品，中药材基地的种植、生产、加工、流通环节都得以管控，市场也更加放心产品的质量。可追溯体系也为行政监管监控、社会监管监控提供生产流通过程证明。随着中药材安全监控的发展，用户方也越来越希望生产流通企业提供可追溯信息。可追溯系统也为有关科学技术研究提供最有价值的资料。政府对中药材安全开展行政监督监控主要依据档案系统、现场实物两个方面，即开展追溯监控和现场实物监控。因此，可追溯系统已成为中药材质量安全监控必不可少的部分。

商务部办公厅印发了《重要产品追溯管理平台建设指南（试行）》，指导地方和相关部门开展重要产品追溯平台建设。一些省市按照《商务部办公厅关于加强 2018 年重要产品追溯体系建设工作的通知要求》，并参照《重要产品追溯管理平台建设指南（试行）》完成中药产品追溯管理平台的建设，运用信息技术手段，只需扫描中药材产品包装袋上的二维码，就能知晓产品的整个生产流程。

（七）中药材安全监控所涉及其他体系

中药材安全监控还涉及中药材流通体系、中药材安全评估与风险分析体系、农药使用与安全评估风险分析体系、中药材生产质量认证体系或备案体系、中药材安全与监控科技支撑体系、中药材生产与监控的社会服务体系等。

第三节　中药资源评估

2017 年 12 月 26 日，原国家食品药品监督管理总局颁布了《中药资源评估技术指导原则》。《中药资源评估技术指导原则》分别从概述、基本原则、中药资源评估内容、中药资源评估决策和动态调整以及附录等 5 个方面对中药资源评估进行了详细说明，明确中药资源评估是"药品上市许可持有人或中药生产企业对未来 5 年内中药资源的预计消耗量与预计可获得量之间的比较，以及对中药产品生产对中药资源可持续利用可能造成的影响进行科学预估的过程"，并要求新药注册和再注册时开展中药资源评估，目的是促进药品上市许可持有人或生产企业树立起"中药工业生产应先保证中药资源产量和质量"的理念。

一、中药资源评估的背景与意义

随着人类对健康生活观念的转变，以中医药为代表的传统医学日益受到重视，国际上对于药用生物资源的开发力度也不断加大，中药产业增长迅速，对中药资源可持续供应产生了巨大的压力。频繁出现的短视性、破坏性的中药生产方式加之严峻的全球气候变化和生态系统恶化问题，致使多数中药资源面临枯竭的风险，中药资源多样性锐减。随着中医药产业规模的不断扩大，中药资源的利用与保护正逐渐失去平衡，这一现状严重制约着行业的可持续发展。因此药用植物成了中药资源评估的重点。药用植物是可再生资源，但由于其药用部位和品质的形成通常需要多年，加上其分布有很强的地域性，使得其资源具有有限再生性的特点。对于那些种植中有特殊生境要求，或人工繁育或生产技术尚不成熟的中药材，一旦开发成中成药，随产能扩大，其中药资源可持续发展将面临严峻挑战。因此，新药开发前，在明确产品定位的基础上开展中药资源评估，是确定产品未来市场发展潜力和规模的必然要求。

通过设计中药资源评估制度，引导中药工业生产企业固定产地，成了实现中药材全程质量可追溯的有效途径。在此基础上，大力推行中药材生产基地规范化种植，生产出安全优质的中药材，并通过优质优价机制实现优质中药材生产的良性循环，从而完成基于质量和价格的中药产品分化，并最终打造优质中药大品牌。

模仿大农业的现代中药种植高度依赖化肥、农药、除草剂等不可再生的化学投入品。基于化学农业的中药种植模式正使中药材安全和质量面临前所未有的挑战。与此同时，随着中药材种植区域的不断扩大，盲目引种造成的中药材质量问题日益突出。中药材道地性缺失，品质下降，以及产地、生境、种质、栽培技术、采收加工方式等因素引起的中药材质量变异现象时有出现。因此，以保证中药材质量安全为核心，通过资源评估促进中药工业原料药固定产地，结合中药材规范化生产、采收及加工，可有效控制中药材质量变异及有害污染物，促进中药生产企业质量管理前移，这是从源头确保中药安全生产的必由之路。

总之，中药资源评估体现了中药资源保护和监管一体化的国际化视野，在我国中药资源保护和管理历史上具有以下重要意义：①保护中药资源多样性，实现中药资源可持续利用；②倡导中药材绿色生态种植，保证中药材质量和安全；③保证中药材质量的均一性，实现中药生产的均一性和稳定性；④促进中药材生产固定产地，实现中药材生产全程可追溯。

二、中药资源评估的原则

（一）资源保护与产业发展相结合原则

中药资源评估工作应与"坚持节约资源和保护环境的基本国策"相符，在加强中药资源保护的同时，积极推动中药资源可持续利用。

（二）中药材资源的供给与消耗平衡原则

使用中药材资源的药品上市许可持有人或生产企业应提供评估资料，证明预计中药材年消耗量与可获得中药材资源量之间平衡。如使用野生中药材，应保证中药材年消耗量低于相应药品上市许可持有人或生产企业可获得的规定产地中药材的年增长量。应强化质量优先意识，在保证质量符合产品要求的前提下评估可持续的产量，从质量和供应两方面进行综合评估。

（三）动态评估原则

中药产品在其立项、研制、上市等阶段均应开展中药材资源评估。根据中药资源预计消耗量和预计可获得量的变化及时更新评估报告。

已上市中药产品原则上每5年对中药资源重新评估一次。中成药再注册时，如处方中含有濒危野生中药材，其生产有可能导致相应中药材资源枯竭的，药品上市许可持有人或生产企业应在再注册前开展中药资源评估。

三、中药资源评估的思路和方法

（一）中药资源评估的总体思路

《中药资源评估技术指导原则》中的三个基本原则充分体现了国家开展中药资源评估中要确保中药资源"总量不减，保障供应"的总体思路。"总量不减"即通过管理手段的宏观调节促进国家中药资源总量不减少，"保障供应"即要求每一家中药生产企业均应具有保证企业自身所用原料药材可持续供应的能力，即指通过每个企业自身的"保障供应"实现国家总体的"总量不减"。

中药资源评估可以在全国视角的宏观层次和企业视角的微观层次分别开展。宏观层次需要国家开展相关的调查和监测，实施成本较高，以企业为主体进行资源评估更具现实意义。

宏观层次的中药资源评估主要是站在国家层面对全国范围内某种中药资源开展评估的过程。宏观角度需要考虑全国范围的中药资源可持续利用问题，即将中国视为一个中药资源生产和消耗的系统。宏观层次的中药资源因其涉及范围广、时间跨度大、人员和技术要求高，使得评估难度较大，需要大量的数据作为支撑和政府部门、科研机构等多方的共同协作，因此通常不作为评估的重点。

微观层次的资源评估是消耗主体对自身中药资源生产和使用情况进行评估，将企业视为一个独立的资源生产和使用系统，评估企业资源生产量与消耗量的匹配情况。《中药资源评估技术指导原则》强调企业微观层次的中药资源评估，其评估主要包括预计消耗量计算、预计可获得量计算、潜在风险识别、可持续利用措施评估等4个方面内容。中药资源的生产评估主要考虑企业拥有的基地、种植（野生抚育）面积、种植方式、质量标准等，即评估企业可持续获得的中药资源数量；消耗评估主要考虑企业产品的市场大小、需求等，即评估企业持续生产所消耗的中药资源量；潜在风险识别主要考虑资源本身的生物学特性、特殊价值、成药周期等可能对其可持续获得性和质量稳定性带来的影响；可持续利用措施则是对企业应对资源生产计划过程中存在的潜在风险采取一系列措施的有效性进行评估。企业资源评估的核心内容是评估企业中药资源这一特殊"物料"的进出平衡，并参照最终的评估结果为企业的发展制定科学的规划。

（二）中药资源评估的方法

对于人工繁育技术成熟的大宗常用中药材，尤其是企业自身已建有中药材生产基地，或已与相关中药材生产基地建立购销关系的中药材，具体的做法是按公司中成药或饮片生产计划计算出预计需要的中药材用量，再根据基地中药材的亩产量计算出所需种植的中药材面积，并对中药材种植基地或合作基地提出种植规模要求。

对于野生药材以及有特殊属性的中药材，其评估难度较大，如：①对生境有特殊要求，生态位狭小，分布面积小且总产量偏低的中药材；②适生性极强，全国广泛栽培，但质量变异大的中药材；③生物特性尚不清楚，栽培技术不成熟的中药材；④生长周期长，生产风险较大，且没有形成中药材主产区的中药材；⑤主产区不明确或有多个主产区，以及存在其他生物学问题的中药材等。由于以上中药材的资源评估需要大量中药材野生资源分布、栽培中药材分布、产量以及栽培基地等数据和信息，评估时需要专业知识或比较丰富的实践经验，需要企业聘请具有相关专业背景的专业人士进行评估，或委托相关专业机构进行评估。

（三）中药资源评估的侧重点

中药资源评估不只是对产量的评估，也包括对质量的评估。产量评估的主要目的是保证企业生产原料的可及性，质量评估的主要目的是保证企业生产原料的稳定可控。但中药资源分为野生来源和人工栽培来源，两者在产量与质量权衡上存在较大差异，因此在开展中药资源评估时侧重点可以有所差别。选用野生品种的新药应注重"量"的审查，保证野生药用资源不因新药上市而迅速濒危；选用人工栽培品的新药则需注重"质"的审查，保证其原料供应的药效和安全稳定性。

四、中药资源评估的内容

中药资源评估主要包括预计消耗量、预计可获得量、潜在风险和可持续利用措施等方面。对于复方中成药，其处方中所含的每一味药均应当单独进行资源评估。

（一）背景资料

用于中药资源评估的背景资料包括以下内容：

1. 市场规模分析

中成药从产品适应症定位、目标人群、所治疗疾病的发病率、达到治疗效果的每个患者平均所需药品量和生物量、产品潜在的市场规模等方面论述。中药饮片从销售目标市场覆盖范围论述。

2. 处方及实际投料

列出每一味药的名称及其处方量；明确每一味药的实际投料量。

3. 中药资源基本信息

明确药品上市许可持有人或生产企业所用中药资源基原物种及其生物学特性，所使用中药资源的药用部位和产地初加工信息，野生或种植养殖的来源情况。

4. 产地基本信息

产地基本信息包括中药材产地地理位置（野生提供来源区域）、种植养殖基地面积、生产和组织方式。进口中药材应当提供原产地证明及进口商相关信息。

5. 中药材质量信息

选择中药资源物种、基地位置或来源区域的主要依据；对中药材质量进行的相关研究。

（二）预计消耗量

中药资源预计消耗量是指在评估年限内产品预计消耗掉的中药材总数量。

1. 中成药

中成药根据处方和预计年销售量计算被评估产品的预计消耗量，计算公式为：

预计消耗量（t）= 每个最小包装单位消耗中药材量（g）× 预计年销售最小包装总数 $\times 10^{-6}$

其中：每个最小包装单位消耗中药材克数，以背景资料提供的资料为依据计算。预计年销售最小包装总数可以参考同类上市产品近 5 年的年销售量，或根据产品自身既往销售情况估算，此部分资料主要从背景资料获得。

2. 中药饮片

每个产品可根据其每年所有销售终端（医院、药房等）的累计销售量或参考同类产品市场销售量估算。此部分资料主要从背景资料获得。

（三）预计可获得量

重点描述中药生产企业能够获得特定中药材资源的途径及可获得量。

对来源于人工种植养殖的中药材品种，应当说明基地的范围、基地年产量；对来源于野生的中药材品种，应当说明野生中药材的来源区域范围、可获得量等。

（四）潜在风险

中药资源潜在风险可从中药材再生能力、中药材成药周期、分布区域、濒危等级、特殊价值等方面分析，相关内容可来源于背景资料。

1. 再生能力

应当说明所使用中药材是否为可再生资源以及再生的限制条件，包括人工繁殖是否存在障碍、特殊生境需求等。

2. 成药周期

应当说明中药资源从幼苗生长到繁殖器官成熟所需要的时间和生产符合药品标准的中药材所需要的时间，可以引用文献数据或实测数据。

3. 分布区域

应当说明所使用中药资源的分布范围，重点从中药资源道地性和品质变异的角度说明，可以引用文献数据或实测数据。

4. 濒危等级

应当关注国家、地方或国际珍稀濒危保护名录的更新情况，并说明所使用中药资源是否被列为保护对象，以及是否收录在相关保护名录中。

5. 特殊价值

应当说明所使用中药资源在生态系统和生物多样性中的特殊作用和价值。例如，甘草、麻黄对防风固沙具有重要生态价值，过度采挖可能导致土壤沙化。

6. 风险特别提示

所使用中药资源含有以下任何一种情形时，需要在中药资源评估报告结论部分对该资源含有的风险进行特别提示：不可进行人工繁育（该类中药材生长条件或繁育机制尚不清楚，不能进行人工种植养殖，中药材可持续供给存在障碍）；中药材成药周期在 5 年以上（含 5 年）（该类中药材从繁殖体种植养殖开始计算，生长成为达到药用标准中药材的时间超过 5 年，生产周期长导致产量波动大，供需动态匹配困难）；对生境有特殊需求，分布较窄（该类中药材仅分布在特定区域，产量难以扩大，过度采挖极易导致物种濒危）；为野生珍稀濒危资源（该类中药材已经出现资源问题，已收入野生珍稀濒危资源名录，国内外法律法规对该种资源的使用具有限制措施）；质量不稳定（该类中药材不同区域质量变异较大或品种容易混杂，容易出现质量问题）；存在严重连作障碍（该类中药材由于病虫害、营养等因素，无法在同一地块反复种植，需要不断更换种植地，质量管理有难度）；其他可能造成资源量或质量问题的风险，如进口中药材、产地变迁、气候变化、环境污染等。

（五）可持续利用和稳定质量的措施

中药资源可持续利用措施的评估需着重说明以下情形：

1. 可持续获得性

对来源于人工种植养殖的中药材品种，应当提供基地发展的 5 年规划；对来源于野生的中药材品种，应当明确年产量，说明 5 年自然更新、野生抚育和野生变家种家养等情况。

2. 稳定质量措施

应当明确并固定中药材基原、来源区域、采收时间、产地初加工方法等。来源于人工种植养殖的，还应当说明种植养殖符合中药材生产质量管理规范要求的措施。

（六）中药资源评估决策和动态调整

分析可持续利用措施是否能够有效防范潜在风险，根据预计消耗量与预计可获得量的匹配情况，可作出中药资源评估决策。

可持续利用措施能够有效防范潜在风险，预计消耗量与预计可获得量相匹配的，说明中药产品对中药资源可持续利用带来的风险较低。

可持续利用措施无法有效防范潜在风险，预计消耗量与预计可获得量不相匹配的，说明中药产品对中药资源可持续利用带来的风险较高，则应慎重考虑产品的研发或上市，并需要调整预计消耗量或可持续利用措施。

经过调整，仍无法有效防范潜在风险，预计消耗量与预计可获得量不相匹配的，说明中药产品的生产有可能导致相关中药资源的枯竭。

五、中药资源评估对行业的影响及对策建议

（一）中药材生产布局面临重大调整，全面提升中药产品质量成为必然趋势

国家推行中药资源评估以资源可持续利用为目的，以品质保证为核心，以促进中药工业原料药材固定产地为措施，以实现全程可追溯为抓手，通过改变中药资源保护和监管，为最终实现中药工业优质生产和品牌打造铺平道路。其中，中药工业原料药材固定产地且全程可追溯将对中药产业产生极其深远的影响，使中药材从产地到中药工业企业的销售渠道扁平化，也为中药优质优价提供了依据和保证。高品质中药材带来下游产品的高附加值必将导致人们对中药材质量的追求，可以预见不久的将来，高品质道地中药材的需求量将持续增长。在此背景下，基于大型种植基地、联盟的规模化、规范化的中药材，尤其是道地中药材种植，将成为未来中药农业发展的基本模式。从长远来看，企业应积极自建、合建或与农业合作社、农场等建立稳定的供货渠道，并在充分利用区块链及精细农业等现代信息化技术的基础上，通过建立健全一系列有效的中药材实时监管制度，全面提升中药材生产全过程的信息化水平，保障中药材有效供给，进而确保企业下游产品质量和临床用药安全。

（二）优质优价机制成熟，品牌建设成为各类中药企业发展的必由之路

针对包括中医药产业在内的我国制造业大而不强、缺乏国际竞争力的现实问题，

国家从全球战略的高度提出了"发挥品牌引领作用，加快推动供给侧结构优化升级，适应引领需求结构优化升级，为经济发展提供持续动力"，实现"中国制造向中国创造转变、中国速度向中国质量转变、中国产品向中国品牌转变"的新时期战略发展要求。中药生产企业必须深刻地认识到品牌不仅是产品价值和内核的体现，更是实现产品价值的重要媒介。通过不断探索，深度挖掘、建立企业和产品的核心价值、塑造坚实的高品质品牌形象，才能获得大众持久而稳定的信任和支持，才能代表国家向世界输出独特的中药产品及相应的品牌和行业影响力。

资源评估将促进中药工业原料药固定产地和全程可追溯，从而最终实现中药材优质优价，改变中药行业的不良运营模式，推进高品质中药材、中药饮片及中成药时代到来。未来的中药产业在逐步形成中药材来源基地化、生产规范化、质量标准化、检测现代化、包装规格化、装备智能化、管理信息化的基础上，通过制定中药材品牌评价标准，深入分析和描述中药材品质特征，从源头全面推动中药材尤其是道地中药材品牌建设，进而推进下游中药饮片、中成药甚至大健康产品对优质中药材的应用，并在强化企业综合能力、品质、价值、声誉、影响力和企业文化等要素的基础上，促使中药全产业链产品质量提升和加强企业品牌建设成为各类中药企业发展的必由之路。

开展中药资源评估、践行绿色发展新理念，既为中药资源的可持续发展提供了良好环境，也给中药资源的长远发展提出了更高要求。从个人健康角度出发，中药资源评估是一次从源头上保障中药质量和安全性的有效方法，中药质量的稳定和均一是广大患者及家属最为关切的问题。而对于企业来说，中药资源评估可以保证中药材原料能够实现较长时间的持续供应，并可为寻找中药材原料供应和市场需求两者之间的平衡提供科学的指导，同时也为企业的长期发展做出合理的预判和规划。如在企业开展中药新药研发的过程中，时刻树立中药资源保护意识，对所需原料的基本情况做科学、细致的评估，便能在日后的市场竞争中走得更远。从国际上看，一方面，中药资源评估为我国中药农业的绿色发展发起了一份行业内都应达成的共识；另一方面，随着中药材面向国际市场的大门打开，树立起中药材品牌的优势也日渐突出，中药资源评估则可以为打造诚信品牌、树立品牌的知名度打好坚实的基础。只有扎实开展好中药资源的科学评估工作才能让中药在国际上获得更多的尊重和认可。

第四节　中药材安全与监控的研究内容和任务

一、研究内容

中药材安全与监控的研究内容主要包括以下几个方面。

（一）中药材安全体系

中药材的安全问题是一个技术问题，更是一个管理问题，必须对安全体系进行研究。中药材的安全体系包括其法律体系、标准体系、监督管理体系、评价与认证体系、生产管理体系以及其他体系。

（二）中药材中有害成分的种类、来源、危害与控制

中药材中有害成分包括外源性有害成分和内源性有害成分，前者如重金属、农药残留及有害生物（如有害细菌、真菌及昆虫）等，而后者是指药用植物（或动物）在生长发育过程中经生物合成的和中药材形成过程中（包括产地加工、储藏等）生成的有害化学成分。要消除中药材中有害成分对人体的危害，就需要对这些物质的种类、来源、可能造成的危害及原因、控制方法和技术等进行分析研究。

（三）中药材安全性评价

以毒理学为基础的中药材安全性评价需要进一步完善，以快速准确地对中药材中有害成分的毒性和风险性进行评估，为中药材安全的控制与管理提供依据。

（四）中药材安全标准化

中药材安全标准化工作是中药材安全的技术基础。加强中药材安全标准化，建立和完善中药材安全标准体系，是有效实施中药材安全战略的重要手段，为中药材安全的各项控制措施提供强有力的技术支持和保障。

（五）中药材的生产管理规范与安全监控

中药材的安全性问题涵盖了中药材的种植、采收与初加工、包装、运输与储藏等各个环节。通过对中药材生产全过程的监督管理和质量监控，才能规范中药材生产，保证中药材质量，促进中药标准化、现代化。

（六）中药材生产安全认证

中药材生产安全认证或备案是促进中药现代化，使中药生产从源头起规范、可控，并实现资源的可持续利用的一项重要工作，包括中药材生产质量管理规范（简称中药材GAP）备案、危害分析与关键控制点（HACCP）认证以及有机中药农业认证等。

（七）中药材有害物质检测

中药材有害物质检测与限量标准已成为影响中药国际贸易的最重要的技术壁垒之一，成为制约中药走向国际化、现代化的"瓶颈"。因此需要完善科学、可行的中药材有害成分的检测方法，为中药材有害物质限量标准的制定提供科学依据。

二、主要任务

中药材安全与监控的主要任务是研究和分析造成中药材安全问题的原因，进一步建立健全中药材安全体系，以达到规范中药材生产、提高中药材品质、指导中医临床用药、提高临床疗效的目的。具体来说，中药材安全与监控的任务可以归纳为以下几点：

（1）阐明中药材内源性和外源性有害成分的种类、来源、可能造成的危害及原因，研究相应的控制方法和技术如农药残留和微生物毒素的降解方法等。

（2）完善中药材内源性和外源性有害成分的检测方法，尤其是开发和建立中药材中农药快速、准确、灵敏、高通量的检测技术，制定合理的中药材安全标准，为中药材安全的各项控制措施提供技术支持和保障。

（3）通过科学、有效、可行的生产管理规范和监控措施实现中药材生产全过程的科学化和现代化；通过中药材安全生产备案或认证体系的建设和实施，建立严格的质量追溯制度和责任追究制度，促进生产企业提高中药材生产安全水平，从源头上保障中药材的安全、有效和质量稳定。

（4）将传统中医中药的优势特色与现代科学理论和技术相结合，建立具有现代科学内涵的中药材安全性评价体系。

（郭巧生　朱再标　王建华　房信胜）

 本章小结

　　无论从国内还是从国际环境看，中药产业都保持着前所未有的发展势头。但是伴随而来的挑战是如何正视中药产业发展进程中的"瓶颈"问题，即中药材的安全性问题。中药材安全的概念和内涵与食品安全、药品安全相比有其自身特殊性。中药材安全性问题主要来源于外源性有害物质（如重金属及砷等有害元素、农药残留、真菌毒素等）以及内源性有害成分（如药用植物体内的有害次生代谢产物等），也包括供应量的安全。本章介绍中药材安全的概念、导致中药材安全问题的产生原因以及现状和进展，并从中药材安全监控体系层面介绍了中药材安全性评价、中药材安全标准、中药材的生产管理规范与安全监控、中药材生产安全认证等内容。从中药资源评估的背景、思路、方法和意义等方面补充阐述了中药材安全广义概念中的"供应量"安全。我国在中药材安全问题的科学研究、标准体系、法律体系、监督管理体系等方面取得了较大进展，但同时也必须承认还有许多地方需要进一步完善，中药材安全问题的现状暴露出目前存在的许多问题，需要进一步解决。

 复习思考题

1. 简述中药材安全的定义。
2. 论述中药材安全问题的现状。

3. 如何有效应对中药材的安全问题?

4. 中药材安全与监控的研究内容主要有哪些?

数字课程资源

本章推荐阅读书目　　　　　参考文献

第二章

中药材农药残留和其他有机污染物

　　随着中药材需求量大幅增加，野生中药材已不能满足市场需求，大量中药材依赖于人工栽培，由野生转变为栽培，在栽培中草药的过程中，为了防止病虫害而喷洒农药，以及农作物种植过程中长期使用一些残留持久的农药，均会给中药材带来农药残留。中药材中的农药残留严重影响中药材的质量，危害人类健康，引起世界各国的重视。农药的不规范使用和中药饮片的不当炮制、加工，造成中药材中农药残留超过允许水平，影响患者的用药安全。随着工业化进程的加速，环境污染日益严重，研究表明，超过最低限度的农药残留、黄曲霉毒素、致病/有害微生物等对人类生命健康有着很大危害。

第一节　中药材农药残留和其他有机污染物的种类

　　为了满足日益增长的市场需求，中药材开始像粮食和蔬菜作物一样，进行大规模人工栽培。大面积人工栽培中药材易造成病虫害频发，种植者在栽培过程中严重依赖具有高效、速效、经济等特点的化学农药，导致中药材的农药残留。目前，我国常用中药材约600种，其中400余种进行了人工种植或养殖。由于中药材生产主体为农民，多数种植者仅凭经验用药，而且多倾向于广谱、高毒、速效的杀虫杀菌剂，由于农药种类繁多，如此乱用药、误用药、过量用药的行为必然导致"药中有药"的情况。随着中药材种植品种和种植面积不断扩大，病虫害防治是我国各中药材产区面临的难点。在生产过程中的农药滥用是中药材农药残留超标的主要原因，也是影响中药材质量与安全的重要因素。

　　目前，我国累计批准且在有效期的大田农药产品已突破22 000个，登记的农药有效成分多达700余种，农药登记产品数量、农药有效成分数量、农药定点生产企业数量、农药生产量、农药使用量等都位居世界前列。

一、常用农药分类

农药是指用于预防、控制危害农业、林业的病、虫、草、鼠和其他有害生物以及有目的地调节植物、昆虫生长的化学合成的或来源于生物、其他天然产物的一种物质或几种物质的混合物及其制剂。随着科学的不断发展，农药品种越来越多，专一性越来越强，迄今已有1 500余种商品农药上市流通，常用的有三四百种。除进口农药外，我国自主研发了许多农药和复方制剂。依据不同的分类方法，主要可以将农药划分为以下几类。

（一）按来源分类

农药按来源可分为矿物源农药、生物源农药和有机合成农药。

1. 矿物源农药

矿物源农药是指来源于天然矿物的无机化合物，有的是无机矿物原料经加工而成，有的是用矿物油加工成乳剂。早期农药有一些无机化合物品种，像砷、氟等制剂作为杀虫剂，在有机合成农药不发达时期，常用砷酸铅、砷酸钙等天然矿物原料作农药。这类农药毒性大、药效低、药害重，已被逐渐淘汰。目前仅使用少数矿物源农药（无机农药），如铜制剂（波尔多液、碱式硫酸铜悬浮剂等）与硫制剂（硫悬浮剂、石硫合剂等）。矿物源农药使用浓度高，容易使植物产生药害，应谨慎使用，注意喷药用量，选择适宜的天气施药。

2. 生物源农药

生物源农药是利用天然生物资源（如植物、动物、微生物）开发的农药。根据来源不同，分为植物源农药、微生物农药和动物源农药。

（1）植物源农药　植物源农药历史悠久，古人就曾用天然产物防治病虫害，例如用烟叶浸水后的汁液杀虫、用大蒜捣碎出汁杀菌等。植物源农药种类繁多，功能各不相同，主要有除虫菊和烟碱。除虫菊干花磨成粉可直接作为杀虫剂或蚊香原料，也可以从除虫菊干花中提取除虫菊素，配制成药剂使用。烟草中含有杀虫烟碱，以废次烟叶或烟梗为原料，用酸提取烟碱，配制成杀虫制剂。此外，鱼藤酮、藜芦碱等也具有杀虫活性，藤黄具有杀菌活性，海藻酸钠能抗烟草花叶病，川楝、苦楝具有拒食性能，丁香油具有引诱果蝇的性能，香茅油有驱避蚊子的作用，油菜素内酯具有调节植物生长发育的作用，芝麻素具有杀虫剂增效作用等。目前，在直接使用天然植物的基础上，研发了许多植物源农药制剂，植物源农药具有毒性较低、对植物无药害、有害生物不易产生抗药性、环境污染少等优点。但是，由于植物来源有限或栽植占用耕地，难以大规模生产，并且品种较为单一。

（2）微生物源农药　微生物源农药是通过微生物发酵工业大规模生产，利用微生物次生代谢合成的化学物质，与化学合成农药相似，亦称为生物化学农药。微生物源农药发展较快，包括农用抗生素和活体微生物农药两大类。农用抗生素是由细菌发酵产生的具有农药功能的次生代谢物。现已发展成为生物源农药的重要大类。如用于防治真菌病害的井冈霉素、灭瘟素、春雷霉素、有效霉素等；用于防治细菌病害的链霉素、土霉素等；用于防治螨类的浏阳霉素、华光霉素、橘霉素（梅岭霉素）等；用于防治害虫的阿维霉素、多杀菌素、虫螨霉素、敌贝特等；用于除草的双丙膦；用作植物生长调节剂的农用赤霉素、比洛尼素等。

活体微生物农药是利用有害生物的病原微生物活体作为农药，以工业方法大量繁殖其活体并加工成制剂用于生物防治。按病原微生物分类有：

真菌杀虫剂：如白僵菌、绿僵菌；

细菌杀虫剂：如苏云金杆菌（Bt 制剂）、日本金龟子芽孢杆菌；

病毒杀虫剂：包括核多角体病毒、颗粒体病毒、质型多角体病毒，均有高度专一性；

微孢子虫杀虫剂：如防治蝗虫的微孢子虫已有商品化应用；

真菌除草剂：是用于防除目标杂草的具有特定剂型的植物病原真菌制剂，如砖红镰刀菌、平头炭疽菌、球炭疽菌、大孢链格孢等；

细菌杀菌剂：如地衣芽孢杆菌、蜡状芽孢杆菌、假单胞菌、枯草芽孢杆菌、菇类蛋白多糖等。

（3）动物源农药　由动物资源开发的农药，包括动物毒素、昆虫激素、昆虫信息素等。利用动物体代谢物或其体内含有特殊功能的生物活性物质，如昆虫产生的各种内、外源激素等，通过调节昆虫各种生理代谢，以杀死害虫，或使其丧失生殖能力、危害功能等。

3. 有机合成农药

有机合成农药是由人工合成的有机化合物的农药。滴滴涕是第一个由人工合成的杀虫剂。由于有机化合物的多样性，有机合成的农药品种繁多，作用方式多样。

（二）按防治对象分类

防治对象就是农业有害生物，包括动物、植物、微生物。

1. 杀虫剂

用于防治有害昆虫。有害昆虫简称害虫，如麦蚜、棉铃虫、玉米螟等。

2. 杀螨剂

主要用于防治害螨。肉食性螨多是有益的；植食性螨多是有害的，如麦蜘蛛、棉叶螨等。典型的杀螨剂只杀螨而不杀昆虫，或基本不杀昆虫，如速螨酮、三氯杀螨醇、三唑锡等。

3. 杀菌剂

杀菌剂用于防治植物病害，是对真菌或细菌有杀灭和抑制生长作用或对孢子产生有抑制作用的药剂。如硫酸铜、硫黄粉、氨基苯磺酸、甲醛等。植物生病多是真菌为害，称植物病原真菌。常见植物真菌病害如小麦锈病、稻瘟病、黄瓜霜霉病等。农业上使用杀菌剂的主要方式是喷雾或喷粉，或对种子、土壤以及各种场所和农具进行消毒。也可将药剂注入植物体内。

4. 杀线虫剂

杀线虫剂用于防治植物病原线虫。植物有一类病害是线虫造成。线虫小如针尖，它不是微生物，而是一种动物，但它对植物为害时出现的症状却像病害。

5. 除草剂

除草剂用于防除杂草。除草剂是指可使杂草彻底地或选择性地发生枯死的药剂。氯酸钠、硼砂、砒酸盐、三氯乙酸对于任何种类的植物都有使其枯死的作用，但由于它们均具有残留性，所以不能直接应用于田地中。选择性除草剂特别是硝基苯酚、氯苯酚、氨基甲酸的衍生物多数都对防除杂草有效，如 $O-$ 异丙基 $-N-$ 苯基氨基甲酸、二硝基 $-O-$ 甲酚钠等。具有生长素作用的除草剂有 2,4-D，它能打乱植物体内的激素平衡，使生理失调，对禾本科以外的植物却是一种很有效的除草剂。一般认为这种选择性是取决于植物的种类对 2,4-D 解毒作用强度的大小，或由于 2,4-D 的浓度因植物种类的不同而有差异。

6. 杀鼠剂

杀鼠剂用于防治害鼠。农田、粮仓、居室到处都有害鼠的踪迹，常见杀鼠剂如敌鼠钠盐。

7. 杀软体动物剂

杀软体动物剂用于防治有害软体动物。带壳的蜗牛和不带壳的蛞蝓是菜园里的主要有害软体动物，属于软体动物门，防治药剂如蜗牛敌、四聚乙醛等。

8. 植物生长调节剂

植物生长调节剂用于调节植物生长，不用于防治有害生物。如刺激生长的赤霉素；抑制生长的矮壮素；改善植物内在或外在品质的乙烯利等。

（三）按作用方式分类

1. 杀虫剂

（1）胃毒剂 胃毒剂指经昆虫取食进入其体内引起中毒的杀虫剂，如敌百虫是典型的胃毒剂，药液喷洒在蔬菜叶片上，菜青虫、小菜蛾幼虫嚼食菜叶吃进药剂，引起中毒死亡；甲基异柳磷也是一种良好的胃毒性杀虫剂，其药液拌小麦种子，可防治地下害虫蛴螬、金针虫等。胃毒剂主要用于防治咀嚼式害虫。

（2）触杀剂 触杀剂指经昆虫体壁进入体内引起中毒的杀虫剂，如有机磷、氨基甲酸酯类等具有强烈触杀作用，药液喷洒在虫体上即可发挥作用。有时药剂喷洒在昆虫活动场所，可以通过昆虫的足底富集并进入体内达到致死剂量。此外松脂合剂、机械油乳剂等亦具有触杀作用。松脂合剂可以腐蚀破坏昆虫表皮，使昆虫体液流失而死；机械油乳剂可以在昆虫气门处形成油膜堵塞气门，使昆虫窒息而死。

（3）熏蒸剂　熏蒸剂指施用后，呈气态或气溶胶态的生物活性成分，经昆虫气门进入体内引起中毒的杀虫剂，如有机磷杀虫剂敌敌畏熏蒸作用强，在密闭空间形成一定浓度而杀死该空间内的昆虫，如卫生害虫、仓库害虫。在田间较郁闭的空间里敌敌畏可以防治食心虫、豆荚螟、玉米螟等。有的熏蒸剂如溴甲烷，通常以液态储存于钢瓶，使用时以气态发挥作用。磷化铝是固体，使用后与湿空气作用，水解形成有剧毒的磷化氢气体，可杀灭仓库害虫。

（4）内吸剂　内吸剂指由植物根、茎、叶等部位吸收、输送到植株其他部位，或由种子吸收后输送到幼苗，并在植物体内储存一定时间而不妨碍植物生长，被吸收输送到各部位的药量，足以使危害该部位的害虫中毒致死的药剂。内吸剂主要防治刺吸式口器害虫，如氧化乐果可防治蚜虫。在植物茎、叶上喷洒氧化乐果，易于溶入植物体内，蚜虫吸食后中毒死亡。

2. 杀菌剂

（1）保护剂　保护剂指在病原菌侵染之前喷施杀菌剂于植物表面，起到保护作用的杀菌剂。较早的杀菌剂以保护为主，如波尔多液、福美类农药和代森类有机硫杀菌剂等。使用保护剂时应掌握施药时机，一般在病菌可能侵染之前不久为宜。大田中施用保护剂，最晚须在田间刚发现所谓"中心病株"之时，以保护大多数植株。保护剂具有较长的持效期，必要时可多次施药。

（2）治疗剂　治疗剂指在病原菌侵入植株后施用，抑制病菌生长甚至致死，缓解植株受害程度或使植株恢复健康的杀菌剂。内渗性杀菌剂具有治疗作用，如代森铵，但是经典治疗作用的杀菌剂是内吸剂，如多菌灵、三环唑、三唑酮等含氮杂环类杀菌剂及井冈霉素等杀菌剂均具有强的内吸治疗作用。

（3）铲除剂　铲除剂是直接接触植物病原并杀伤病菌防止其侵染植株的杀菌剂。铲除剂作用强烈，有的不能用于生长期的植株，有的虽可使用，但需注意施用药液浓度。铲除剂多用于处理休眠期植物或未萌发的种子，或处理植物、病原菌所处环境，如土壤。高浓度石硫合剂药液有铲除作用，在桃树萌芽前施药，可杀死枝干上的桃缩叶病菌。

3. 除草剂

（1）触杀除草剂　触杀除草剂杀死杂草直接接触药剂部位的活组织。此类除草剂施药应该均匀，但只能杀死杂草的地上部，对接触不到药剂的地下部无效，因此，一般用于防除种子萌发的杂草，而不能很好防除多年生杂草的地下根、茎。如敌稗是触杀除草剂，在稻田中稗草1叶1心至2叶1心期，施药可杀死稗草，稻苗可以解毒敌稗。

（2）内吸除草剂　药剂施用于植物体或土壤，通过植物的根、茎、叶吸收，输送至植物体内，杀死杂草植株。如莠去津可喷洒于植株茎、叶或用于处理土壤，玉米等一些作物可以对其解毒，一般用于玉米地防除多种杂草。草甘膦有强烈的内吸输送作用，可以向顶性、向基性双向输送，施用于杂草植株，杀死其地上部，也能杀死其地下根、茎等地下部，可以防除多年生宿根性杂草。但草甘膦接触土壤后很快分解失效，它只能用于茎、叶的处理。

（四）按化学结构分类

农药按化学成分来源和发展过程分为无机农药和有机农药。以杀虫剂为例，无机杀虫剂如砷酸钙、亚砷酸、氟化钠等，品种较少。有机杀虫剂包括天然有机杀虫剂、人工合成有机杀虫剂和生物杀虫剂。除草剂也具有类似无机和有机剂型。

1. 天然有机杀虫剂

天然有机杀虫剂包括植物性杀虫剂（如鱼藤、除虫菊、烟草等的提取物）和矿物性杀虫剂。

2. 人工合成有机杀虫剂

人工合成有机杀虫剂包括有机氯类杀虫剂，如三氯杀虫酯、高丙林等；有机磷类杀虫剂，如久效磷、敌百虫等；氨基甲酸酯类杀虫剂，如西维因、呋喃丹等；拟除虫菊酯类杀虫剂，如氯氰菊酯等；有机氮类杀虫剂，如杀螟丹等。

3. 生物杀虫剂

生物杀虫剂包括微生物杀虫剂、生物代谢物杀虫剂和动物源杀虫剂，如苏云金杆菌等。

二、中药材常用的生物农药种类和特性

中药材中常用的农药种类主要包括有机氯、有机磷、氨基甲酸酯和拟除虫菊酯类等。中药材生产每年因病虫害减产达 10%~30%，严重年份达 50% 以上，同时中药材的外观与内在品质下降。生物农药因其副作用小、对环境兼容性好而日益成为全球农药发展的趋势和方向，目前我国登记使用的生物农药有近 80 种。生物农药包括植物源农药、微生物农药、抗生素和生物化学农药。使用生物农药既可有效地防治病虫害，又不杀伤天敌，病原菌和害虫不易产生抗性，对人、畜无毒，有利于可持续发展和绿色中药材的生产，利于中药材顺利走向国际市场。

（一）生物杀虫剂

1. Bt 乳剂

Bt 乳剂即苏云金杆菌，是一种杀虫细菌。主要具有胃毒作用，对人、畜和天敌无毒，不污染环境，对药用植物无药害。害虫吞食后患败血症死亡。剂型有可湿性粉剂，防治药用植物上的刺蛾、尺蠖、豆天蛾、造桥虫、菜青虫、小菜蛾、棉铃虫、地老虎、

蛴螬等多种害虫。

2. 阿维菌素

阿维菌素又名齐螨素、爱福丁、农哈哈、虫螨克，是一种广谱、高效的具有杀虫、杀螨、杀线虫活性的大环内酯类杀虫抗生素，兼具触杀和胃毒作用，无内吸性。能杀灭害虫，但对人、畜十分安全。用于防治枸杞、佛手等药用植物的锈螨、瘿螨、潜叶蛾、蚜虫等。

3. 白僵菌

白僵菌是一种杀虫真菌。其活性孢子接触害虫后产生芽管，透过表皮侵入体内长成菌丝并不断增殖，使害虫代谢紊乱而死亡，害虫体内水分被吸干而呈僵状。可用于防治蛀果蛾、卷叶蛾、叶蝉、蛴螬等害虫。

4. 昆虫病毒制剂

昆虫病毒制剂具有高度特异的寄生范围，不易引起生态平衡的破坏。能形成包含体，尤其是核型多角体病毒和颗粒体病毒，稳定性好。对靶标昆虫具有毒性，能引起区域性昆虫流行病。对植物、人、家禽及水生生物等均无害。用于生产的主要有甘蓝夜蛾核型多角体病毒、棉铃虫核型多角体病毒、甜菜夜蛾核型多角体病毒、小菜粉蝶颗粒体病毒等。

5. 灭幼脲

灭幼脲是一种昆虫生长调节剂，属特异性杀虫剂，害虫接触或取食后，抑制其表皮几丁质合成，使幼虫不能正常蜕皮而死亡。主要表现为胃毒作用，也具触杀作用，无内吸性，对鳞翅目和双翅目幼虫有特效，毒性低，对人、畜和天敌安全。可以防治刺蛾、天幕毛虫、舞毒蛾等。

6. 吡虫啉

吡虫啉又名一遍净、蚜虱净、康复多，属高效、广谱、低毒、低残留农药，害虫不易产生抗性，对人、畜、植物、天敌安全。害虫接触药剂后中枢神经传导受阻而麻痹死亡，属触杀、胃毒、内吸性杀虫剂，用于防治药用植物上的蚜虫、木虱、卷叶蛾等害虫。

7. 烟碱

烟碱为从烟草中分离的杀虫剂，其溶液或蒸气可渗入害虫体内，使其神经迅速中毒而死亡，主要表现为触杀作用，也具有熏蒸和胃毒作用，对植物安全，残效期短，对人、畜有一定毒性。用于防治药用植物的蚜虫、叶螨、叶蝉、卷叶虫、食心虫等。

8. 其他

如浏阳霉素、华光霉素、扑虱灵、杀蚜素、杀螨素、微孢子虫、杀灭菊酯、川楝素、苦参碱等生物杀虫剂。

（二）生物杀菌剂

1. 农抗 120

农抗 120 对人、畜低毒，对植物和天敌安全，无残留，不污染环境，并有刺激植物生长的作用。可防治药用植物的白粉病、炭疽病、枯萎病等。

2. 多抗霉素

多抗霉素对多种真菌病害有效，广谱、低毒、无残留，不污染环境，对人、畜、植物和天敌安全。可防治药用植物的斑点病、轮纹病、灰霉病、霜霉病和褐斑病等。

3. 武夷菌素 BO-10

武夷菌素 BO-10 为内吸性强的广谱、高效、低毒杀菌剂，抑制真菌活性，对革兰氏阳性、阴性菌均有抑制作用，防治药用植物的白粉病、灰斑病、茎枯病及假单胞菌等，对人、畜及天敌安全。

4. 农用链霉素

农用链霉素可防治细菌性病害，杀菌谱广，有内吸性。用于药用植物的细菌性软腐病、腐烂病、疫病、霜霉病及细菌性穿孔病的防治，对人、畜低毒，但对鱼类毒性较高。

5. 其他

其他生物杀菌剂如井冈霉素、春雷霉素、公主岭霉素、木霉菌制剂、胶霉素、土霉素等。

三、中药材禁用或限用的农药和生长调节剂

目前我国还没有专门针对中药材生产中农药使用的相关法规或规定，中药材在农作物中归类于经济作物，与粮食作物相比，种植面积较小，农业农村部在农药的使用和管理公告中，将其与蔬菜、茶叶、果树视为一类。各国农药管理部门都从本国的实际利益出发制定了一系列的相关政策、法规、技术规范来规范农药的生产、销售、使用。农药管理的专项法规最早是法国颁布的《农药管理法》。我国于 1997 年颁布了《农药管理条例》（2017 年进行了修订），使之成为我国农药管理的基础性法规。根据有关的农药法规、规章，确定在本国禁用、限用的农药品种。

农药被禁用或限用的原因，一般包括农药对人畜有高毒，使用不安全；有高残留、各种慢性毒性作用（如迟发性神经毒性）；二次中毒及二次药害；可致畸、致癌、致突变；含特殊杂质或代谢产物有特殊作用以及对植物不安全，有毒害作用；对环境和非靶标生物有害等。为保护人民健康，国家禁止高毒农药、高残留农药用于蔬菜、果树、茶叶、中药材等作物。在无农药污染蔬菜或绿色食品生产中推广综合防治技术，发挥抗病（虫）品种、农业技术等措施的控害作用，减少农药的使用。农药使用的策略包括禁用高毒及高残留农药，慎用中毒农药，选用高效、安全、低残留的生物农药、激

素类农药等，以确保中药材上市前农药的残留量符合或低于国家限量标准。

（一）中药材生产禁用的农药

国外禁用的农药：联合国环境规划署主持下制定并由各国政府签署的《关于持久性有机污染物的斯德哥尔摩公约》规定，在全世界范围内禁用或严格限用 12 种对人类、生物及自然环境危害最大的化学品，其中有 9 种是农药，分别是艾氏剂、狄氏剂、异狄氏剂、滴滴涕、七氯、氯丹、灭蚁灵、毒杀芬、六氯苯。这些有毒化学物质不仅难以进行生物降解，而且流动性很强，能够通过自然循环散布到世界各地。污染物能够沿食物链传播，在动物体内富含脂肪的组织中积聚，并被怀疑会引起过敏、先天缺陷、癌症以及免疫系统和生殖器官受损等。因此，许多国家和一些国际组织纷纷制定法规禁止或限制高毒农药的使用，如美国颁布了《联邦食品安全法》，要求重新对每种农药进行全面的危险性评估。联合国粮食及农业组织及环境规划署制定了《关于在国际贸易中对某些危险化学品和农药采用事先知情同意程序的鹿特丹公约（PIC 公约）》，对 22 种农药作出进出口限制。2004 年 1 月 1 日起，欧盟已正式禁止含有化学活性物质的 320 种农药在欧盟境内销售，包括：杀虫杀螨剂 30 种，即杀螟丹、甲氰菊酯、乙硫磷、胺菊酯、苏云金杆菌 δ- 内毒素、氯哩磷（米乐尔）、氧化乐果、丙溴磷、三里磷、甲拌磷、哇硫磷、双硫磷、嘧啶磷、特丁硫磷、定虫隆、治螟磷、久效磷、磷胺、嗅螨酯、稻丰散、残杀威、氟氰戊菊酯、丁醚脲（宝路）、四嗅菊酯、苯螨特、丙烯菊酯、双胍辛胺、三氯杀螨醇、杀虫环、地虫硫磷；除草剂 20 种，即扑草净、环嗪酮、吡氟禾草灵、莠灭净、稀禾啶、氯草灵、丁草胺、灭草猛、苯曝草胺、排草丹、异丙甲草胺、野燕枯、恶唑禾草灵、氰草津、三氟羧草醚、草除灵、氟磺胺草醚、乙羧氟草醚、喹禾灵、吡氟氯禾灵（盖草能）；杀菌剂 9 种，即托布津、稻瘟灵、甲基肿酸、灭锈胺、有效霉素、双胍辛胺、敌菌灵、敌磺钠、恶霜灵；植物生长调节剂 3 种，即氟力胺、抑芽唑、2,4,5- 涕；杀螺剂 1 种（蜗螺杀）。

2004 年 1 月我国开始撤销甲胺磷、久效磷、甲基对硫磷、对硫磷、磷胺 5 种高毒农药生产、销售、使用的有关证书，2007 年 1 月我国全面禁止这 5 种高毒剧毒农药的使用。原国家经贸委将高毒剧毒农药产品的禁用过程分为三个阶段：撤销高毒农药产品生产、销售、使用的有关证书，并开始部分禁用；严格禁止 5 种高毒农药原药生产企业外的其他企业生产或加工此类产品，并将高毒农药的使用范围局限于棉花、小麦、玉米、水稻 4 种作物；全面禁止 5 种高毒农药的使用。2011 年我国新增苯线磷、地虫硫磷、甲基硫环磷、磷化钙、磷化镁、磷化锌、硫线磷、蝇毒磷、治螟磷、特丁硫磷等 10 种禁用农药，这 10 种农药于 2011 年 10 月 31 日停止生产，2013 年 10 月起停止销售和使用。其中，苯线磷、地虫硫磷、甲基硫环磷、蝇毒磷、治螟磷、特丁硫磷是之前限用的农药。剧毒、高毒农药不得用于防治卫生害虫，不得用于瓜类、蔬菜、果树、茶叶、中草药材等（表 2-1）。

农业部第 199 号公告明确规定，甲胺磷、甲基对硫磷、对硫磷、久效磷、磷胺、甲拌磷、甲基异柳磷、特丁硫磷、甲基硫环磷、治螟磷、内吸磷、克百威、涕灭威、灭线磷、硫环磷、蝇毒磷、地虫硫磷、氯唑磷、苯线磷 19 种高毒农药不得用于蔬菜、果树、茶叶、中草药（表 2-1）。

表 2-1   禁止使用的化学农药类别

类别	农药名称
我国明令禁止使用的 18 种农药	六六六、滴滴涕、毒杀芬、艾氏剂、狄氏剂、二溴氯丙烷、杀虫脒、二溴乙烷、除草醚、敌枯双、氟乙酰胺、汞制剂、砷类、铅类、甘氟、毒鼠强、氟乙酸钠、毒鼠硅
不得用于蔬菜、果树、茶叶、中草药材上的 19 种高毒农药	甲胺磷、甲基对硫磷、对硫磷、久效磷、磷胺、甲拌磷、甲基异柳磷、特丁硫磷、甲基硫环磷、治螟磷、内吸磷、克百威、涕灭威、灭线磷、硫环磷、蝇毒磷、地虫硫磷、氯唑磷、苯线磷
不得用于茶树上的 2 种农药	三氯杀螨醇、氰戊菊酯
烟叶购销公司通报的禁止在烟草上使用的农药	艾氏剂、狄氏剂、异狄氏剂、六六六、林丹、2,3,4,5- 双（2- 丁烯）四氢 -2- 呋喃醛（忌避剂）、溴苯腈丁酯、含氟化合物、敌菌丹、四氯化碳、四氯对醌、杀虫脒、毒杀酚、滴滴涕、2,4,5- 涕丙酸、滴滴滴（TDE）、2,4,5- 涕、二硝丁酚（地乐酚）及其盐类、桃小灵、苯硫磷、溴苯磷、速灭磷、内吸磷、久效磷、八甲磷、甲胺磷、对硫磷、甲基对硫磷、磷胺、乙基己烯乙二醇、六氯苯、氯丹、七氯、氯乙烯、五氯酚、灭蚁灵、除草醚、2,4,5- 涕苯酯钾盐、Pyrinu ron（Vacor）、黄樟素、聚氯化茚（氧化松节油）、硫酸亚铊、克百威（呋喃丹）、比久、汞化合物、赛力散（PMA）、砷化合物、氰化合物、乐杀螨、二氯乙烷、环氧乙烷、除草定、氯化苦、氟乙酰胺（敌蚜胺）、草枯醚、2,4-D 丁酯、乙草胺、三氯杀螨砜

为了从源头控制中药及其制品的质量，2020 年版《中国药典》在"9302   中药有害残留物限量制定指导原则"中，提供了中药中农药残留最大限量制定的有关依据、最大限量理论值计算方法和有关影响限量制定的因素，在"0212   药材和饮片检定通则"中明确规定了药材及植物类饮片中不得检出的 33 种禁用农药。

禁用或限用的剧毒农药通常品种是 3911、甲基 1605、1059、久效磷、甲胺磷、呋喃丹、氰化钠、氰化钾等。这些农药容易被中药材吸收并渗透于根、茎、叶片及果皮等植物组织内，即使风吹雨淋也不易消失。往往中药材收获期临近，有部分农药成分还未降解，加工使用后就极易发生急性中毒，因此禁止在中药材生产上使用。禁用或限用的高残留农药如六六六、滴滴涕、氯丹等，尽管对人畜的急性毒性不大，但残留期长、积累性强、在中药材内不易分解，进入人体会长期积蓄造成慢性中毒，因此也禁止施用于中药材。

（二）中药材中农药残留的限量

农药残留是中药材的主要外源性污染物之一，严重影响中药的用药安全。世界卫生组织和联合国粮食及农业组织（WHO/FAO）对农药残留限量的定义为，按照良好的农业生产（GAP）规范，直接或间接使用农药后，在食品和饲料中形成的农药残留物的最大浓度。根据农药及其残留物毒性评价，按照国家颁布的良好农业规范和安全合理使用农药规范，适应本国各种病虫害的防治需要，在严密技术监督和有效防治病虫害的前提下，从取得的一系列残留数据中取有代表性的较高数值。它的直接作用是限制农产品中农药残留量，保障公民身体健康。在世界贸易一体化的今天，农药最高残留限量成为贸易国之间重要的技术壁垒。

各国家和地区的植物药农药残留限量标准不同，各种农药之间的限量值差别很大，《欧洲药典》和《美国药典》是当前世界上农药残留限量最多的药典，欧盟的植物药农药残留限量标准比较完善。韩国、日本的植物药农药残留限量标准相对较少。在亚洲国家药典中，《韩国药典》涉及检测的限制类农药较多，规定了部分农药在常见植物药中的限量，可供我国农残限量标准制定参考。

2005年版《中国药典》附录增加"拟除虫菊酯类农药残留量测定法""有机磷类农药残留量测定法"。2010年版《中国药典》规定了有机磷、有机氯和拟除虫菊酯共3大类农药的基本检测方法，规定了4个药材品种的3种有机氯类农药残留限量。其中甘草、黄芪的总六六六农药的最高残留限量（maximum residue limit，MRL）为0.2 mg/kg，总滴滴涕为0.2 mg/kg，五氯硝基苯为0.1 mg/kg。人参茎叶总皂苷、人参总皂苷的总六六六的最高残留限量为0.1 mg/kg，总滴滴涕为1 mg/kg，五氯硝基苯为0.1 mg/kg。2015版《中国药典》制定了人参、西洋参标准中有机氯等16种农药的MRL。其中六六六为0.2 mg/kg，总滴滴涕为0.2 mg/kg，五氯硝基苯为0.1 mg/kg，六氯苯为0.1 mg/kg，七氯（七氯、环氧七氯之和）为0.05 mg/kg，艾氏剂为0.05 mg/kg，氯丹（顺式氯丹、反式氯丹、氧化氯丹之和）为0.1 mg/kg；同时推荐了200余种农药残留的测定方法。2020年版《中国药典》制定了33种禁用农药目录，规定"除另有规定外，药材及饮片（植物类）禁用农药不得检出（不得过定量限）"，并收入"0212 药材和饮片检定通则"。修订"通则 2341农药残留量测定法"，增订药材及饮片（植物类）中600余种农药残留的测定方法。

（三）中药材栽培中需慎用植物生长调节剂

植物生长调节剂是一类具有植物激素活性的人工合成物质，可用于改善作物品质和调节生长。在农业生产中，使用植物生长调节剂可增加产量、改善口感、促芽、防倒、脱叶、促进开花和坐果、保鲜、催熟等。目前随着栽培规模的扩大，中药材种植中植物生长调节剂的使用日益增加，已引起业界的关注。目前部分地区在种植中使用了植物生长调节剂的中药材品种有党参、麦冬、人参、黄芪、白芍、元胡、北沙参、当归、枸杞子等。

植物生长调节剂一般可分为植物生长促进剂、植物生长延缓剂和植物生长抑制剂3类。

（1）植物生长促进剂　其主要作用为促进细胞分裂、分化和伸长生长，从而促进植物营养器官的生长和生殖器官的发育，起到增大增产作用。主要包括生长素类、细胞分裂素类、油菜素甾醇类等。其中生长素类有吲哚乙酸、吲哚丁酸、萘乙酸、2,4-二氯苯氧乙酸、防落素等；细胞分裂素类有6-苄氨基嘌呤、激动素等；油菜素甾醇类有油菜素内酯、表高油菜素内酯等。此外，其他常见生长促进剂还有赤霉素类、乙烯利、氯吡脲等。

（2）植物生长延缓剂　其主要功效为抑制茎顶端下部区域的细胞分裂和伸长生长，使生长速率减慢，导致植物节间缩短，诱导矮化，防止植株徒长，形成矮化的健壮植株等。主要有多效唑、烯效唑、缩节胺、矮壮素、丁酰肼、氯化胆碱等。

（3）植物生长抑制剂　其有抑制顶端分生组织生长，使植物丧失顶端优势，控制生长，抑制开花抽薹等作用。主要包括脱落酸、水杨酸、三碘苯甲酸、马来酰肼等。此外，部分合成产品如抑芽丹、疏果安、整形素等，也作为植物生长抑制剂在实际生产中广泛应用。

植物生长调节剂在中药材栽培上的应用也日趋广泛，主要有以下功效：

（1）促进生长发育　许多中药材的种子从收获至生根发芽需要经过一定时间或条件的休眠期。植物生长调节剂可打破其休眠，促进幼苗生长，调控植株生长发育。研究发现，赤霉素或6-苄氨基嘌呤可以打破三七、人参、西洋参、多花黄精等种子的休眠，使之提前出苗。膨大素对川麦冬块根的长度、直径及百粒重有显著的提高。施用6-苄氨基嘌呤＋萘乙酸，并结合气培法培养，可缩短兰州药用百合1年的培育期，并提高成品百合的品质。赤霉素、6-苄氨基嘌呤和萘乙酸等均加速细胞的伸长，促进细胞的分裂与分化，打破休眠。

（2）矮化植株，提高抗逆性　中药材的性状受遗传和环境因素的影响，植物生长调节剂对植株性状的影响多表现在矮化植株、提高抗逆性，益于其生长繁殖。缩节胺多用来控制植株高度，防止营养生长过盛。肉苁蓉及其寄主梭梭是主要的沙漠植物，通过施用"缩节胺100 mg/kg＋多效唑200 mg/kg"可以有效地使梭梭矮化，为提高肉苁蓉产量奠定基础。低温胁迫会引起植物体内酶活性、内源激素、活性氧以及渗透调节物质的变化，华北地区引种的山茱萸常面临冬季冻害，通过施用1∶1的多效唑与6-苄氨基嘌呤，可提高山茱萸的抗寒性。

（3）增加中药材产量　合理使用植物生长调节剂，能延缓叶片衰老，增强光合效率，有利于籽粒灌浆，并能够促进植物横向生长，使中药材产量提高。西洋参通过施用多效唑、氯化胆碱和复合细胞分裂素，可显著增加其产量。毛脉酸模和当归施用矮壮素、萘乙酸和乙烯利等植物生长调节剂后，其产量也会显著提高。大田条件下，施用萘乙酸、多效唑、烯效唑和 2,4-D 均可提高盾叶薯蓣的产量。萘乙酸、细胞分裂素、乙烯利等属于植物生长促进剂，主要通过改变过氧化物酶的活性，结合受体蛋白并诱导相关基因表达等机制来影响植物；壮根灵、多效唑、矮壮素、烯效唑、氯化胆碱等属于植物生长延缓剂，其中壮根灵、矮壮素、烯效唑、氯化胆碱等生长延缓剂与缩节胺、多效唑的作用机制相似，均可抑制赤霉素的生物合成。在中药材栽培过程中，植物生长促进剂和植物生长延缓剂是两类主要用于植物增产的植物生长调节剂，它们除了具有打破休眠、促进生长和改变性状作用外，还具有一定的增产作用。

（4）提高有效成分含量　施用植物生长促进剂和植物生长延缓剂，可以提高中药材有效成分的含量，改善中药材品质。金钗石斛用 0.5 mg/L、1 mg/L、5 mg/L 的赤霉素浸根 2 h 后种植，可使石斛总生物碱含量显著增加，并能提高其可溶性总糖的含量。一年生的毛脉酸模植株通过喷施矮壮素和萘乙酸，其根中的大黄酚苷、大黄酚、大黄素、酸模素、大黄素甲醚的产量和生物量有显著变化。油菜素内酯处理黄花蒿 4 d 后，青蒿素含量比对照增加 1 倍多。

不同类型的植物生长调节剂具有不同的作用，不能一概而论，要经过大量的田间试验再进行推广，要具体情况具体施用，防止滥用、乱用。中药材栽培中使用植物生长调节剂应注意以下几点：

（1）植物生长调节剂必须在充足的水肥条件下才能发挥显著功效，应该在施肥、灌水、中耕、松土等常规栽培技术下，保证中药材具有良好的生长条件，再适当施用植物生长调节剂。防止将植物生长调节剂当作肥料使用，把促进作物生长的希望寄托在植物生长调节剂上。

（2）植物生长调节剂属激素类物质，剂量甚微，不可随意加大植物生长调节剂用量或使用浓度，影响植物的正常生长，甚至导致叶片畸形、干枯脱落、整株死亡。

（3）有些植物生长调节剂不能直接溶于水，必须用乙醇溶解，再用水稀释。如生产上使用较多的赤霉素。

（4）防止随意将植物生长调节剂与化肥、农药等其他物质混用，必须在认真阅读使用说明并经过试验后才能确定。有些农户随意与化肥、杀虫剂、杀菌剂等混用，希望同时达到促进生长或保花保果、补充肥料或防病杀虫的目的。但若混合不当会"事倍功半"，甚至"劳而无功"。

（5）忌不看时机，随时喷施　植物生长调节剂必须在植物生长的关键时期使用，才能发挥最大功效。如果使用时机不当，就不能收到理想效果，甚至会产生副作用，有的甚至减产、减收。

（6）防止连续单用生根剂，尤其是在冬季低温季节　虽然使用生根剂后短期内效果明显，但连续施用使得土壤养分供应未得到补充，即使根系暂时增多，但养分供应不足，很快就会出现早衰现象。

四、有机污染物的种类

污染环境的有机化合物形成有机污染物。有机污染物包括酚类、酮类、酸类及其他环状、链状的烃类。这些有机物排入大气后，会同其他气体、蒸气进行反应，合成新的物质、中间物，或含有危害性的有机污染物。因此，有机性气体，特别是烃类的芳香烃和醛类以及大气污染物中的硫、氮的氧化物，均视为重要的有机污染物。

有机污染物按其来源可分为天然有机污染物和人工合成有机污染物。天然有机污染物主要是指自然化学反应或生物体代谢所产生的各种有害于人体健康、污染环境的有机化合物，如黄曲霉毒素、萜烯、氨基甲酸乙酯等；人工合成有机污染物是指由现代化工业生产的各类有机合成物，如染料、洗涤剂、塑料等。这些有机物在自然环境中难以降解、滞留时间极长，生物体摄入后不易分解，沿着食物链浓缩放大，并能在大气环境中远距离迁移，如果处理不当极易导致大范围污染。持久性有机污染物有 12 种，分别是艾氏剂（引起人的肝功能障碍，致癌）、氯丹（致癌）、狄氏剂（引起人的肝功能障碍，致癌）、异狄氏剂（妨碍人发育，致癌）、七氯（影响人的生殖器官，致癌）、灭蚁灵（致癌）、毒杀芬（致癌）、滴滴涕（影响人的肝，致癌）、六氯代苯（影响人的肝）、多氯联苯（致癌）、二噁英（剧毒，致癌）和呋喃（剧毒，致癌）。其中，艾氏剂、氯丹、狄氏剂、异狄氏剂、七氯、灭蚁灵和毒杀芬等 7 种杀虫剂被禁止生产和使用；滴滴涕由于仍是一些国家目前所使用的唯一有效的杀虫剂，被严格限制使用并将尽快被其他杀虫剂所取代；多氯联苯因目前仍需要用于变压器、电容器等工业设备上，将在 2025 年之前被禁用；六氯代苯、二噁英和呋喃等 3 种工业有机污染物是在燃烧和工业生产过程中产生的副产品，各国需要采取措施将其数量尽可能限制在最低范围之内。

第二节　中药材农药残留和其他有机污染物的危害

毒理学和环境毒理学认为，毒性与剂量密切相关，当剂量达到某个限度时，毒物才对人体产生毒性。换言之，任何无毒的物质摄入过多都可能导致中毒，而即使农药这样的毒性物质，极微量时也并不能产生毒性，并可能导致环境毒理学上有名的"hormesis 效应"出现。研究中药材农药残留现状，应根据相关标准评估其可能的超标情况，全面客观地评估中药材农药残留。

农药残留对人的危害可以分为急性危害和慢性危害。在我国果蔬中农药污染造成的急性中毒事件屡有发生，严重危害国人的身体健康。农药中毒事件屡有发生。此外，农药残留对人体的慢性危害也是不容忽视。过去农药残留对人体产生的慢性危害常因没有明显症状而被忽略。但随着近年来对农药残留慢性危害的研究，慢性危害也成为人们关注的热点之一。现代医学研究表明，约 80% 的致癌因素来源于环境条件，其中有毒化学物质的污染约占 8.0%，而在有毒化学物质中，有毒有机物（主要为农药）约占 95% 以上。

农药是人类研制的用于消灭病虫害的有效药物。它给人类带来了诸多好处如农作物增产，预防和控制人类的传染病等。然而农药给人类造成的破坏也逐渐显现，由于大量使用化学农药，空气、水源、土壤和食物都不同程度受到污染，毒物积累在家畜和人体中引起中毒等。长期使用某些化学农药会使害虫产生抗药性，目前已有 417 种害虫具有抗药性。我国从 1983 年开始全面禁止使用有机氯农药，尽管如此，以往积累在环境中的农药仍然会在很长时间内继续发挥作用。

农药残留主要有两种形式：一是附着在植物表面，另一种是在植物生长过程中农药被吸收进入根、茎、叶。与附着在植物表面的农药残留相比，内吸性农药残留危害更大。残留农药在人体内蓄积，导致疾病，影响健康，威胁生命。农药残留对人体的危害分为两种：一是引起人体的急性中毒，即毒物一次或短期内大量摄入发生的急性病理反应，农药一般是通过消化道、呼吸或皮肤 3 个途径进入人体内，造成身体不适，如心悸、呼吸加快、头晕、腹痛、呕吐、腹泻等，重者导致死亡；二是长期食用农药残留超标的农产品引起慢性中毒，即长期连续少量摄入毒性物质，最终发生病理反应，主要是农药通过食物进入人体，引发各种疾病。农药有效成分或有毒代谢产物被人体长期微量摄入后，因代谢和排泄量少，在人体的某些器官、组织中积存，称为农药积蓄性毒性，属慢性中毒。慢性中毒中以致癌、致畸和致突变较为常见。农药残留超标不严重的食品对人体的损害程度一般比较浅显、缓慢，但应该引起我们的关注。我国中药及其制品屡有因农残超标等而影响其进入国际市场，对中药的国际声誉产生了极大的负面影响，是制约中药走向世界的"瓶颈"之一。

目前农药残留已成为人民膳食中的主要食品安全性问题。中药材也是一样，受到农药残留的严重影响，直接导致药用的安全性和在国际上交换受到了限制。

一、中药材农药残留的主要原因

药用植物种植是应用农业手段生产中药材的生产活动，属于农业的范畴。2020 年版《中国药典》收录了 616 种中药材，其中，人工栽培不到 200 种。随着中药材市场的需求和繁荣，中药材种植品种增加、面积扩大，农药施用频繁。由于农业技术推广和农药使用缺乏有效的管理，中药产品的农药残留超标事件不断出现。究其原因，主要有以下 3 个方面。

1. 缺乏科学管理

由于中药材生产未列入农产品的管理范畴，药品监督管理部门未能对中药材生产过程和中药材产品的农药残留进行有效的监控，中药材质量标准与国际惯用标准不接轨，导致农药滥用，残留失控，是影响中药材产品质量的根本原因。尽管我国对中药材进行了 GAP 认证，但由于认证的企业、品种和生产基地有限，加之缺乏中药材种植方面的监督管理和技术指导，有些企业即使通过了 GAP 认证，亦未按 GAP 的规范要求进行生产管理。分散的中药材种植更处于无序状态。多数中药材生产由农户自行经营，缺乏相关的科学种植技术，田间管理粗放、品种退化等致使病虫害频发，多次超量喷洒农药，滥用、误用农药导致农药残留。

2. 农药使用不当

在中药材栽培过程中，农药污染及防治措施不当是造成中药材农药污染的主要原因。首先是农药品种使用不当，如有机氯类杀虫剂、有机磷类、氨基甲酸酯类、卤代烷类熏蒸杀虫剂均为高毒或高残留类农药。有机氯农药又以六六六及滴滴涕残留危害严重，该类农药在人体内具有浓缩、累积及胚胎转移现象，且这类农药在土壤中的残留期为 4~30 年。在中药材种植过程中难免被吸收而引起残留。有机磷农药如久效磷、甲胺磷、呋喃丹等，都有高毒、高残留和三致（致癌、致畸、致突变）作用。其次是滥用、误用农药问题突出。多数中药材产于老、少、边地区，生产零星分散，农民自行管理，自主经营，滥用、误用农药的问题严重。

3. 采收加工及储存不当

在中药材采收、加工、保存、运输过程中造成的农药污染也较为严重，一些中药材产区在施用农药或内吸性农药后不久（降解期未过）就开始采收，或在储存过程中为防止虫蛀而过量使用农药造成农药残留；中药材炮制过程中加入的辅料中含有较高的农药残留，使用包装、运输过农药的媒介物来包装、运输中药材等。

二、有机氯农药残留对人体的危害

有机氯农药属于神经毒剂，具有化学性质稳定，降解速度较慢，耐热、酸，不溶于水，易溶于有机溶剂等特点，在外界环境或有机体内均不易被破坏、分解，在生物链中蓄积会导致严重的全球性环境污染，严重危及人体健康。由于有机氯农药残留量高，因此其在农药残留研究中备受关注。目前，在中药材中检出较高有机氯农药残留量的大致因素是由于六六六和滴滴涕曾广泛大量地使用，又不易分解，长期残留在自然界，中药材植物在生长期吸收了土壤或水中的有机氯农药，并在体内细胞中得到富集。有机氯农药属低毒和中等毒性，主要对神经系统和肝、肾具有损伤，长期低剂量摄入有机氯农药，可导致慢性中毒。有机氯还可通过胎盘屏障进入胎儿体内，使用这类农药较多的地区，其畸胎率和死胎率比使用该类农药较少的地区高约 10 倍。有机氯农药残留在食品中较为普遍，虽然已停止生产和使用，但该农药化学性质稳定、不易降解，易蓄积于体内，且有高度的选择性，多储存在脂肪组织或含脂肪多的部位。但总的情况是在逐渐减少。有机氯农药残留规律是动物性食品高于植物性食品，植物性食品的残留量为植物油大于蔬菜、水果。植物性食品的六六六和滴滴涕残留量与施药量有直接的关系，而动物性食品其农药残留来源于饲料和部分杀螨剂制品，如三氯杀螨醇中含有滴滴涕。

三、有机磷农药残留对人体的危害

有机磷农药使用曾确保了蔬菜、粮食、中药材等农作物的丰产丰收，但其农药残留已经成为隐形杀手，影响着人民饮食安全和身体健康。虽然少量的有机磷农药残留不会对人体造成立即的、直接的毒害，但是有机磷农药的分子结构比较稳定，在生物体内很难被代谢分解、排泄，长期食用受有机磷农药污染的蔬菜、粮食、中药材等可导致癌症、不孕症、内分泌紊乱等疾病。

早期发展的多为高效、高毒品种，如甲胺磷、内吸磷等。目前仍使用剧毒的有机磷农药，这类农药化学性质不稳定、分解快，在作物中残留时间短。有机磷农药主要污染植物性食品，尤其含有芳香物质的植物，如水果、蔬菜易于吸收有机磷，而且残留量较高。甲胺磷属高毒、低残留农药，禁用于蔬菜，短期作物易发生农药中毒，农民也时有滥施于蔬菜的现象。我国总膳食表中，甲胺磷的农药残留最突出。

有机磷农药是神经性毒物，进入人体后主要是抑制血液和组织中的乙酰胆碱酶的活性，引起神经功能紊乱、出汗、震颤、精神错乱和语言失常等一系列症状。

四、其他类型农药残留对人体的危害

氨基甲酸酯类农药中毒症状与有机磷农药相似，但较有机磷中毒恢复快。

拟除虫菊酯类农药毒性较大，对鱼类毒性很高，具有蓄积性，中毒表现为神经系统和皮肤刺激症状。

五、有机污染物的危害

很多持久性有机污染物不仅具有致癌、致畸、致突变性，还对内分泌有干扰作用。少数有机污染物则难以降解，如有机氯农药、多氯联苯、塑料等。这种影响甚至会持续几代，对人类生存繁衍和可持续发展构成严重威胁。

土壤中有机污染物由于它在环境中的持久性和对人体健康的潜在威胁，越来越受到人们的关注。残留在土壤中的有机污染物，不仅会改变土壤的结构和功能，减弱土壤的生产能力，而且还会通过食物链进入人体，对人类健康造成不可估量的影响。

第三节　中药材农药残留和其他有机污染物的来源

农药污染主要是其在自然环境中的降解产物污染大气、水体和土壤，并破坏生态

系统，引起人和动、植物的急性或慢性中毒的一种有机污染。农药施用后，一部分附着于植物体上，另一部分进入土壤、空气甚至河流中。造成环境污染的农药，主要是一些性质稳定、不易降解的农药。

一、农药污染环境的主要途径

农药在生产与使用过程中可导致环境污染。农药污染不只局限于生产和使用该农药的地区，由于农药可经水体、土壤、大气、生物等媒体携带而迁移，其分布范围广泛，难以转化与降解的农药更是如此。

农药在环境中的迁移和分布与环境中物理、化学、生物等多种因素有着错综复杂的关系。影响农药分布与移动的内因包括溶解度、极性、挥发性、电荷分布、分子大小、离子常数等；外因包括农药的吸附作用、水及空气的流动、光线、温度、pH 等以及植物、动物、微生物等各种生物的作用。

中药材生长的土壤、水源、大气的污染是一些高残留农药污染的主要来源。六六六、滴滴涕尽管被禁用生产，但依然从许多中药材中被检出，是中药材植株从环境中摄取的。种植过程中施于土壤中被植物吸收或直接喷洒用药时间不合理和储存不当引起。另外中药材在采收、加工、运输的过程中也会被污染；为防止生虫变质用农药对库存中药材进行熏蒸造成污染；中药材炮制过程中辅料的污染。

（一）农药对空气的污染

在农药生产过程中，因原料成分复杂，且部分原料具有挥发性，生产排放的废气污染源数量多、污染物成分复杂多变。部分农药生产企业对于污染的治理措施治理不严，使得废气超标排放。有时将生产中的有毒气体直接排入大气，造成大气污染并对人体健康产生危害。例如 1976 年 7 月意大利一家生产 2,4,5- 三氯酚（杀虫剂）的工厂，由于间歇式反应器过热，反应器内蒸汽通过泄气阀排入大气，此蒸汽随风飘移，造成严重的大气污染。由此造成的直接后果是 134 人被确诊为"氯痤疮"。除上述病症之外，患者还出现头痛、眼部刺激及胃肠道症状等。再如 1984 年 12 月印度的一家农药厂由于 30~40 t 异氰酸甲酯及其水解产物泄漏而直接排入大气，波及 65 hm^2 的市区，致使 3 300 人死亡，数万人受伤。这些农药污染对人们的生命和健康造成了严重的危害，必须引起重视。

在使用农药的过程中，由于农药通常采用喷雾式施用，部分农药会飘浮在空气中，形成气溶胶（aerosol）。农药使用多为病虫害发生的高温天气，喷洒时农药挥发较快，如果遇有风天气，农药会随风长距离飘散，对周边的空气产生污染，污染范围较大。用机器对大面积草原和森林杀虫会造成大气、土壤和水域污染，导致急性或慢性健康损害。地面喷洒是农田常用的施药方法，喷洒地上方的空气会受到污染，对人体健康造成损害。

（二）农药对水体的污染

农药生产时，因农药生产工艺不同，原料各异，废水中的污染物成分复杂，大多废水都有毒有害，生物降解性差，生化处理效率低。若废水不能达标排放，将严重污染水体。农药厂排放未经处理的工业废水，会造成水体污染，如遇事故性排放，则后果更为严重，不仅引起水生物的死亡，甚至对人体健康造成不良影响。

在农田喷洒农药时，部分农药会附着在土壤中，雨水冲刷使农药随水流入排水体，通过来自使用农药区的径流、不规范的处理农药容器等途径污染水体，导致水体的理化性质改变，影响人类及其他生物的生存。如农田施用化学农药之后，遇降雨，尤其大暴雨，农药会随地表径流会对地下水造成污染，甚至引发急性中毒。

（三）农药对土壤的污染

土壤是农药进入环境的主要载体。研究表明，在农业生产中，80%~90% 的农药最终进入土壤。土壤中农药的主要来源有三方面：一是部分农药因直接施向土壤而进入；二是部分农药喷洒在农作物上后降落在土壤中；三是施用时进入大气的农药污染物，在降雨和降尘的作用下，落到地面进入土壤，使土壤受到污染，土壤农残不能短时间内消除。土壤中残留的农药不仅危害土壤生态系统，还间接对水体和空气造成污染，并通过渗透、吸收等作用进入农作物内部，造成农产品污染，通过食物链最终危害人类身体健康。

二、农药在土壤中的迁移与分布

农药在田间大面积反复施用，污染土壤。不论采取何种方式使用农药，黏附在植物上的药量约占 30%，大部分落于土壤。使用除草剂及应用浸种、拌种、毒谷等施药，土壤污染更为严重。此外，雨水携带农药及洗涤植株体表的农药也进入土壤。

农药在土壤中的移动一般通过流动与扩散两种作用。流动作用由外力造成，如农田土壤翻耕引起农药移位，地表径流和土壤水渗滤淋溶引起农药转移等。扩散作用则与土壤性质有关，土壤含水量、土壤比重、孔隙度、温度及吸附作用等均影响其扩散。

土壤的吸附作用对农药行为影响较为重要。在土壤的无机颗粒中，以黏粒表面积最大，对农药的吸附力强；土壤有机质中以腐殖质为主体，其巨大的表面积使之在土壤与农药的相互作用中占重要地位。农药通过以下机制被吸附而固定于土壤中：①物理吸附；②化学吸附（包括离子吸附、质子化作用、氢键结合等）；③配位作用。农药亦可通过非吸附机制被固定，例如，农药被土壤中微生物同化而留存于其细胞内，当土壤形成有机－无机复合体时，可能将农药包含其中而免受外界影响。

三、农药在水体中的迁移与分布

中药材的栽培需要灌溉，而灌溉水是否清洁、是否被农药污染及污染程度是农药污染的影响因素之一。水体受农药污染的主要途径有：

（1）农药直接施入水体，例如为控制水体有害生物蚊虫、钉螺及杂草等向水体施用的农药，此类农药对水域污染都限于局部地区；

（2）从含农药的土壤迁移，经地表流入水体或经渗滤液通过土层而至地下水，其中以地面径流为主，污染面积较广，不论可溶性或不溶性农药均被雨水或灌溉水冲洗或淋洗，经小沟、溪流而流入海洋；

（3）农药厂及农用化学品生产厂通过排放污水而使大量农药进入水体，污染集中，浓度较高。近年来，大部分农药厂已建立污水净化装置，使得此类污染有所控制。

水体中常见的有机氯农药为DDT、DDE、DDD，其次为狄氏剂、艾氏剂、七氯等。此类农药溶解度低，常附于颗粒物上悬浮于水中，在静止水体或缓流水中逐步沉降，常富集于河流或湖泊底泥中。只有在湍流的水环境中，农药才有可能被送至较远的地方。

土壤渗透液借助毛细管与重力作用在土壤中向侧面及下层运动。土壤孔隙是水溶液或悬液在土壤中的移动通道。未被土壤吸附或生物降解的水体中的农药，逐步迁移至地下水层，使地下水受到污染。

四、农药在大气中的迁移与分布

农药污染大气途径主要有3个方面：①农药以液剂、粉剂或雾剂喷洒于农田，有部分农药颗粒进入大气；②农药从作物或土壤表面挥发进入大气，农药在喷洒过程中有部分挥发为气体进入大气；③农药配制、加工生产运输、农作物废弃燃烧、仓库车船熏蒸后的通风排放、粮食保存、纤维防蛀等也会造成大气污染。

在防治作物、森林及卫生害虫、病菌、杂草和鼠类等有害生物时，部分农药会直接飘浮在大气中，尤以飞机喷洒或使用烟雾剂时进入大气较多。附着于植物体表面或落于土壤表层的农药有一部分被浮尘吸附，并逐渐扩散入大气，或从土表蒸发进入大气。由农药厂排放出的废气也是大气中农药的污染源之一。

农药进入大气后随气流作用，带到非施药区，出现农药的"重新分配"现象。早在20世纪60年代人们就已查知，施用于西非洲的农药被东北风吹刮，跨越大西洋落到5 000 km之外的巴巴多斯岛上。农药气体及微粒由对流带至高空凝结，再被气流送至远方；一般由热带地区迁移至温带及寒带降落，从而使南冰洋与北冰洋地区也有了农药污染。农药也可以在大气中消失，其降解途径有部分农药的光解，多数农药可因雨水洗涤及微粒沉降落在地面及水体中。但这些农药在适当条件下又可由地表再度挥发或风蚀而重返大气，由此形成循环过程。

五、农药在生物间的转移与分布

农药施入环境后，部分进入动物、植物和微生物等生物体内，继而随生物的移动而发生转移，尤其重要的是通过生态系统中的食物链而导致生物体间农药的转移与分布。生态系统是生物圈的组成部分和基本单元，它是由生物群落及其生存环境所组成的一个有机整体。生物群落包括动物、植物和微生物；环境条件包括光照、空气、水分、无机物及有机物等非生物因素。生物的生存和繁殖需不断地从其周围环境中取得物质营养与能量，同时又不断地将代谢过程产生的物质和能量输送到周围环境中。化学农药作为一类非生物的物质进入生态系统后，必将经过生物吞噬和吸收并通过食物链发生转移。

农药在生物间的转移与分布通过食物链的转移会产生生物富集。生物富集指环境中的农药残留被生物取食或其他方式吸入后积累于体内而造成高浓度储存，农药在生物体内累积量可达到环境含量的几倍甚至更多。食物链由低向高逐级增大，导致处于食物链顶端的高位营养级生物（顶端捕食者）如猛禽、猛兽以及人类发生中毒和死亡。尤其是那些难以被生物代谢降解的农药更易产生生物富集现象，如 DDT、狄氏剂、氯丹等有机氯农药。广泛而轻微的农药污染环境，可经食物链的逐渐富集，使最终进入人体的量成千上万倍的增加，由此造成了对人类健康的严重威胁。

第四节　中药材农药残留和其他有机污染物的监控

一、解决农药残留问题的策略

长期以来，由于对农药的药害、残留性、毒性等问题不够重视，一旦作物生病，就使用效果最好的农药而不考虑其毒性、残留性等问题。尽管国家三令五申禁止使用剧毒、高毒、高残留农药，但在农村市场仍能买到，由于这些农药效果较好，农民仍在频繁使用，对环境造成的污染令人担忧。对药农宣传培训，应执行两个"必须"：药农使用农药必须在基地技术员处领取方可使用；药农使用农药必须在基地技术员指导下使用。采用以下几种方法可避免药农擅自使用农药。

（一）合理使用农药

为了安全使用农药，我国制订《农药合理使用准则》国家标准，准则中对农药品种（有效成分）、剂型、常用药量、最高药量、施药方法、使用次数、最后一次施药与收获的间隔天数（安全间隔期）和最高残留限量做了具体规定，必须认真遵守。针对病虫草害发生的种类和情况，选用合适的农药品种、剂型和有效成分，根据规定剂量用药，不能随意加大用药量。施药次数对蔬菜等鲜食产品和环境污染影响很大，不能随意增加施药次数。种植中药材应尽可能减少农药使用的次数，遵守农药使用的安全间隔期，限制产品中农药残留量。在中药材采收前不能随意施药。科学、安全地使用农药，防止农药对环境和中药材的污染，是生产中药材的关键。

药用植物病虫害的防治应采取综合防治策略。如必须施用农药时，应按照我国《农药管理条例》的规定，采用最小剂量并选用高效、低毒、低残留农药，以降低农药残留和污染，保护生态环境。市场上的农药品种很多，但要有根据地进行科学的选择。使用不当，不仅会使农药残留量增加，而且还达不到杀虫目的。根据需要选择适宜的农药品种合理施用，不能乱用、滥用农药。农药施用时间要合理。还要掌握合适的使用时期，在对害虫杀伤力最强的虫龄阶段进行防治，在收获前一定间隔时间内禁止用药。为了兼治多种病虫害，有时需要对不同的农药进行混用，并使混用农药不产生拮抗或降解作用，不使用增毒显著的混用配方。

在中药材生产中应降低农药的污染，并采取以下措施：①尽量避免选用高产农田，因这些田地的农药污染可能较严重，不宜种植绿色中药材；②尽量使用无公害农药，特别是生物源农药。如用木霉属真菌防治白术、菊花的白绢病和人参、西洋参的立枯病；用农用抗生素防治细菌病害；用植物源农药、病毒类农药、低毒复配农药防治中药材害虫。如鱼藤酮、除虫菊素、茼蒿素、烟碱、植物油乳剂、大蒜素、芝麻素、苦参素、川楝素、必效散、BT 乳剂，青虫菌、杀螟杆菌、白僵菌、井冈霉素等；③采用综合防治技术，减少农药的使用量。综合防治是将各种防治病虫害的技术有机地联系起来，形成一个防治体系，把有害生物的数量控制在经济阈值以下，做到对症下药，从而达到省药省工、防治效果好、不产生药害、对人畜安全、使中药材增产的目的；④应用现代生物技术，选育推广抗虫抗病中药材品种；⑤根据国家生产二级绿色食品的相关农药使用准则，每种有机合成农药在一种中药材的生长期内只允许使用 1 次。最后一次施药距采收的间隔天数不得少于规定的日期。

（二）加强农药残留监测

开展全面、系统的农药残留监测工作，及时掌握中药材中农药的残留状况和规律，查找农药残留形成的原因，为政府提供有效数据，以便制定相应的规章制度和法律法规。

针对每种中药材的病虫害发生规律来使用农药，科研单位和企业组织力量研究某种或某几种农药对病虫害的防治效果和在这种中药材上的农药残留动态，制定最佳农药使用方法，保证收获时药材中的农药残留不超标又有好的防治效果，建立农药安全使用标准，严格控制农药安全间隔期，减少施药次数和降低农药浓度。

规范农药残留检测方法和相关技术。目前我国市场上农药残留的检测方法和种类繁多，不同检测单位的数据缺乏可比性，建议加快规范农药残留检测技术及其配套试剂，加强对农残速测仪市场的监督管理。加快农药残留检测技术研究和标准制定，政府应对国际标准和先进检测方法加以引进和验证，对国内检测方法的研究在资金上给予支持。根据农业发展需要，制定残留检测方法标准的长期规划。

（三）加强法制管理和标准建设

加强《农药管理条例》《农药合理使用准则》《食品中农药最大残留限量》等相关法律法规的贯彻执行，加强对违反有关法律法规行为的处罚，是防止农药残留超标的有力保障。

加快农药残留限量标准的研究和制定。制定我国农药残留标准，首先，要研究国际标准，特别是我国农产品主要出口国的限量标准；其次，对于我国农药限量标准中存在太笼统和数量少的问题，进行梳理，加快补充和修订限量标准，重点制定对人体健康和进出口贸易影响较大的农药品种的限量标准；最后，及时了解限量标准设置规则和最新动态，适时做出相应政策调整，以保护我国农产品生产者和消费者利益。

（四）加强宣传培训，阐明利害

宣传中药材种植过程中使用违禁农药的危害，使其知之而不为之。通过宣传资料、技术培训等形式向农民宣传，使种植中药材的药农理解农药污染的危害性。

二、中药材农药残留及毒性的控制

药用植物残留农药问题越来越引起人们的重视，若不及早研究解决，将严重制约中药材的发展。控制中药材农药残留，应立足于植物自身的抗性，培育抗病抗虫的品种，选育优良种苗，提高栽培管理水平，开展生物防治研究与植物性农药研究。但新培育的抗病抗虫品种，能否具有道地中药材的品质又是一个新课题。中药材种植中过量施用农药或施药不当导致农药残留量超标，不但影响中药材品质，而且危害人体健康，影响中药材出口和中药现代化发展。衡量中药材质量标准除中药自身有效成分外，还应包括化学农药的残留。因此，加速无公害中药材的生产，是提高中药材质量的重要环节。

（一）控制措施

1. 科学规划中药材生产基地

中药材中农药残留除了直接来自不规范使用农药外，还间接地来自水质、环境、土壤等。中药材生产基地应按中药材产地适宜性原则选定，因地制宜，合理布局。生产基地应选择大气、水质、土壤无污染的地区，要求在一定范围内没有各种污染，灌溉水质要达到《农田灌溉水质标准》（GB 5084-2021）；生产基地大气环境要达到《大气环境质量指标》（GB 3095-2012）二级标准；药园土壤环境质量要达到《土壤环境质量标准》（GB15618-2018）二级标准。土壤中有机氯农药是主要污染之一，改善土壤质量是控制中药材农药污染的必然途径，微生物降解剂在有机农药污染的土壤修复方面应用前景良好。另外也可以选择生地，以避免土壤经多年种植后残留的农药影响种植中药材的质量。由于中药材是商品性很强的经济作物，必须考虑中药材产量和品质的关系、生产与消费间的关系，以及国民经济的发展水平等因素。

2. 培育优良的抗病虫害中药材品种

随着生物技术的快速发展，结合常规育种技术，中药材育种工作取得了一定的进展，培育出抗病虫害的优良品种。不同品种的中草药对病虫害抵抗能力有很大差异。如川麦冬从叶形、株形分为 4 个类型，川芎从茎色上可分为 3 个类型，味连从花、果、叶可分为 3 个类型。这些类型的产量、抗性都有一定差异，因此，栽培抗病虫害的优质高产中草药是防治病虫害最经济有效的措施。例如栽种地黄，小黑英品种比其他农家品种抗地黄斑枯病；有刺型红花比无刺型红花抗红花炭疽病和红花实蝇；阔叶矮秆型白术，其苞片较长，能盖住花蕾，有阻挡术籽虫产卵的优良特性。故进行品种培育不但要以质量、产量为重要指标，同时也应重视中药材品种的抗性特征。

3. 按照 GAP 规范化种植

中药材 GAP 种植是中药现代化的基础，严格按照中药材 GAP 的各种规章制度执行，提高中药材种植人员的农药使用水平，树立保护天然资源，改善生态环境，尽量不使用或使用低毒、无残留农药的观念，从源头上保证中药材质量，有助于提高中药材生产的安全性，保障中药制品的用药安全。多鼓励有经济实力的大中型中药企业在道地产区进行 GAP 种植，使中药材的种植模式逐渐采用 GAP 规范化种植，为实现绿色中药产业奠定基础。

4. 完善中药材农残限量标准并加强农药管理

完善中药材中农药残留限量标准制定，尤其针对用量大的常用和药食两用的中药材。按照 GAP 规范化种植中药材，进行田间试验，获取农药有效使用方式、剂量及在中药材和环境中的最大残留水平，结合农药的代谢数据、环境影响、用法用量等进行风险评估，最终科学地制定出中药材及其产品中农药最大残留限量标准。此外，对违规使用农药者要进行明确的处罚，规范农药管理，严格按照《农药管理条例》执行，以确保农药市场的安全和有序。

（二）综合防治中药材病虫害

1. 生物防治

生物防治就是用生物或生物代谢物及生物技术获得的生物产物，如利用抗生素、生物农药或天敌来治理有害生物。这些生物产物或天敌，一般对有害生物选择性强、毒性大；而对高等动物毒性小，对环境污染少，一般不造成公害。

2. 农业防治

农业防治是通过科学栽培管理措施减少或防止病虫害发生，促进中药材生长发育。常用的有合理轮作、合理间套作、调节播种期、合理施肥等。合理轮作使病菌和害虫的寄主发生变化，对病菌和害虫的生长、繁殖造成影响，从而减少中药材的病害与虫害。合理间套作，作物间对害虫的食料产生一定隔离作用，微环境的差异对有些病菌繁殖条件的形成产生影响，减轻或控制病虫害的发生。冬播或春季早播使红花花期提前，避免红花实蝇成虫产卵盛期与红花现白期的重叠，减少实蝇产卵于花蕾，降低虫害。避免盲目施肥造成中药材营养失衡而产生生理病害，一些药农认为污水有肥效，喜欢用污水兑粪尿肥浇灌中药材，这样会造成中药材的严重污染。因为污水中含有大量病菌、虫、卵、毒物和重金属离子，容易诱发病虫害，造成土壤污染，影响后季作物。

3. 化学防治

化学防治要选用恰当的药物种类。对病害或虫害的发生特性和农药特性进行分析，以免将生理病害当作病理病害，喷施农药不但起不到防治作用，反而造成了浪费和农药污染。防治病理性病害选用杀菌剂，防治虫害选用适宜杀虫剂，如西洋参、三七含有相当数量的挥发油，属多年生根茎类植物，易受有机氯农药污染，因此对此类中药材应选择脂溶性小的农药。使用高效、低毒、低残留的新农药和无公害农药。氨基甲酸酯类农药也有这个特点。性诱剂、激素杀虫剂等都不污染环境和中药材。许多内吸杀菌剂，如多菌灵、粉锈宁等高效、低毒。无公害农药如植病灵等防治沙参、半夏病毒效果好。改进施药方法及时间，通过采用微囊剂、颗粒剂代替粉剂，节省投入，提高药效。根据病虫害种类或病害发生规律找出防治方法，适时防治。在幼虫出现时实施防治方能取得较好效果。对有些喜欢中午钻入土中的幼虫应在清晨或傍晚喷药。为保证药效，下雨前后不宜喷药。最后一次施药距采收间隔天数不得少于规定的安全日期。

4. 物理防治

如果虫害较轻，可实行人工捕杀。也可利用害虫的趋光性或趋化性进行诱杀，如用灯光诱杀危害麦冬、地黄、丹参的蝼蛄、灯蛾、银纹夜蛾等成虫，控制虫口基数，用炒香的麦麸拌药诱杀蝼蛄，糖醋酒液诱杀小地老虎等。

（三）改进加工与储藏技术

1. 规范中药材加工技术

目前多数中药材的采收加工较分散，很难保证质量稳定和统一。建立规范的中药材初加工厂，可通过收购分散种植的鲜药材进行加工，通过晾晒或烘干，尽量降低中药材中农药残留，保证中药材质量，规范分级包装提高中药材附加值。这是中药材产地加工的发展趋势，也是实施《中药材生产质量管理规范》的基本要求。

2. 规范中药材储藏技术

虫蛀是中药材储藏的常见问题，传统方法是喷洒防虫药剂，这是中药材受到药剂污染并引起质量变化的重要原因。改进传统包装、建立规范的储藏设施，如实行真空包装或充入惰性气体保存中药材，破坏了虫害与微生物的繁殖条件，可有效地防治中药材虫蛀和霉变。

三、农药污染的修复和降解

（一）农药的生物修复

农药进入土壤生态系统后，进行一系列变化。首先是农药的非生物降解，这是消除土壤中残留农药的重要途径，其主要降解过程包括化学水解、光化学分解及氧化还原等。其次是生物降解途径，土壤中单细胞藻类参与此降解过程。在农药的降解过程中，生物因素很重要，生物降解可以将农药分子分解为无机物，且速度较快。

目前，生物修复主要包括植物修复、微生物修复和酶修复。

1. 植物修复

植物修复是以植物忍耐和超量积累某种或某些污染物的理论为基础，利用自然生长或遗传工程培育的植物及其共存微生物体系，清除环境中污染物的环境污染治理技术。从研究结果看，植物修复效果甚微，另外植物吸收了土壤中的残留农药，在处理植物时，又产生了二次污染。

2. 微生物修复

微生物修复是利用微生物的代谢活动对农药进行降解的一种技术方法，其实质是微生物降解，即微生物对物质（特别是环境污染物）的分解。甲基对硫磷和呋喃丹为两种剧毒农药，虽然使用受到限制，但其造成的环境污染问题仍很严重。人们采用生物技术构建了降解农药的基因工程菌，在较短的时间内可以进行降解。

3. 酶修复

酶修复是直接利用某些特定酶来降解有机农药，常用于农药修复的酶主要是水解酶和氧化还原酶类。

（二）农药的降解

农药在土壤中的降解主要包括光化学降解、微生物降解和化学氧化。光化学降解是使某些农药降解为易被微生物降解的中间体。微生物降解有细菌、放线菌、真菌等；化学氧化是通过化学反应氧化为微毒或无毒的物质。

为了降低农药残留对中药材质量的影响，除了上述栽培过程中消除或降低农药残留外，还可以在中药材采收后清除和降解其残留的污染。目前尽管使用较少，但作为一种研究方法，具有良好的发展前景。最简单的是清水洗涤，该处理对于极性较大的农药，水溶性强、亲脂性差、渗透能力差、易被除去，清水洗涤的效果取决于中药材的种类、农药残留的位置、时间以及洗涤温度等。利用光照中的紫外线，也可以降解农药残留，使农药中的双键断裂，苯环开环，破坏农药的分子结构，使难降解的有机物分解为小分子物质。CO_2 超临界流体萃取技术在提取中药材目的成分的同时，可以去除中药材中的农药残留。

四、有机污染物的修复

（一）植物直接吸收有机污染物

土壤环境中的有机污染物可以直接被植物吸收。有机污染物进入植物体内，有的自身形态、性质不发生改变，储存于植物组织中，称为植物提取或蓄积；有的在植物生长代谢活动中发生不同程度的转化或降解，被转化成对植物无害的物质储存在植物组织中。如高等植物杨树、曼陀罗、狐尾藻等均可从土壤和水溶液中迅速吸收 2,4,6-三硝基甲苯（TNT）并在体内迅速代谢为高极性的 2- 氨基 -4,6- 二硝基甲苯及脱氨基化合物，以至于在这些植物体内很难检测到 TNT 的母体化合物。龙葵的毛根可以吸收多氯联苯（PCB），并可以使 72% 的 PCB 降解，其中二氯联苯的代谢产物为单羟基二氯联苯，单氯联苯的代谢产物为单羟基氯代联苯和双羟基氯代联苯。有毒有害有机污染物被植物根部吸收后，可以借助植物的共质体、质外体或共质体 - 质外体联合途径向地上部运输。如杂交杨树从土壤中吸收的 TNT 中，75% 被固定在根系，转移到叶部的量也可高达 10%。

（二）植物对有机污染物的解毒机制

进入环境中的有机污染物有的对植物有毒害，有的对动物有毒。植物可以对进入体内的有毒有机污染物进行解毒。植物体内的解毒机制主要包括氧化作用、水解作用和轭合作用等。前两类反应一般是将有毒有机污染物进行解毒，或使有机污染物的分子易于发生轭合作用。而轭合作用常常在细胞质中进行。

1. 氧化作用

氧化作用是高等植物解毒的主要反应。在植物体内发生的氧化作用主要包括 N- 脱羟作用、芳香族羟基化作用、环氧化作用、硫氧化作用和 O- 脱羟作用等。其中芳基的羟基化在植物对除草剂的解毒作用较多，如 2,4-D 在禾本科杂草和阔叶植物种类中芳基的羟基化作用，形成 4- 羟基，2,5-D 是 2,4-D 代谢的主要途径。

2. 水解作用

水解作用在高等植物体内主要由水解酶催化，该酶对酰替苯胺的键合作用具有专一性。许多羧酸酯类有机污染物在植物中易于水解呈现游离酸的形式，如 2,4-D 形成的酯类只要进入植物体，就会被水解成游离酸的形式。

3. 轭合作用

轭合作用是指植物体将体内的有机污染物及其代谢产物共价轭合到植物体内的化合物上，例如糖、氨基酸、谷胱甘肽和某些亲脂性化合物（包括脂肪酸和甘油），从而使其植物毒性丧失的代谢过程。

在植物体内，以上解毒机制不是独立的，而是相互联系、相互作用的。除此之外，还有其他的解毒机制如还原作用、异构化作用等。

（三）植物根际微域是降解有毒有害有机污染物的重要场所

根际是受植物根系影响的根 – 土界面的一个微区，也是植物 – 土壤 – 微生物与其环境条件相互作用的场所。在这个微域里，集中了大量的植物根系分泌物，包括高分子量分泌物和低分子量分泌物。前者主要包括黏胶和胞外酶，后者主要是低分子有机酸、糖、酚及各种氨基酸。有毒有害有机污染物在根际微域里快速降解的可能机制如下：

1. 根部释放的酶可催化降解有机污染物

植物根系释放到土壤中的酶可直接降解有关的化合物，有时降解得非常快，致使有机污染物从土壤中的解吸和质量转移成为限速步骤。植物死亡后酶释放到环境中还可以继续发挥分解作用。植物特有酶对有机污染物的降解为植物修复的潜力提供了强有力的证据。在筛选新的降解植物或植物株系时需要关注这些酶系，注意发现新酶系。

美国佐治亚州 Athens 的 EPA 实验室从淡水的沉积物中鉴定出五种酶：脱卤酶、硝酸还原酶、过氧化物酶、漆酶和腈水解酶，这些酶均来自于植物。硝酸还原酶和漆酶能分解炸药废物（TNT），并将破碎的环状结构结合到植物材料或有机物残片中，变成沉积有机物的一部分。植物来源的脱卤酶，能将含氯有机溶剂三氯乙烯还原为氯离子、二氧化碳和水。尽管分离到的这些酶可以降解 TNT 等有机污染物，然而经验表明，离体酶对环境要求较高，酸度不适宜、金属浓度过高或细菌毒素都会使酶失活或被破坏。但是，酶在植物组织内或根区附近能够得到保护，释放到土壤中后，降解活性可保持几天，因此，植物修复还要靠整个植物体来实现。

2. 根际微域微生物群落的降解作用

在植物根际微域，根系分泌物和分解产物为微生物繁殖提供了营养，使根际微域附近存在大量的微生物，从而促使根际微域中有毒有害有机污染物的降解。据报道，植物根际可以加速脂肪烃类、多环芳烃类和农药的降解。如几种表面活性剂的矿化率在根际土壤比非根际土壤要快 1.4~1.9 倍，深耕的土壤比未耕种的土壤中苯并［a］蒽等消失得快。但并非所有植物根际对化学物质都有降解能力，主要原因是不同基因型植物的根系分泌物有所不同，而不同微生物对根系分泌物有所选择。另外，植物对化学物质的适应或敏感程度也不相同。使用 2,4–D 除草剂后，降解 2,4–D 这种除草剂的细菌群落数量在甘蔗根际有所增加，但在非洲三叶草根际不增加。

Gavrilona 用杀虫剂二嗪农处理过的小麦、玉米、豌豆属植物根际微生物比相同处理的无植物土壤中的微生物数量高 100 倍以上。研究者从小麦根际土壤中分离了细菌、真菌和放线菌，经无土培养试验证明这些菌类可降解二嗪农。表明根际的有毒物质持续减少是由微生物活动所引起的。

除了有关除草剂、杀虫剂等有机化合物在植物根际生物降解的研究外，近年来对非农用化合物的降解研究也日见报道，其趋势几乎与农用化合物降解研究相匹配。例如：从被石油污染的水稻田里分离的根际微生物能加速石油残存物的分解；

Rasolomanena 和 Balandreau 发现在被石油污染的水稻田土壤中分离出的微生物 *B. acillus ap*，仅在有水稻根系分泌物存在的情况下才能在石油残留物中生长。这表明水稻根系促进了特定的微生物对石油残留物的消除。曾经有人对 4 种多环芳烃类化合物（PAH）在土壤中存在的持久性做了调查，绝对残留物测定表明，在 8 种草本混合栽培的有植被区，PAH 的消失速度比无植被区快得多。说明根际微生物的降解是其中一个重要原因。另外，PAH 的降解除与微生物有关外，在植被区被腐殖质酸化也可能是其降解快的原因。

另外，根际对四氯乙烯（TCE）降解的促进作用和冰草对五氯酚（PCP）污染土壤的净化作用等都有报道。有人用 ^{14}C 标记 TCE，研究不同类型根系的植物如须根型、直根型豆科植物根际对 TCE 的降解，试验结果表明，2 种豆科植物——截叶铁扫帚（*Lespedeza cuneata*）和大豆（*Glycine max*）对土壤中 ^{14}C-TCE 的微生物矿化起促进作用。Ferro 等人发现，有冰草生长的土壤中 PCP 的矿化速度是无植物区的 3.5 倍。

（张林生　何忠俊）

 本章小结

　　我国在中药材栽培过程中，一些农田以往使用农药的残留问题，栽培地的空气、灌水质量问题，以及为了提高产量、预防和防治植物病虫害不得不施用农药等，都不可避免地造成了中药材的农药残留和污染，严重影响了中药材用药的安全性。本章从 4 个方面对中药材的外来有害物质进行了论述，即农药残留和其他有机污染物的种类，农药残留和其他有机污染物的危害，农药残留和其他有机污染物的来源以及农药残留和其他有机污染物的监控。农药种类繁多，根据其作用机制进行分类，可以有的放矢地防治病、虫、草害，同时也可以防止滥用农药，在生产中应该严格控制化学农药的使用，提倡应用生物农药。

 复习思考题

　　1. 中药材栽培过程中对农药的使用有哪些要求？农药施用对中药材品质有什么影响？

　　2. 简述控制中药材农药残留的措施。

　　3. 中药材种植过程中农药污染的主要来源有哪些？

　　4. 如何控制中药材有机污染物污染？

数字课程资源

 本章推荐阅读书目　　　　📖 参考文献

第三章

中药材中重金属和其他无机污染物

我国是中药材生产大国，但我国中药材在世界天然药物市场上并未占据它该有的地位。影响我国中药材出口的最大障碍是中药材产品质量的科学性不足和不稳定性，农残和重金属超标严重（孔繁越，2017）。由于农业污水灌溉、施用污泥和磷肥、采矿以及工业"三废"排放等，使一些地方的耕地土壤重金属污染日益严重，从而导致部分中药材产品中重金属含量超标。不科学的中药材加工炮制过程也可能导致中药材 SO_2 以及重金属污染。中药材一旦被重金属污染，将可能对人体产生潜在的威胁，尤其是对于患病者，其解毒功能较差，造成的危害更大，这样不但不能治病，反而延误患者的疾病治疗甚至加重病情。

中药材中含有多种微量元素，对人体所缺乏的各种微量元素起到重要的补充与调节作用，同时也能对各种微量元素在人体新陈代谢中的吸收、排泄产生影响，并通过络合、螯合作用间接起到解毒作用，从而达到治病的目的。但摄入量超过一定水平，则会对人体产生危害（牟树森等，1993）。

第一节　中药材中重金属和其他无机污染物的种类

一、中药材中的重金属

重金属污染已经成为当前中药材生产中亟待解决的问题，重金属超标直接影响中药材的质量。重金属通常是指密度在 $5 \ g/cm^3$ 以上的金属，如金、银、汞、铜、铅、镉、铬等。食品卫生方面的主要限制元素是汞、铅、铜、铬、镉等 5 种重金属元素；营养化学、毒理学和环境污染研究中公认汞、铅、铍、镉、锑、铊、锆等对生物和人体有毒害作用，被称作污染元素，而锰、钴、铜、钒、硒、钼、铬等在含量过高或形态不同时，对生命体系亦有毒害（陈怀满，1996）。按照目前的国际标准，中药材中的重金属主要包括铅、镉、汞、铜、砷。

重金属元素的毒性作用主要是由于其进入人体内能与体内酶蛋白上的 –SH 和 –S–S– 牢固结合，从而使蛋白质变性，酶失去活性，组织细胞出现结构和功能上的损害。其中铅主要损害神经系统、造血系统、血管和消化系统；汞主要损害肾，造成肾衰竭；砷主要是扩张毛细血管，麻痹血管舒缩中枢，使腹腔脏器严重失血，引起肝、肾、心等实质器官的损害；镉可抑制肝细胞线粒体氧化磷酸化过程，使组织代谢发生障碍，对人有致畸、致癌、致突变作用；较高浓度的铜具有溶血作用，能引起肝、肾良性坏死等（徐顺清等，2005）。

重金属对人类乃至所有生物的危害已引起世界各国的重视，进口中药材和中成药的国家和地区对其中的重金属含量都提出了严格要求。中药材重金属含量超标也已成为中药出口、中药进入国际市场的主要制约因素之一。

同种中药材重金属含量因产地和其自身的特殊性会有所不同，如贝母因产地不同，其含铜量最大相差 6 倍，铬含量相差 5 倍，而且同种中药材不同药用部位重金属含量也不尽相同，当归归头中的铜、锰含量是归身或归尾的 1.5~6.8 倍，归尾中的铁含量高，为归身或归头的 1.5~2 倍。通常同一地域的各种中药材重金属含量也呈现出明显的地域性特征，若本地区某种重金属污染严重或该地土壤中含有某种重金属矿源，那么该地区所产的中药材相应的重金属含量也高，如贵州由于汞、砷、铅等重金属矿产资源丰富，其矿区所产的中药材中这几种重金属含量也比非矿区高 10~20 倍（卢进等，1995）。

二、中药材中的其他无机污染物

地球上的生物都是在地壳物质上生长繁衍起来的。研究表明，人体血液与地壳中的 18 种元素（Fe、Zn、I、Co、V、Mn、Cr、Mo、Se、Cu、Al、As、Sb、Pb、Sn、Cd、Ni、Hg）含量呈显著正相关。在一定的环境单元内，岩石、土壤与植物和水下底泥之间，土壤与植物和水下底泥之间，其 Cu、Zn、Ni、Mn 等元素含量皆呈极显著正相关（牟树森等，1993）。因此，中药材中矿质元素也与土壤环境中的矿质元素含量密切相关。土壤中各元素与生命活动密切相关，是通过食物链组建起来的。根据土壤元素的含量及其对生物的作用，可将土壤元素分为必需元素和非必需元素。在必需元素中，有的对所有生物（动、植物和人类）都必需；有的只对植物必需，如硼；有的只对动物和人必需，如铬、钴、硒。非必须元素主要指重金属，其含量较低时，对生物无不利影响，但稍稍升高就可导致严重的危害。必需元素必须保持在一定范围内，过高或过低都会引起地方性疾病（表 3–1）。

表 3–1 土壤中主要元素含量与生物健康

元素	过低的后果	过高的后果
Hg	未发现	水俣病

元素	过低的后果	过高的后果
Cd	未发现	痛痛病、致癌、高血压、心血管疾病、肺损伤、肾损伤
As	哺乳动物可能必需。仔动物缺 As 时生长缓慢，皮毛粗糙、细胞损伤及脾肥大	黑脚病、皮肤癌、肺癌、血管末梢疾病、皮肤角质化
Pb	仅鼠类必需，鼠类缺乏时患贫血病	中枢神经损伤、行走蹒跚
Ni	动物生长缓慢、皮毛粗糙、繁殖力下降；人类消化不良、肝肾疾病	呼吸道癌
Cr	动物、人类必需，导致三高、心血管疾病	皮肤、肺损伤及肺癌
Cu	Menkes 综合征、贫血、骨质非矿化等	Weison's 病、肺纤维损害、肝坏死、肾损伤
Zn	发育差、矮小、性发育不完全、味觉功能下降、伤口愈合缓慢、腹泻、脱毛、肠病性肢端皮炎、口周皮疹、性腺机能减退、胎儿畸形	顽固性贫血、食欲下降、高胆固醇血症
F	龋齿	氟骨症、韧带及腱钙化、跛足
Mn	动物骨骼畸形、步履蹒跚、生殖障碍	假震颤性麻痹、假精神分裂
Co	恶性贫血综合征、中枢神经失常	心肌病、血液、中枢神经、甲状腺等异常
Mo	中枢神经失常、早死	家畜腹泻综合征、脱毛、食欲减退
Se	心肌病、动物白肌病、克山病、大骨节病、心肌梗死、胃癌、乳腺癌	家畜蹒跚病、龋齿、脱甲、脱发
I	地甲病、地方性呆小病	地甲病、甲状腺功能亢进

（引自牟树森等，1993）

硫黄熏蒸法是一种古老的药材养护方法，具有防虫蛀、防腐、防霉变、灭菌等作用。能够保持中药材的外观性状，便于晾晒、储藏，延长保质期。但存在 SO_2 残留超标，药效成分降低甚至破坏，重金属残留增加等严重问题。

第二节　中药材中重金属及其他污染的来源

地质背景、中药材品种及生长环境等多方面的原因与中药材重金属的污染有关。归纳起来，中药材中重金属的来源一方面与其生长的环境条件如土壤、大气、灌溉水和化肥农药的施用有关；另一方面与植物本身的遗传特性，主动吸收功能和对重金属元素的富集有关。中药材重金属污染的防治也必须从这些方面入手。

一、土壤母质及地质背景

重金属是构成地壳的物质，在地球形成过程中重金属因比重大，多沉积在地壳的深部，自然条件的作用及人类生产活动将其暴露于地面，使它们在自然界广泛分布，土壤中也普遍存在，一般农田土壤中重金属易积累在 0~20 cm 的表土层，并不断地在自然环境中迁移运动。重金属在土壤和药用植物中普遍存在，只是其含量很低，达不到影响植物生长和人类健康的程度。控制中药材中重金属含量的目的，是通过各种手段，使中药材中重金属含量低于规定的标准。研究表明，中药材中重金属元素的含量与地质背景密切相关，不同土壤中累积的重金属元素种类和数量往往有所不同。一般来讲，土壤中重金属元素的多寡，在药用植物中都有所表现。如不同产地的麦冬中铝的含量为 122.3~738.3 mg/kg、铬的含量为 0~1.228 mg/kg，不同产地的丹皮中砷的含量为 0.25~2.60 mg/kg，变化幅度相当大（宗良纲等，2006）。

二、药用植物自身特性

植物在进化层次、个体形成、系统发育、遗传特性以及生理生化和代谢方面均存在差异。金属元素在植物体内以多种方式参与生命活动。有许多金属元素是原生质和细胞壁结构物的组分，一些元素则参与酶的作用。由于植物类型不同，基因也不相同，基因决定初生产物酶，不同的基因表达不同的酶，而不同的酶催化不同的生理生化反应，产生不同的次生代谢产物，这些次生代谢产物往往就是我们所说的中草药的有效成分。不同酶类发挥作用需要的金属元素不同，同时植物对不同金属元素的需求量也不相同，植物按自身特定的比例主动吸收不同的金属离子。植物在主动吸收某些金属离子的同时，对土壤中的其他金属离子也会有相应的非选择性吸收（被动吸收）。被动吸收取决于土壤中某些元素的含量、存在的物理化学形态以及自然环境条件。总之，由于药用植物自身代谢的需要和对某种金属元素具有富集能力，因而中药材的金属元素含量表现出差异。

三、工业“三废”的污染

交通、工业“三废”对中药材的污染表现为直接污染和间接污染。含铅汽油燃烧排放的铅，各类工业生产排放的含多种有害物质的废气、废渣和废水，如有色金属冶炼厂、土法炼砷、电子化工业、制革、印染、电镀等含有镉、铅、锌、汞、砷、铬、氟等多种重金属。废气沉降到药用植物上，被植物叶面主动或被动吸收，造成直接污染。含有重金属元素的废气、废水、废渣通过沉降、灌溉、渗漏等途径进入农田，重金属积累于土壤，造成土壤中重金属元素的富集，导致药用植物主动、被动吸收而间接污染中药材。

四、农药、肥料对中药材的污染

有机农药往往含有砷、铜、汞、铅、锌、锰等重金属元素，如防治作物病害的含锌、锰的农药，防治作物虫害的含汞、砷的农药等。为防治药用植物或其他作物的病虫害而喷洒农药时所产生的农药的蒸发，农药厂的废气等都会导致土壤和大气的污染。药用植物通过根部和叶面吸收，转运到植物体的各部分，从而导致中药材的污染。药用植物或农作物栽培中需要施用化肥，而各类化肥由于矿源不洁，往往混有有害成分，如工业磷肥中的镉、砷、氟、铀及放射性物质等，长期大量使用会使上述重金属元素在土壤中积累，导致中药材污染。

五、污灌、污泥及养殖场有机肥的使用

据原农业部环境保护科研监测所 20 世纪 90 年代开展的第二次全国污水灌溉普查显示，1995 年我国总污水灌溉面积为 542.76 万亩，总污灌面积占全国总灌溉面积的 7.33%。另外，使用地面水 IV-V 类水灌溉的面积为 1 587.71 万亩，占全国总灌溉面积的 21.40%，这部分土地现在许多可能已经受到污染。随着规模化养殖业的发展，养殖场固废已经成为新的污染源。参照德国腐熟堆肥中部分重金属的限量标准，我国商品有机肥料和有机废弃物中重金属 Zn、Cu、Cr、Cd、Ni 的含量状况为：鸡粪中超标率为 21.3%~66.0%，以 Cd、Ni 超标为主；猪粪中超标率为 10.3%~69.0%，以 Cd、Zn、Cu 超标为主；牛粪中超标率为 2.4%~38.1%，以 Cd 超标为主。另外长期使用城市污泥可使土壤中 Zn、Cu、Cr、Cd、Pb 超标。

六、中药材仓储污染

中药材仓储过程中，多数中药材经营单位的仓储条件比较落后，为防止霉变、鼠害和虫害，往往使用重金属制品的仓储熏蒸剂，导致中药材的重金属污染。

除上述原因外，在中药加工、炮制过程中，辅料、用水或容器中含有重金属元素也可能造成重金属的污染。此外，中成药制作过程中也可能发生重金属污染。燃煤可引起大气 As、F、Pb 污染，从而间接影响中药材中 As、F、Pb 的含量。

第三节　重金属和其他无机污染物的危害

一、铅的摄入途径及对人体的危害

铅是最软的重金属，呈灰白色，熔点低（327.4℃）、密度大（11.34 g/cm³）、展性好、延性差、高温下易挥发，对电和热的传递性能不好。铅是两性金属，既能生成铅酸盐，又能与盐酸、硫酸作用生成 $PbCl_2$ 和 $PbSO_4$ 的表面膜。因其膜几乎不再溶解，而能起到阻止继续被腐蚀的钝化作用。铅还具有吸收放射线的性能。

铅及其化合物可以通过粉尘、烟或蒸气等形式经呼吸道进入人体，但主要见于职

业暴露。铅进入一般人群体内的主要途径是消化道。铅从消化道的吸收较呼吸道慢，据估计成人对铅的吸收率为 10%~15%，婴儿和儿童为 50%，当饥饿或食物中缺少钙、磷、铁时吸收更快。完整的皮肤一般不会吸收铅。铅可以随大气中的降尘进入土壤和水体，通过水生和陆生生物链蓄积放大，并进入人体；此外，铅还可以通过重金属农药的残留及食品加工、储存过程污染食品。儿童除经食物、水及空气吸收铅外，还通过啃咬涂有油漆的学习用品和玩具摄入铅。母亲孕期的铅暴露和哺乳也会造成胎儿的铅吸收。人体吸收的铅约 90% 储存于骨骼中，主要经尿（占 76%）和粪便排出。血铅值可以反映近期的铅摄入量，常作为儿童铅暴露评价的指标，尿铅还能反映体内铅的负荷情况。

铅进入人体数小时后有 95% 进入血液，抑致血红蛋白合成，导致溶血性贫血。血铅进入脑组织，由于血液质量下降，使营养物质和氧供应不足，造成一系列神经系统症状。铅对神经系统有较强的亲和力，儿童脑组织对铅尤其敏感，受害尤重。铅还能引起流产、死胎、胎儿畸形等。铅在人体内通过血液循环分布到全身各组织器官，90%以不溶性的磷酸铅沉淀于骨骼，其余存在于肝、肾、脑、肌肉等组织器官中。在人体疲劳过度、受外伤、感染及缺钙等情况下，血液中的酸碱平衡发生变化，骨骼中的磷酸铅又可转化为可溶性的磷酸氢铅进入血液，引起内源性铅中毒。铅在骨骼中的半衰期为 10 年，在软组织中的半衰期约为半年。

铅在体内约 90% 通过尿、粪便、胆汁和汗液排泄，汗液中的铅含量最高。铅中毒主要涉及肠胃、肾、血液和神经系统等。急性铅中毒的主要表现为口内有金属味、腹疼、呕吐、腹泻、少尿、昏睡等。慢性铅中毒表现为贫血、体重减轻、牙龈基部出现黑色铅线、腹部绞痛及逐渐加重的消化道症状、乏力、四肢关节钝痛、手和手腕麻木、运动失调、脑神经麻痹、痉挛等。铅是全身性的毒物，对神经系统、消化系统、造血系统、泌尿系统、心血管系统、免疫系统和内分泌系统均有不良影响，但主要影响脑和造血系统。急性铅中毒主要见于职业暴露人群。

儿童的胃肠道对铅的吸收率比较高，1~3 岁幼儿的胃肠道对铅的吸收率约为 50%，而成人对铅的吸收率仅为 10%（李兴祥等，2004；徐顺清等，2005）。环境铅中毒主要影响儿童的神经行为功能和智力发育。儿童的户外活动多，单位体重的呼吸次数、体表面积、饮水量和食物摄入量都高于成人。铅可以选择性地蓄积并作用于脑的海马部位，损害细胞的形态和功能，造成神经行为功能和智力的损害。儿童由于血脑屏障和多种机能发育尚不完全，对铅更为敏感。儿童的血铅在 10 μg/dL 或更低时，就会出现学习记忆能力的下降。儿童铅中毒主要表现为注意力不集中，记忆力降低，缺乏信心，抑郁、淡漠或多动，强迫行为，学习能力和学习成绩低于同龄儿童等；铅暴露可使儿童视觉运动反应时间延长，视觉辨别力下降；还可造成听力下降、脑干听觉诱发电位改变、听觉传导速度降低。儿童铅中毒的临床表现早期为消化功能紊乱、食欲减退、恶心、呕吐、腹泻和便秘等。婴幼儿则表现为无故哭闹和厌食，同时还可有中枢神经系统机能失调的症状。较大的儿童可自诉腹痛，还可能出现智力障碍。X 射线检查，在长骨的干骺端可见铅线。妇女怀孕期铅暴露可降低婴儿的出生体重，使婴儿发育迟缓和智力低下的概率升高。此外，母体内的铅可以通过胎盘和乳汁进入婴幼儿体内，造成母源性铅中毒或过度吸收。

二、镉的摄入途径及对人体的危害

镉是银白色有光泽的金属，质地柔软、抗腐蚀、耐磨，密度 7.20 g/cm^3、熔点 321℃、沸点 767℃，稍经加热即可挥发，其蒸气可与空气中的氧结合成氧化镉，氧化镉在水中不易溶解。

镉可经消化道、呼吸道及皮肤（镉溶液）吸收。肠道对镉的吸收情况视镉在食物中呈何种化合物存在而异。一般肠道对镉的吸收率为 1%~6%，同时受消化道存在的其他物质影响。例如食用高钙食物后镉在肠道的吸收率降低，从粪便的排泄率增高，维生素 D 亦可降低镉的吸收。镉进入人体后随血液在所有脏器分布，大部分进入肾和肝。

镉进入人体后对多个脏器均有损害。镉集中在肾小管，使金属硫蛋白耗竭，可使近曲小管再吸收发生障碍，患者出现低分子蛋白尿、糖尿等症状。镉对骨骼的损害主要表现为骨质疏松、脱钙、骨质软化等。镉中毒会抑制赖氨酸氧化酶的活性，使尿中脯氨酸和羟脯氨酸的排泄量增加。因此，尿中脯氨酸和羟脯氨酸的含量可作为镉中毒的早期诊断指标。镉对肺也有损害，可引起肺水肿、肺气肿等。另外，睾丸组织对镉的毒性非常敏感，可发生睾丸萎缩，并可出现去睾丸现象。此外，镉是一种被高度怀疑的致癌物。

痛痛病及慢性镉中毒，是首先发生在日本富山县神通川流域的一种奇病，患者患病后全身非常疼痛，终日喊痛不止，因而取名"痛痛病"（亦称骨痛病）。该病在日本大正年代即已开始出现，被认为是原因不明的地方病。第二次世界大战后，发病人数增加，通过十几年的流行病学、临床、病理等方面深入细致的研究，于 1968 年证实并指正"痛痛病"是由镉引起的慢性中毒。该疾病有明显的地区性，以神通川为中心多发。神通川上游锌矿排出的含镉废水污染了神通川，通过灌溉农田使镉进入土壤，被水稻吸收，人们长期食用这种含镉稻米，并直接饮用含镉的水而得病。该病发生在 40~60 岁的绝经妇女，经产妇多见，男性病例少。主要症状为疼痛，开始为腰背痛、膝关节痛，以后遍布全身。患者极易骨折，从而引起骨骼变形（徐顺清等，2005）。

三、汞的摄入途径及对人体的危害

汞又称水银，为银白色液态金属，熔点为 -38.9℃，常温下水银的密度是 13.6 g/cm^3，是常温下唯一能挥发的白色液态金属，随温度增高，蒸发量也增大。汞表面张力大，洒落在地面或桌面上，立即形成许多小汞珠，增加蒸发的表面积，易被墙壁、衣服、毛发及皮肤吸附，成为二次污染源。汞在自然界以金属汞、无机汞和有机汞的形式存在。有机汞的毒性较大，包括甲基汞、二甲基汞、苯基汞和甲氧基乙基汞。无机汞在微生物的作用下会转化为有机汞。

金属汞主要以蒸气或粉尘形态经呼吸道进入人体，侵入呼吸道后被肺泡完全吸收并经血液运至全身。金属汞可通过血脑屏障进入脑组织，在脑组织中被氧化成汞离子。由于汞离子不易从脑内排出，逐渐蓄积而损害脑组织。汞蒸气易透过肺泡被吸收。金属汞经皮肤吸收仅在皮肤破损、溃烂或使用含汞油膏等药物时发生。金属汞经消化道吸收的量极少，有机汞有90%经肠道吸收。其他组织中的汞也能被氧化成离子状态转移到肾中蓄积。

汞及其化合物对人体的损害与进入体内的汞量有关。汞对人体的危害主要累及中枢神经系统、消化系统及肾。此外，对呼吸系统、皮肤、血液及眼睛也有一定的影响。

因种类不同，汞及汞化物进入人体后，会蓄积在不同的部位，从而造成这些部位受损。如金属汞主要蓄积在肾和脑，无机汞主要蓄积在肾，而有机汞主要蓄积在血液及中枢神经系统。汞也可通过胎盘屏障进入胎儿体内，使胎儿的神经元从中心脑部到外周皮层部分的移动受到抑制，导致大脑麻痹。当尿汞值超过0.05 mg/L时即可引起汞中毒。汞中毒分急性汞中毒和慢性汞中毒。

由呼吸道或消化道进入体内的大量金属汞或汞化物，数小时至数日内可使人体出现头晕、全身乏力、发热、口腔炎以及恶心、腹痛、腹泻等症状，这就是急性汞中毒。严重时可导致急性肺水肿和急性肾衰竭（近曲小管坏死）。

长期接触低浓度汞及汞化物引起的职业性中毒为慢性汞中毒。它可以分为轻度汞中毒、中度汞中毒和重度汞中毒（徐顺清等，2005）。

（1）轻度汞中毒　神经衰弱症候群，如全身乏力、头昏、头痛、睡眠障碍等；轻度情绪改变，如急躁、易怒、好哭等；手指、舌眼睑轻度震颤；消化道功能紊乱，患者有口腔炎，口中有金属味。

（2）中度汞中毒　精神性格有明显改变；记忆力显著降低，影响工作和生活；手、舌、眼睑震颤明显，情绪紧张时震颤加剧。

（3）重度汞中毒　明显的神经精神症状；汞中毒性脑病表现为四肢及全身粗大震颤、共济失调、痴呆。

水俣病是世界上第一个出现的由环境污染所致的公害病。水俣病是由于长期摄入富集有甲基汞的鱼、贝类而引起的神经系统疾病，因最早在日本熊本县水俣湾附近的渔村发现而得名。1956年8月，主要由熊本大学医学院有关人员组成的水俣病研究组对该病进行调查，发现人群的中毒与水俣化工厂排放的污水有关。该化工厂废水排放渠污泥中汞含量达2 020 mg/kg，且随排水渠距离的延长污泥中汞含量降低。1958年水俣化工厂废水排放渠改道,直接将废水排入水俣河,导致汞污染范围进一步扩大。1959 年 11 月,熊本大学水俣病研究组得出结论,水俣病是由水俣化工厂废水中所含甲基汞引起的慢性汞中毒,多为长期食用甲基汞含量高的鱼贝类所致。

四、砷的摄入途径及对人体的危害

砷有黄、灰、黑褐色三种同素异形体。其中灰色晶体是最常见的单质形态,脆而硬,具有金属光泽(故砷单质也称为金属砷),易导热导电,易被捣成粉末。熔点 817℃(2 837.1 kPa),加热到 613℃,便可不经液态,直接升华为蒸气,砷蒸气具有一股难闻的大蒜臭味。砷在化学元素周期表的位置正好位于磷的下方,正是由于两者化学习性相近,所以砷很容易被细胞吸收导致中毒。砷可区分为有机砷和无机砷,其中无机砷毒性较强。另外,有机砷和无机砷中又分别分为三价砷、五价砷,在生物体内砷价数可互相转变。

砷是广泛分布于自然界的非金属元素,属于"类金属"。元素砷不溶于水和强酸,几乎没有毒性。砷化物种类很多,其中三氧化二砷、三氯化砷、亚砷酸、砷化氢等都有剧毒。砷及其化合物是剧毒污染物,可致畸、致突变、致癌。砷进入人体后排出较缓慢,可长期蓄积于肾、脾、骨骼、皮肤、指甲及毛发等处。其毒性作用主要是与体内酶蛋白的巯基结合,使细胞酶系统作用发生障碍,从而影响细胞的正常代谢,并可引起神经系统、毛细血管和其他系统的功能性与器质性病变。

砷及其化合物常通过消化道或呼吸道进入人体。无论是三价砷还是五价砷,均可被胃肠道和肺所吸收,并散布于身体的组织和体液中。砷还可经皮肤吸收,对儿童甚至可致命。在我国,地方性砷中毒分为饮水型与燃煤型。饮水型砷中毒主要是由于饮用了被砷污染的水造成,而燃煤型砷中毒多为当地居民燃烧高砷煤做饭取暖,炉灶无烟囱,玉米、辣椒等放于炉灶上层烘烤,使食物受到室内煤烟污染,居民通过食入与吸入途径摄取大量的砷。

三价砷和五价砷易被胃肠道吸收,吸收率一般大于95%。血液中的砷能迅速分布于肝、肾、肠、脾、肺等器官,还能通过胎盘屏障。动物摄入砷后,大部分在 24~72 h 内由尿排出。砷还可通过头发、皮肤和乳汁排出。砷进入人体内两周左右,皮肤、毛发和指甲含砷量才开始升高。由于这些组织含有丰富的巯基,易与砷牢固结合,故含砷量特别高(吴顺华等,2002)。

急性砷中毒的主要表现是重度胃肠道损伤和心脏功能失常,表现为剧烈腹痛、呕吐、阵痛性痉挛、青灰色焦急面容、眼睛凹陷等;部分患者可出现神经系统症状,表现为衰竭、昏迷、惊厥、麻痹甚至死亡;仅少部分患者可出现继发性皮肤反应。慢性中毒主要表现为末梢神经炎症状,早期有蚁走感,四肢对称性、向心性感觉障碍,四肢疼痛,肌肉萎缩,头发变脆易脱落,皮肤色素高度沉着,手掌脚趾皮肤高度角质化、易裂，溃疡经久不愈，可转成皮肤癌，并可死于并发症。

　　台湾台南附近居民长期饮用含砷 0.5 mg/L 以上的深井水而发生的 "乌脚病"，便是慢性砷中毒的典型病例。我国原新疆医学院于 1982—1983 年在新疆奎屯高氟地区调查了一口含砷量为 0.6 mg/L 的自流井，并对饮用此井水的 941 位常住人口进行了检查，按照所订标准，共检出砷中毒者 444 人，患病与饮水年限呈正相关。患者的主要体征为皮肤病变，心电图异常率也显著增高（吴顺华等，2002）。

五、铜的摄入途径及对人体的危害

　　铜呈紫红色，是一种过渡金属，稍硬、坚韧、耐磨损，有很好的延展性、导热性和导电性，密度 8.92 g/cm³，熔点 1 083.4 ± 0.2℃，沸点 2 567℃。常见化合价 +1 和 +2。在干燥的空气里很稳定，但在潮湿的空气里其表面可以生成一层绿色的碱式碳酸铜 $Cu_2(OH)_2CO_3$，俗称铜绿。

　　铜是一种非常重要的生命元素，是植物叶绿体、质体的组成部分，在叶绿体中含量相当高，可稳定叶绿素和其他色素，并参与光合作用。铜也是人和动物必需的微量元素之一，在成人体内约含 0.1 g，占体重的 0.014‰，对于维持人的生命活动发挥着重要作用。

　　铜及其化合物主要通过消化道或饮水进入人体。人体摄入过量的铜会引起一系列病变。过量铜可能影响婴儿免疫功能的建立。研究表明，反复上呼吸道感染婴儿的发铜含量高于健康婴儿。人体血清铜含量过高使血液黏稠度增大，肺动脉血压升高，加重肺心病，并伴有低氧血症，铜代谢紊乱可能还与脑血管意外有关。肾病综合征（肾功能不全）患者尿铜含量明显高于健康人群。过量铜能明显降低精子活力，影响精子运动，甚至直接灭活精子，导致不育，利用铜环避孕的原理也在于此。调查研究结果表明，不育症男性精液中的铜含量显著高于正常生育男性。人体摄入过量的铜最易蓄积在肝，肝硬化、肝癌患者的血清铜含量显著高于正常人群（倪吾钟等，2003）。

六、铬的摄入途径及对人体的危害

　　铬是银白色金属，质硬而脆，密度 7.20 g/cm³，熔点 1 857 ± 20℃，沸点 2 672℃，不溶于水。化合价 +2、+3 和 +6。金属铬在酸中一般以表面钝化为其特征。一旦去钝化后，即易溶解于除硝酸外的所有的无机酸中。在高温下被水蒸气所氧化，在 1 000℃下被一氧化碳所氧化。在高温下，铬与氮起反应并为熔融的碱金属所侵蚀，可溶于强碱溶液。铬具有很高的耐腐蚀性，在空气中，即便是在赤热的状态下，氧化也很慢。

　　铬是人和动物必需的微量营养元素，但不是植物必需的营养元素。地壳中铬平均含量为 200 mg/kg，我国土壤铬含量一般在 56~60 mg/kg。土壤中铬以四种形态存在：两种三价铬离子（Cr^{3+} 和 CrO_2^-），2 种六价铬阴离子（$Cr_2O_7^{2-}$ 和 CrO_4^{2-}），其中三价铬是主要形态。土壤中六价铬能移动，比三价铬毒性大，其价态的转化受土壤氧化还原电位和酸碱度的制约。当土壤中铬含量低时，增施微量铬可刺激植物生长，提高产量。但当土壤中铬超过一定量时，则对植物生长产生危害。植物吸收的铬约95%保留在根中，其分布规律为根>茎叶>籽粒（陈怀满，2002）。因此，在土壤铬含量较高或轻度铬污染区，应避免种植根及根茎类中药材。

铬及其化合物主要通过消化道或饮水进入人体。铬是人体必需的微量元素，在一般土壤上种植的中药材不会对人体产生铬危害。铬是人体内分泌腺体的组分，三价铬协助胰岛素发挥生物作用，为糖和胆固醇代谢所必需，人体缺铬会导致糖、脂肪或蛋白质代谢的紊乱。但食物链中铬含量过高，会对人体产生危害，导致消化系统紊乱、呼吸道疾病、溃疡及癌症，其毒性顺序为 $Cr^{6+} > Cr^{3+} > Cr^{2+}$。过量铬对人体骨骼系统毒性极大，尤其影响儿童的骨骼发育。

七、锌的摄入途径及对人体的危害

锌是一种白色略带蓝灰色的金属，具有金属光泽，在自然界中多以硫化物状态存在。锌的密度为 7.2 g/cm³，熔点为 419.5℃，沸点 906℃。锌在常温下不会被干燥空气、不含二氧化碳的空气或干燥的氧所氧化。但在与湿润空气接触时，其表面会逐渐被氧化，生成一层灰白色致密的碱性碳酸锌包裹其表面，保护内部不再被侵蚀。

锌是植物、动物和人体生长发育必需的微量元素，在植物体内锌是碳酸酐酶、色氨酸合成酶、超氧化物歧化酶、RNA 聚合酶及核糖体的组成部分，在光合作用、生长素和蛋白质合成、叶绿体结构稳定等方面起作用。锌亦是人体多种蛋白质所必需的元素，与蛋白质和核酸代谢密切相关。锌是人体内多种酶的组分，缺锌可导致代谢紊乱和生理病变。但过量的锌对植物、人体和动物都有一定的毒害作用。过量的锌可致使植物锌中毒，并间接影响植物对其他矿质营养元素的吸收，造成叶片失绿和生长障碍，生物量下降，甚至导致死亡。锌及其化合物主要通过消化道或饮水进入人体，人体缺锌会导致发育差、矮小、性发育不完全、味觉功能下降、伤口愈合缓慢、腹泻、脱毛、口周皮疹、性腺功能减退、胎儿畸形，锌摄取过量可出现顽固性贫血、食欲下降、高胆固醇血症等（陈怀满，2002）。

八、氟的摄入途径及对人体的危害

氟是淡黄色气体，有刺激性气味，分子式为 F_2。相对密度为 1.14 g/cm³（–200℃），熔点为 –219.61℃，沸点为 –188.13℃，蒸气密度为 1.695 g/cm³。氟是最活泼的非金属元素，能与所有元素（除氦、氖、氩以外）间接或直接起反应生成氟化物。遇水分解成氟化氢、二氟化氢、过氧化氢、氧、臭氧。有强腐蚀性，是强氧化剂，能与许多物质发生剧烈反应引起着火和爆炸。

氟是人和动物必需的营养元素，环境中氟的丰缺与人体健康密切相关。但氟并非植物生长必需的元素，低量氟对植物生长无明显的影响，氟的过多吸收则会对植物产生毒害作用，氟能抑制植物新陈代谢、呼吸和光合作用，使植物干物质累积减少、分蘖少、成穗率低、叶尖坏死、叶退绿变红褐色等。植物体内氟含量通常小于 10 mg/kg，超过 50 mg/kg 则可能中毒。中国土壤 A 层氟背景值为 478 ± 197.7 mg/kg，石灰性风化物、海积母质上形成的土壤氟含量较高，而风沙母质、基性岩母质上形成的土壤氟含量较低。对动植物和人类影响最大的是存在于土壤溶液中的氟，即水溶氟。

氟主要通过饮用水、呼吸道和食物进入人体。氟是人体必需的微量元素，适量的氟对人体是有益的。氟是构成牙齿和骨骼的重要元素，氟与磷形成氟磷灰石，增加牙齿和骨骼的机械强度、抗酸性和稳定性；氟能促进生长和生殖，改善机体甲状腺、胰腺、肾上腺、性腺等内分泌功能，从而使各种脏器和器官免受损伤。但若机体摄入过量氟，则会对机体产生毒害，损坏骨骼和牙齿，产生氟斑牙和氟骨症；对神经系统、肌肉、肾、血管和内分泌系统造成损害。在氟背景值高的地域，土壤和灌溉水中的氟、中药材干燥过程中的燃煤及加工用水中的氟均可能造成中药材中氟的残留和富集（张乃明，2013）。

九、SO₂ 污染及危害

SO_2 又称亚硫酸酐，为无色气体，有刺激性气味，密度为 1.433 7 g/cm^3。易溶于水而部分成为亚硫酸，亦可溶于乙醇和乙醚，能氧化成 SO_3。SO_2 是窒息性气体，有腐蚀作用，能刺激眼结膜和鼻咽等黏膜。吸入含高浓度 SO_2 的空气可引起气管炎，极高浓度时则可发生声门水肿和呼吸道麻痹，严重者甚至危及生命（徐顺清，2004）。

（一）中药材硫黄熏蒸的机制和现状

硫黄熏蒸加工中药材的原理是通过加热或燃烧硫黄，使硫升华释放出硫黄分子，在中药表面形成一层保护膜，起到防霉变、防虫蛀等作用，另外硫黄燃烧的产物具有以下作用（马鸿雁等，2015）：硫黄燃烧产生 SO_2，直接杀死虫卵、蛹等，抑制霉菌、真菌滋生，从而达到防虫、防霉的目的；SO_2 能软化植物组织，使细胞膜透水性增加，促进中药材干燥；SO_2 与药材中的水分子结合形成亚硫酸，具有还原性，可起到脱水、漂白等作用；亚硫酸具有还原作用，可抑制氧化酶活性，使单宁类物质不易被氧化而变成褐色，达到保色、增色的目的。

硫是自然界储量最丰富的元素之一。按用途可分为食品级、工业级、农业级、化学纯及分析纯硫黄，常用的为食品级和工业级硫黄。工业级硫黄以石油冶炼气、天然气、焦炉气回收或硫铁矿等制得，食品级硫黄则是工业级硫黄经加工、处理、提纯制得，两者的区别在于各项指标中有毒物质含量不同。工业级硫黄和食品级硫黄的价格相差两倍以上。按相关国家标准规定，食品添加剂硫黄的砷含量不得超过 1 mg/kg，而合格品的工业级硫黄对砷含量的限量为 500 mg/kg。不法商贩选用工业级硫黄熏蒸中药材，导致硫黄熏蒸中药后重金属砷残留超标。

硫黄熏蒸对中药材的加工、储藏具有一定的积极作用，且硫黄熏蒸法成本低廉，设施简单，所以作为一种粗放而有效的中药材产地初加工方式，应用非常广泛。但过度用硫黄熏蒸会造成中药材化学成分和含量的改变以及 SO_2 超标，且 SO_2 与中药材中水分和无机元素结合生成亚硫酸盐，对人体造成危害。据文献报道，产地加工可能需要硫黄熏蒸的约有 45 种中药材：白芷、白术、白芍、白附子、白附片、白及、百合、半夏、板蓝根、党参、当归、防风、天冬、天麻、天花粉、天南星、人参、西洋参、沙参、川贝母、茯苓、玉竹、山药、山柰、山楂、桔梗、太子参、黄芪、黄连、泽泻、杭白菊、金银花、玫瑰花、枸杞子、大枣、砂仁、薏苡仁、牛膝、粉葛、甘遂、胖大海、土茯苓、莲子、石菖蒲、浙贝母等。储藏过程中需硫黄熏蒸的有约 65 种，可以说中药材硫黄熏蒸应用已经非常普遍。近几年市场调查表明，还有许多以颜色鲜艳、美观为目的进行中药材的硫黄熏蒸。由于缺乏监管，加之成本低廉，硫黄熏蒸在中药材加工行业中已成滥用之势。目前市场约有 150 种中药材（饮片）存在硫黄熏蒸情况，其中近 20 种中药材普遍采用硫黄熏蒸，处于无序状态。2020 年版《中国药典》附录检定通则中将 SO_2 残留限量提高到 150 mg/kg。

（二）中药材硫黄熏蒸的危害

1. 硫黄熏蒸过程对环境的危害

硫黄熏蒸过程中产生大量的 SO_2 气体和相关有毒物质，扩散在空气中，严重污染环境。

2. 硫黄熏蒸过程对身体健康的危害

硫黄熏蒸过程中可产生大量的 SO_2，并且工业硫黄含有二氧化砷，燃烧时可与空气中的氧气反应生成三氧化二砷（是对人体危害极大的砒霜的主要成分）。长期接触，轻者会出现眼红、眼痛、流泪、失眠、头晕、呕吐、恶心、乏力等症状，重者可能会出现反射性声门痉挛以及说话能力下降、吞咽困难、憋气等症状。另外，吸入 SO_2 或 SO_2 进入血液还会对人的脑组织、心血管、生殖系统、消化系统、呼吸系统以及肝、肾等脏器产生严重的危害。

3. 硫黄熏蒸后中药材及饮片的有害物质残留研究

硫黄熏蒸可导致中药材的 SO_2 残留量超标。研究表明，硫黄熏蒸后的中药材可能出现严重的 SO_2 残留量超标现象，长期服用，会使服用者产生咽喉疼痛、胃部不适等不良反应，而且 SO_2 超过 500 mg/kg 时就会使人体产生不适的味觉，还有可能对人体肝、肾等脏器产生一定的毒性反应。另外，SO_2 遇水可解离成亚硫酸，过量的亚硫酸能刺激眼睛和呼吸道黏膜，导致喉咙疼痛、水肿，严重时会产生胃部不适等不良反应。SO_2 在肠内还会部分转化为硫化氢，引起硫化氢中毒，引起一系列的中枢神经系统症状。

硫黄熏蒸可导致中药材的重金属残留量超标。研究发现，许多硫黄熏蒸后的中药材中存在 As、Cr、Hg 等重金属残留超标现象，严重危害人体健康。在部分硫黄熏蒸品种中，白芍中检测到了 As 和 Hg 超标，金银花中 Al、Cr 残留量增加，菊花中 As、Pb 残留量增加，山药中 As、Hg 残留量增加，当归中 As 残留量升高约 62%、Pb 升高约 30%。

4. 硫黄熏蒸法对中药材性状的影响

硫黄熏蒸后中药材的性状会发生变化。通过中药材性状的变化，就可以初步判断中药材是否经过硫黄熏蒸（表 3-2）。

表 3-2　硫黄熏蒸后中药材性状的变化

中药材名称	正常性状	硫黄熏蒸后的性状
天冬	质硬或柔润，有黏性，断面角质样，中柱黄白色，气微、味甜、微苦	质地柔润、不易折断，闻之有刺鼻的酸味，口尝味极酸
百合	淡黄棕色或微带紫色，气微、味微苦	色白而通透，口尝味酸涩
浙贝母	边缘表面淡黄色，断面白色至黄白色	边缘表面色黄艳丽，断面色极白
连翘	黄棕色或红棕色，气微香、味苦	浅棕黄色，闻之无香气
麦冬	表面黄白或淡黄色，气微香、味甘、微苦	硫黄熏蒸后又大又白，泡水有酸涩感
葛根	外皮淡棕色，切面黄白色，气微、味微甜	外皮及切面色白，闻之有酸气，口尝微酸无甜味
白菊	黄绿色或褐绿色，气清香、味甘、微苦	又大又白，冲泡时马上变成绿色，口感微呛
干姜	表面灰黄色或浅灰棕色、粗糙，断面黄白色或灰白色	表面色黄白，略显细腻，断面色白
金银花	表面黄白色或绿白色，气清香、味淡、味苦	颜色翠绿艳丽
太子参	表面黄白色、断面淡黄白色，气微、味微甘	色白、断面色极白，闻之刺鼻，口尝味酸无甘味

（王赵，2015；魏黎阳，2017）

5. 硫黄熏蒸法对中药材化学成分的影响

硫黄熏蒸后，中药材中所含化学成分下降或改变，从而影响中药的功效。总结现有研究中硫黄熏蒸法造成的中药材化学成分改变、药理作用变化和变化成分类型如表 3-3。

表 3-3　硫黄熏蒸造成的中药材化学成分改变药理作用变化和变化成分类型

品种	化学成分改变	药理作用变化	变化成分类型
白芷	香豆素类总含量下降约 60%，氧化前胡素下降最多，其次是异欧前胡素和欧前胡素	镇痛作用减弱	内酯类

续表

品种	化学成分改变	药理作用变化	变化成分类型
当归	挥发油含量有所增加，主要成分藁本内酯等含量下降；阿魏酸含量下降	未见报道	挥发油类、内酯类
生姜	姜油酮、姜油酚、姜油醇含量降低，主要活性成分6-姜酚含量无显著变化	未见报道	挥发油类
菊花	桉叶素、伞形酮、槲皮素、木樨草素和总黄酮等成分减少；绿原酸、α-蒎烯、樟脑等成分增加	抗菌、消炎活性降低，而镇静作用增强	挥发油类、酚酸类
人参	人参皂苷含量降低，转化为人参皂苷亚硫酸酯	免疫作用与抗氧化作用显著降低	糖苷类
天麻	天麻素含量显著降低，最高从1.44%降低到0.15%	未见报道	苷类
白芍	芍药苷含量下降	无明显毒性增加，抗血小板凝聚作用下降	糖苷类
党参	党参炔苷含量下降，总黄酮含量增加	小鼠耐缺氧和气管结扎存活时间以及增加脾重的作用下降	糖苷类
金银花	绿原酸含量增加	抑制相关酶的活性	
半夏	生物碱含量降低		生物碱类
山药	尿囊素含量降低，多糖含量升高	影响了肝组织的氧化应激系统和Na^+/K^+-ATP酶过程	生物碱类、多糖类
贝母	总生物碱含量升高	清热化痰功效增加	生物碱类
百合	总磷脂、总多糖、还原糖、总皂苷含量降低	抗氧化活性降低，对Na^+/K^+-ATP酶及α-葡萄糖苷酶活性的抑制作用减弱	多糖类大分子
枸杞	枸杞多糖等含量降低		多糖类大分子

（王赵，2015；魏黎阳，2017）

第四节　重金属和其他无机污染物的限量标准和监控

一、中药材中重金属和其他无机污染物的限量标准

（一）中药材中重金属的限量标准

当前，国际上包括美国、德国、韩国和日本在内的多个国家及地区制定了中药材重金属相关限量标准，不同国家或地区对中药材重金属限量标准的设定差异较大，对重金属种类的设定也略有差异（表3-4）。总体来说，近年来各国中药材重金属限量标

准未做大幅度修改。

表 3-4　各国家/地区中药材重金属限量标准（mg/kg）

国家/地区	使用范围	Cu	Pb	As	Cd	Hg
ISO 国际标准	中药材	—	10.0	4.0	2.0	3.0
世界卫生组织（WHO）	草药	—	10.0	—	0.3	—
欧盟	草药	—	5.0	—	1.0	0.1
2020 年版《中国药典》	中药材	20.0	5.0	2.0	1.0	0.2
中国绿色行业标准	草药	20.0	5.0	2.0	0.3	0.2
澳大利亚	草药		5.0		1.0	
香港	中草药	—	5.0	2.0	1.0	0.2
澳门	生药及中草药外用制剂	150.0	20.0	5.0	—	0.5
新加坡	中草药	150.0	20.0	5.0	5.0	0.5
德国	草药	—	5.0		0.2	0.1
印度	草药	—	10.0	3.0	0.3	1.0
日本	生药		20.0	5.0		—
马来西亚	传统药物制剂	10.0	10.0	5.0	0.3	0.5
韩国	生药	—	5.0	3.0	0.3	0.2
泰国	草药	—	10.0	4.0	0.3	
英国	草药	—	5.0	5.0	1.0	0.1
美国	草药	—	5.0	2.0	0.3	0.2

　　以上中药材中重金属限量标准表明，《中国药典》规定的重金属限量标准并不低于国外药典的限量标准，我国铅、砷的限量标准甚至比国外限量标准更为严格。中国内地（包括 2020 年版《中国药典》和《药用植物及制剂外经贸绿色行业标准》）规定了药材中铜的限量值为 ≤20 mg/kg。新加坡、中国澳门对铜的限量值规定为 ≤150 mg/kg。马来西亚对铜的要求为 ≤10 mg/kg。美国、日本、欧洲、中国香港等国家和地区及WHO 对中药材中的铜未做出限量要求，《中医药 - 中草药重金属限量》国际标准也未对中药材中的铜做出限量要求，可能与铜是维持人体生长发育的必需元素有关。各国、各地区对于铅、砷、镉、汞 4 种重金属元素的限量要求也很不相同。中国的中药材重金属限量处于其他国家地区的范围间。由此可见，我国的中药材中重金属限量标准比较完善。

　　中国绿色行业标准统计的中药材重金属污染情况结果显示，铜、铅、砷、镉、汞的超标率分别为 21.0%、12.0%、9.7%、28.5%、6.9%（韩小丽等，2008）。而 ISO 国际标准下，以上 5 种中药材重金属的超标率分别下降至 0、3.46%、4.03%、2.91%、1.41%，平均降低 13.26%（郭兰萍等，2017）。国际标准的颁布，显著降低了中药材重金属超标率，大大减少了中国中药材进出口贸易损失（表 3–5）。

　　总体来看，在 ISO 国际标准下，4 种重金属均为动物类中药材超标最高，另外，花、叶、全草的重金属超标率较高；根和根茎类、茎木类次之（铅除外），重金属超标率最低的为果实和种子类（表 3–6）。其原因可能在于动物类因处于食物链相对顶端的位置，更易受重金属富集作用的影响，从而导致重金属超标率较高；其次，叶作为吸收器官，在外暴露时间较长，是导致其重金属超标的一个重要原因。由于重金属转运到种子及果实中要经过许多细胞壁及细胞膜阻碍，故此类部位中重金属超标率较低。目前各国家和地区的重金属限量标准主要根据植物类中药材设定，还未有针对动物类中药材制定的重金属限量标准。因此，建议加快对动物类中药材重金属的研究及标准制定工作（郭兰萍等，2017）。

（二）中药材中其他无机污染物的限量标准

　　迄今，国内外尚未对中药材中除 Pb、Cd、Hg、As、Cu、SO_2 以外的无机污染物做出限量标准。本章主要引用我国对食品、饮用水、灌溉水、空气、土壤中相关元素的限量标准，以期为中药材种植基地规划、中药材安全使用提供参考。

　　1. 铬的限量标准

　　我国规定农用灌溉水中 Cr^{6+} 不得超过 0.1 mg/kg，生活饮用水中 Cr^{6+} 不得超过 0.05 mg/kg。我国《食品中铬限量卫生标准》（GB14961–1994）的规定为：粮食、肉类中 Cr≤1 mg/kg，蔬菜、水果中 Cr≤0.5 mg/kg。农用污泥（其中 Cr^{6+}<75 mg/kg）中 Cr 限量标准为 pH<6.5 时 Cr<600 mg/kg、pH≥6.5 时 Cr<1 000 mg/kg。

　　专家认为，工业明胶中重金属铬的毒性远高于三聚氰胺。但我国相关标准中，A 级（国际先进水平）食用明胶对铬的限量要求为 1 mg/kg，而药用明胶对铬的限量为 2 mg/kg，低于食品明胶的国际限量水平。

　　2. 锌的限量标准

　　已有的研究均从药性与元素含量方面进行，一般认为中药材以高锌含量者为佳。我国土壤环境质量标准二级为：pH<6.5 时锌含量≤200 mg/kg；pH 为 6.5~7.5 时锌含量≤250 mg/kg；pH>7.5 时锌含量≤300 mg/kg。农用污泥标准为：酸性土壤上锌含量<500 mg/kg，中性和碱性土壤上锌含量<1 000 mg/kg。农田灌溉水质标准为：总锌含量<2 mg/kg。我国《食品中锌限量卫生标准》（GB13106—1991）的规定为：粮食≤50 mg/kg，豆类及制品、肉类≤100 mg/kg，蔬菜≤20 mg/kg，水果及饮料≤5 mg/kg。

　　3. 氟的限量标准

　　我国现行的饮用水、空气、粮食和蔬菜氟限量标准为：饮用水≤1.0 mg/kg；城市空气 1 小时平均浓度限值是 0.02 mg/m³，日平均限值是 0.007 mg/m³；大米、面粉、豆类、蔬菜、蛋类<1.0 mg/kg，水果<0.5 mg/kg；肉类<2.0 mg/kg。

表 3-5　5 种重金属含量统计表

重金属	药材数	样本数	$x \pm s$/（mg/kg）	最大值/（mg/kg）	最小值/（mg/kg）	中位数/（mg/kg）	ISO 国际标准下中药材超标率 /%	中国绿色行业标准下中药材超标率 /%
Pb	328	2 228	3.94 ± 52.55	2 222.00	—	0.93	3.46	12.0
As	315	1 961	1.25 ± 5.28	82.55	0.001	0.26	4.03	9.7
Hg	275	1 700	0.19 ± 1.17	26.90	—	0.03	1.41	6.9
Cd	330	2 061	0.33 ± 0.95	23.35	—	0.10	2.91	28.5
Cu	252	806	16.88 ± 27.14	353	0.17	10.6	0	21.0

表 3-6　ISO 国际标准下不同药用部位中药材重金属污染情况统计

中药材分类	Pb			As			Hg			Cd		
	样本数	$x \pm s$/（mg/kg）	超标率 /%	样本数	$x \pm s$/（mg/kg）	超标率 /%	样本数	$x \pm s$/（mg/kg）	超标率 /%	样本数	$x \pm s$/（mg/kg）	超标率 /%
根及根茎类	1 245	2.58 ± 29.86	2.17	1 032	0.89 ± 2.59	3.97	988	0.11 ± 0.43	0.71	1 168	0.31 ± 0.92	2.23
花类	144	7.92 ± 25.85	6.94	115	4.45 ± 13.15	9.71	98	0.45 ± 1.18	5.10	135	0.68 ± 1.87	8.89
叶类	40	3.80 ± 3.50	7.50	28	1.10 ± 1.43	10.71	19	1.68 ± 6.17	10.53	36	0.29 ± 0.34	0
全草类	207	13.66 ± 154.26	3.86	175	1.95 ± 5.26	7.88	134	0.17 ± 0.60	2.24	196	0.44 ± 0.67	5.10
果实及种子类	364	1.38 ± 2.64	1.10	284	0.43 ± 1.72	1.05	270	0.19 ± 1.53	1.11	331	0.09 ± 0.13	0
动物类	36	10.04 ± 15.53	33.33	28	2.08 ± 2.48	16.67	25	1.82 ± 4.49	12.00	25	1.19 ± 1.52	28.00
茎木类	39	6.02 ± 7.95	15.38	41	0.80 ± 1.81	2.56	34	0.31 ± 1.14	2.94	38	1.15 ± 2.18	13.16
藻，菌，地衣类	21	1.18 ± 1.15	0	22	11.77 ± 28.48	13.64	26	0.06 ± 0.10	0	26	0.31 ± 0.44	0
皮类	121	2.48 ± 3.00	3.31	109	0.36 ± 0.53	0	101	0.07 ± 0.10	0	93	0.16 ± 0.19	0

4. 中药材中 SO_2 的限量标准

《欧洲药典》仅收录了亚硫酸盐残留的检测方法，但尚未规定限量要求。韩国对中药中 SO_2 残留颇为关注，2002 年第一次提出对中药材中 SO_2 残留制订限量标准。2004 年韩国食药厅颁布"食品添加剂规格"，规定中药材中 SO_2 残留量不得超过 10 mg/kg（试行）。2009 年 1 月 7 日正式实施"中药材中 SO_2 限量标准"，规定 266 种中药中 SO_2 残留不得超过 30 mg/kg。在 2020 年版《中国药典》附录检定通则中规定 SO_2 残留不得超过 150 mg/kg。

（三）中药材重金属限量标准值得深入研究的问题

1. 重金属元素形态与毒性

不同结合态、不同价态的重金属的毒性是不同的。因此，重金属元素各形态与其毒性的关系是制定重金属限量标准的重要依据。如砷中毒可以导致结膜炎、角化症和色素过度沉着等皮肤病变以及心血管、中枢系统和造血系统疾病等。但并非所有化学形态的砷均会引起上述结果，如五价砷的毒性远远小于三价砷，无机砷化合物的毒性则是有机砷的 100 倍，而砷甜菜碱等有机形式的砷通常却被认为对人体无毒。汞因易在肾蓄积引起肾病综合征和透过血脑屏障损伤中枢神经系统而被严格地控制。虽然甲基汞、汞蒸气、二价的汞离子确实对人体有毒，但一价的汞离子毒性却很小，西医还将氯化亚汞作为轻度的止泻药应用于临床。六价铬对皮肤损伤大，引起接触性皮炎或形成铬毒性溃疡，全身吸收亦会导致肾和肝的衰竭；而三价铬不仅对人体无害，而且是人体的必需元素，在糖代谢方面具有重要作用，与糖尿病的治疗有着密切的联系。

对各国药典、条例中重金属限量控制的分析发现，目前对中药重金属的常规检测并未区别金属的形态，仅在样品的前处理过程中将所有形态的元素统一转变为某一类离子，以此计算该重金属元素的含量，这样的重金属总量控制方法显然不够客观、合理（洪薇等，2007）。

2. 重金属元素与中药特色

中药中有多种含重金属的矿物药，而矿物药的较广泛使用又恰恰是中药的一大特色。与此同时，中药重金属超标事件在国际上引起广泛争议的焦点之一也在于中药矿物药所含的重金属问题。2020 年版《中国药典》收载了朱砂、红粉、雄黄等含有汞、砷的矿物药，以及数十个含重金属的成方制剂。这些含有毒重金属元素的药物是中医药不可或缺的组成部分，并经过几千年的临床用药实践，且依然在现代医学中发挥作用，安全性有所保证。例如，砷制剂在 20 世纪末就成功地用于治疗急性粒细胞白血病（APL），并且砷化合物对食道癌、前列腺和卵巢肿瘤具有较强的抑制作用，临床治疗结果也证明了三氧化二砷静脉给药的安全性。然而销售到海外的中药，进口国一概将其中含有的重金属元素（总量）当作污染物或杂质严格控制限量。

事实上，一些西方国家未能认识到中医药的用药特点，仅以检测的重金属总量来判断其是否超标，是不科学的。原因如下：①传统中药的使用有其独特的加工炮制过程，朱砂、雄黄等矿物药均需在水飞后入药，中医药理论的这一减毒过程可从现代科学中找到依据，因为水飞过程可以去除水溶性的重金属化合物。研究发现，水飞后雄黄中三氧化二砷的含量降低了30%。朱砂中有毒部分主要为可溶性汞盐和游离汞，可溶性汞盐可随水洗去，游离汞则因密度大而沉降在底部被除去，文献报道水飞朱砂中游离汞低于 1 mg/kg。②矿物药以口服的形式给药，在胃肠道的酸碱环境下元素的浸出率也值得考虑，从模拟人工胃肠液中朱砂的浸出率来看，汞的真正浸出量与实测硫化汞含量不成正比。雄黄中砷在模拟胃液中的浸出率不超过 0.6%。③重金属的毒性受多方面因素的影响，其对人体或动物造成伤害的风险并不一定与其剂量成正比，体内的生物利用度具有至关重要的作用。孟加拉国是砷污染的严重地区，3 000 万人常年饮用高含砷量的水，然而 9 年后的检测结果表明，只有 1 万人被确认有慢性砷中毒，中毒率仅为 1/3 000。④复方用药是中药的一大特色，中药中的其他成分同样可以影响重金属的毒性。研究发现，镉、铅、汞的中毒和一些必需元素如锌、铁、硒、铜、锰的缺乏有重要联系，在一定程度上这些微量元素的存在可以减轻重金属的毒性。此外，在经过一系列制备加工过程后，重金属的形态会发生改变。在制成中成药后，原矿物中少量无机态的砷会转变成有机态，而有机态砷金属的毒性会大大降低。⑤中药材不同于普通的农产品，除少数情况下，它不是整体摄入，而大多是抛弃药渣以汤剂或提取物的形式摄入，因此中药重金属标准的研究应更加注重其汤剂或提取物的形式。

总而言之，中药材中重金属元素不应一律当成有毒成分进行处理，其疗效和毒性的关系值得深入研究。首先要利用毒理学方法，研究含重金属的中药对人体健康的影响及其机制，在此基础上，建立准确、灵敏的元素形态分析方法，实现对重金属有毒形态的严格控制。其次，对于元素形态的分析不仅包括是否为氧化态，还要涉及其分子结构水平。此外，重金属的检测不能独立于人体之外，要建立体外的暴露剂量与人体实际生物可利用量的关系，以其作为制定重金属限量的依据。最后，还需深入研究中药重金属的形态和毒性与有效性间的关系，阐明复方用药对重金属元素形态和毒性的影响，以充分体现中药作用的特色，形成科学合理的中药重金属限量标准（洪薇等，2007）。

二、控制中药材中重金属污染的主要措施

（一）科学规划中药材生产基地

药用植物的营养主要来源于土壤，施肥的绝大部分养分也要经过土壤才被植物吸收（根外追肥除外）。选择中药材生产基地时不但要考虑气候条件的适宜性、土壤的肥力状况、供肥特性，而且要对土壤、大气、灌溉水中的重金属和其他无机污染物含量进行检测、评价，才能保证生产出的中药材重金属含量不会超标（宗良纲等，2006）。

中药材生产基地可以选在离城市较为偏远的郊区，远离公路、工厂，环境质量较好的地方，减少污染源以有效地控制中药材中的重金属含量，避免在环境质量差的地方建立中药材生产基地。并对生产基地进行全面的环境质量评价，建立一整套绿色中药材基地环境质量监测及其评价方法、评价标准和绿色中药材的质量标准。中药材基地的环境质量监测和评价建议参照《绿色食品产地环境质量现状评价纲要》进行。

（二）开展中药材对土壤中重金属吸收富集特性方面的研究

不同中药材对同一种重金属元素的转运能力及富集能力不同，同种中药材对不同重金属元素的转运、富集也不尽相同，从而导致重金属元素在植物体内的分布不同。通过对中药材及其生长环境的有关生物学和酶学研究可以使我们更好地了解不同中药材对重金属的吸收富集特性，为科学管理中药材基地土壤环境和中药材质量控制提供依据。

阐明土壤性质和类型与重金属有效性和中药材重金属累积的关系，以便因地制宜采取栽培和土壤改良措施控制中药材中的重金属含量。目前，我国制订的《土壤环境质量标准》和《绿色食品产地环境质量现状评价纲要》是以土壤中重金属全量为基础的。由于重金属污染物对人体和动植物的影响主要取决于有效态的多少，而非全量。因此，深入开展不同土壤类型、不同重金属污染条件下，土壤中重金属形态与中药材重金属累积关系的研究，对科学合理地评价土壤污染状况、因地制宜地改良污染土壤、控制中药材栽培过程中重金属污染具有十分重要的意义（孙歆等，2006；何忠俊等，2007）。

（三）科学合理施用农药及化肥

科学合理施用农药，或采用生物防治、农业综合防治等技术防治药用植物病虫害，选择相邻作物病虫害较轻的区域种植中药材，可以避免相邻作物因施用农药造成飘尘或流失，或前茬作物施用农药在土壤中的残留而导致的中药材的污染。新版中药材 GAP 要求，企业应当根据种植中药材的营养需求特性和土壤肥力，科学制定肥料使用技术规程：控制施肥种类、时间、数量与施用方法，有效降低长期使用化肥造成的土壤退化；以有机肥为主，化学肥料有限使用，鼓励使用经国家批准的菌肥及中药材专用肥；农家肥须经充分腐熟达到无害化卫生标准，避免引入杂草、有害物质等；禁止施用城市生活垃圾、工业垃圾、医院垃圾和人粪便，禁止使用抗生素超标的农家肥。但应注意的是目前国内大型畜禽养殖场和大部分农户均采用混合饲料喂养，其中含有相当数量的铜、锌、砷和一些生长激素。因此，应加强对农家肥和有机肥的重金属检测，以控制有机肥中重金属对中药材的污染。同时加强中药材专用肥的研究及推广应用，控制因施肥造成的重金属元素的富集。

（四）改善中药材仓储条件

禁止使用含重金属元素的仓储熏蒸剂，改革中药材加工、炮制技术，改进传统包装，在精加工的基础上采用新型的包装方法和技术，最大限度地控制重金属污染的发生。

（五）初加工过程中有效除去中药材重金属

考虑到中药生产涉及多环节，完全从源头控制中药材中的重金属的难度较大，也需要逐步的完善过程。为了解决当前中药出口面临的十分紧急的局面，解决中药材中已有重金属污染的问题，需要找到快速、便捷、适合大规模除去中药中重金属的方法。

目前，可以借鉴众多去除环境样品重金属的方法，但去除中药重金属又有其自身的特点，即必须在去除重金属的同时，保证药效物质无损失。①壳聚糖沉淀重金属：壳聚糖分子上的—OH 和—NH_2 能与许多金属离子如 Hg^{2+}、Pb^{2+} 等形成稳定的配合物，表现出良好的吸附性能。在中药的复方及单味药的提取液中加入壳聚糖沉淀剂，可使砷、铅、铜离子的含量明显下降，同时对大分子的树脂、树胶、蛋白质也有较强的絮凝作用，起到除杂作用。使用壳聚糖沉淀剂对重金属离子进行去除的同时，对药材中其他的微量元素如锌、锰等影响较小。研究表明，经过壳聚糖澄清后的中药水提液主要成分未发生变化。②超临界二氧化碳配合萃取：应用能溶于二氧化碳的螯合剂，将金属阳离子的电性中和，使其生成低极性的配合物，再经传质进入超临界相而从原基质中去除重金属。在分析领域，超临界流体二氧化碳用于萃取金属的主要优点是减少有机废液的产生，其不仅可以萃取水溶液中的金属离子，还能直接从固体样品中获得分析物。我国学者采用超临界二氧化碳配合萃取中药淫羊藿、广藿香、黄芪中的重金属，结果表明：重金属去除效果较好，有效成分损失率小于 5%。③洁净水清洗：在三七传统初加工过程中，一般不经清洗，只是抖除泥土后将各部分剪开，晒干后打磨。采收后用洁净自来水反复冲洗，再干燥、分剪、打磨，三七块根重金属 Cd、As、Pb 显著降低。④其他方法：如大孔吸附树脂、膜分离、螯合树脂、生物吸附等技术也可用于中药材重金属的去除。

三、重金属污染土壤的修复

对中药材道地产区轻度或中度重金属污染的土壤，或某些种类中药材重金属超标，或区域性重金属污染的道地中药材产区，如三七种植区土壤的 As、Cd 超标，可采取简便可行、成本低的技术进行修复。污染土壤修复的技术原理可概括为：①以降低污染风险为目的，即通过改变污染物在土壤中的存在形态或同土壤的结合方式，降低其在环境中的可迁移性与生物可利用性；②以削减污染总量为目的，即通过处理将有害物质从土壤中去除，以降低土壤中有害物质的总浓度。基于上述基本原理，人们提出物理、化学、生物方法和农艺调控等多种土壤修复类型。其中，物理方法主要包括物理分离法、新土置换法、固化稳定法、蒸气抽提、空气喷射、热解吸以及电动力法等；化学方法主要包括钝化法、氧化法、还原法、萃取法、化学淋洗法等；生物修复方法可分为植物修复、微生物修复与动物修复等；农艺调控措施则包括水肥管理、搭配种植等。与工业场地重金属污染相比，农田土壤重金属污染面积巨大，但主要以中轻度污染为主。目前，可用于农田重金属污染的修复技术主要包括如下 4 种：工程措施、农艺调控措施、原位钝化修复技术、植物修复技术。

（一）工程措施

工程措施指利用物理的方法进行污染土壤的修复，主要包括客土法、翻耕混匀法、去表土法、表层洁净土壤覆盖法等。客土法（换土法）主要是在重污染土壤上，用洁净的土壤置换出污染的土壤，但换出的土壤应进行妥善处理，此方法在设施农业大棚土壤重金属污染修复中具有非常明显的效果；稀释法（翻耕混匀）指在污染土壤中加入大量未被污染的土壤来降低重金属含量；去表土法指将受到重金属污染的表层土壤清除，然后进行翻耕，但仍然需要注意下层重金属污染；深耕翻土法（旋耕法）指污染程度轻、土层厚、面积小的污染土壤修复。

农田重金属污染工程治理技术由于涉及工程量大，费用高，只适宜用于小面积的、污染严重的土壤修复；对于大面积农田重金属污染修复，不仅需要大量的人力、物力和财力高，而且容易引起农田肥力减弱，耕层破坏。日本富山县水稻田镉污染采用客土法治理，整项工程耗资 407 亿日元（约合 3.4 亿美元），覆盖神通河盆地 863 公顷农田（约 30 万人民币 / 亩），治理耗时 33 年。

（二）农艺调控措施

农艺调控措施主要指采取农艺方法，如水分管理、施肥调控、低累积品种替换、调节土壤 pH、调整种植结构等措施来控制土壤中重金属向植物中转移，直接或间接达到修复农田重金属污染的目的。如水稻全生育期淹水，可显著降低土壤 Cd 有效态，降低稻米中 Cd 的吸收累积。

农艺调控措施操作简单、费用较低、技术较成熟，但修复效果有限，仅适用于农田重金属轻微和轻度污染的修复。为了降低土壤砷的毒性，一般修复措施可采用水田改旱地的种植模式。对于农田 Cd 含量处于污染临界值附近或已受 Cd 污染的土壤，应避免施用大量的酸性肥料如尿素、氯化铵、普钙以及其他酸性物料。在常用磷、钾肥中，磷酸二铵和硫酸钾在 Cd 污染土壤上施用更为适合。同时，在农作物生长时期，在作物茎叶表面喷施硒肥、锌肥或硅肥等微量元素，可以抑制或拮抗农作物对重金属镉、砷等的吸收累积。在轻度重金属污染的农田种植低累积作物品种等。

（三）原位钝化修复技术

原位钝化修复技术指通过调节土壤理化性质以及吸附、沉淀、离子交换、腐殖化、氧化 – 还原等一系列反应，将土壤中的重金属固定起来，或将其转化为化学性质不活泼的形态，降低其生物有效性，从而阻止重金属从土壤向植物的迁移累积。

原位钝化修复技术具有修复速率快、稳定性好、费用低、操作简单等特点，同时不影响农业生产，可以实现边修复边生产，尤其适用于修复大面积中轻度重金属污染土壤。研究表明，土壤经钝化修复后，重金属 Cd、Pb 等的有效态一般可降低 30%~60%，农作物（稻米、蔬菜地上部）中 Cd、Pb 等的含量可降低 30%~70%；一般土壤中 Cd、Pb 等的钝化修复稳定性可以达到 3 年以上。

（四）植物修复技术

目前，常用的土壤重金属污染修复植物为超富集植物。超富集植物是指能超量吸收重金属并将其运移到地上部的植物。一般超富集植物地上部（茎和叶）重金属含量是普通植物的 100 倍，其临界含量分别为：Cd 100 mg/kg，Zn 10 000 mg/kg，Pb、Cu、Ni、Co 均为 1 000 mg/kg。同时，植物地上部的重金属含量高于该种根部重金属含量，对高浓度的重金属有较强的忍耐性，对重金属的富集系数大于 1。目前，国内筛选出的重金属超富集植物主要有砷超富集植物蜈蚣草，镉超富集植物龙葵和天蓝遏蓝菜，锌、镉超富集植物东南景天以及铜积累植物海州香薷等。

植物修复技术具有修复成本低、适应性广、耐受性强、不破坏土壤理化性质等优点，但超富集植物通常株体矮小、生物量低、生长缓慢，修复效率低，不易于机械化作业，超富集植物无害化处理难度大。此外，受不同地区气候等自然条件影响，超富集植物在不同地区的生长状况也受到影响。一般利用超富集植物修复中度 Cd、As 污染农田需要十年以上时间。

（何忠俊　张林生）

本章小结

由于重金属元素可能会引起人体各部分的病变，包括皮肤、神经系统、血液系统、内脏器官等，甚至导致癌症的发生，因此，世界各国、地区组织均对重金属污染实行了严格控制。随着中药贸易的不断加大，中药重金属超标也成了国际关注的问题。本章从中药材中重金属和其他无机污染物的种类、来源、危害、限量标准和监控四个方面进行了论述。中药材中重金属及其他有机污染物主要包括铅、镉、汞、砷、铜、铬、锌、氟，以及中药材加工炮制过程引入的 SO_2 等，分为人体必需元素和非必需元素。非必需元素主要指重金属，其含量较低时，对生物无不利影响，但稍稍升高就可导致严重的危害。必需元素必须保持在一定范围内，过高或过低会引起地方性疾病。中药材中重金属的来源一方面与其生长的环境条件如土壤、大气、灌溉水和化肥农药的施用有关；另一方面与植物本身的遗传特性、主动吸收功能和对重金属元素的富集有关。世界各国对中药材中重金属均制定了严格的限量标准，但各国涉及的重金属种类和限量差异较大。随着《中医药—中草药重金属限量》ISO 国际标准的颁布，对中药材中重金属的评价将更加科学合理。但仍需进一步研究重金属形态与毒性、重金属在治病方面的作用，铜和动物药材中重金属的安全限量等。中药材中重金属控制的主要措施包括对中药材生产基地进行环境评价，根据药用植物吸收富集特性进行规划布局，控制含重金属农药、化肥、污泥及有机肥的使用，改善仓储、加工条件，以及采用工程、农艺调控、化学、原位钝化修复技术等措施降低土壤中重金属含量和易吸收形态等。

 复习思考题

1. 简述重金属污染土壤修复的主要措施。

2. 简述国内外中药材重金属限量标准现状及中药材重金属限量 ISO 标准。

3. 中药材中重金属和无机污染物主要包括那些元素？各种重金属和无机污染物对人体的危害是什么？

4. 中药材中重金属的来源主要有哪些途径？

5. 如何控制中药材中重金属污染？

6. 硫黄熏蒸加工中药材的机制是什么？其危害有哪些？

数字课程资源

本章推荐阅读书目　　　参考文献

第四章

中药材有害生物源及其监控

中药材在采收、加工、运输、储藏过程中的各个阶段，可能遭受各种有害生物源的污染。随着中国经济迅速发展与升级，中国文化在世界范围内传播，中医药走向国际化，中药面临着良好的发展势头和难得的发展机遇。有害生物源污染是造成中药材质量下降的重要因素，已成为制约中药走向国际市场的重要障碍。因此，开展中药材中有害生物源研究有助于保障人民用药的安全和有效。

影响中药材安全的有害生物源主要包括有害细菌、真菌及昆虫。有害生物源危害主要是指有害生物（尤其是微生物）本身及其代谢过程、代谢产物（如毒素）对中药材采收、加工、运输、储藏等过程中各个阶段的污染。按有害生物的种类主要分以下3类：细菌性危害，包括引起中毒的细菌及其毒素的危害；真菌性危害，包括真菌及其毒素的危害；昆虫和螨类危害，包括有害昆虫和螨类造成的危害。

上述有害生物源可通过多种途径污染中药材。1 g土壤中有几百万乃至几十亿个微生物，可通过气流、风力、雨水和昆虫的活动以及操作人员带到中药材上。有些害虫以真菌孢子为食物，在这些害虫排泄物中会有大量的活孢子存在。害虫咬损中药材造成伤口，促进了微生物的浸染。另外，害虫大量繁殖、环境温度湿度增加等均有利于微生物的生长繁殖。

第一节　中药材有害生物源的种类

一、细菌

细菌是一类结构简单、种类繁多、多以二等分裂方式繁殖和水生性较强的原核微生物。细菌主要由细胞壁、细胞膜、细胞质、核质体等部分构成，有的细菌还有夹膜、鞭毛、菌毛等特殊结构。绝大多数细菌的直径大小为0.5~5 μm。细菌可以按照不同的方式分类。根据细菌的形状分为球菌、杆菌和螺旋菌（包括弧形菌）；根据细菌的生活方式可分为 3 大类：腐生生活、寄生生活及自养生存。根据细菌细胞壁的组成成分，可分为革兰氏阳性菌和革兰氏阴性菌。根据细菌对氧气的反应，大部分细菌可以分为以下 3 类：一些细菌只能在氧气存在的情况下生长，称为需氧菌；另一些只能在没有氧气存在的情况下生长，称为厌氧菌；还有一些无论有氧无氧都能生长，称为兼性厌氧菌。一些细菌能在人类认为是极端的环境中旺盛生长，被称为极端微生物。一些细菌存在于温泉中，被称为嗜热细菌；另一些居住在高盐湖中，称为嗜盐微生物；还有一些存在于酸性或碱性环境中，被称为嗜酸细菌或嗜碱细菌；另有一些存在于阿尔卑斯山冰川中，被称为嗜冷细菌。

细菌对环境、人类和动物既有益处又有危害。一方面，细菌是许多疾病的病原体，肺结核、鼠疫、沙眼等疾病都是由细菌所引发。在植物中，细菌导致叶斑病和萎蔫等。另一方面，人类也时常利用细菌，例如奶酪的制作、部分抗生素的制造、废水的处理等，都与细菌有关。此外，细菌在代谢过程中产生的不同代谢产物，有些产物对人有利，例如细菌产生的抗生素等；有些对人有害，例如细菌产生的毒素和酶与细菌致病性有关。

（一）葡萄球菌属

表皮葡萄球菌（*Staphylococcus epidermidis*）致病力较弱，金黄色葡萄球菌（*S. aureus*）致病力最强，可产生肠毒素、杀白细胞素、溶血素等毒素，其中可引起中毒的是肠毒素。目前已确认的肠毒素至少有 A、B、C_1、C_2、C_3、D、E 和 F 共 8 个类型。A 型肠毒素引起的中毒最多，B 型次之，C 型最少。该毒素的抗热能力很强，煮沸 1~1.5 h 仍保持其毒力，也不受胰蛋白酶影响，120℃、20 min 处理还不能被完全破坏。其抗原成分是耐热性蛋白质和多糖。

（二）致病性大肠杆菌

一般情况下，大肠杆菌（*Escherichia coli*，又称大肠埃希氏菌）是肠道的正常菌群，不致病。致病性大肠埃希氏菌分为肠产毒性大肠埃希氏菌（enterotoxigenic *E. coli*，ETEC）、肠致病性大肠埃希氏菌（*Entero pathogenic E. coli*，EPEC）、肠侵袭性大肠埃希氏菌（*enteroinvasive E. coli*，EIEC）、肠出血性大肠埃希氏菌（*enterohemorrhagic E. coli*，EHEC）和肠集聚性大肠埃希菌（*Enteroaggregative E. coli*，EAEC）。由致病性大肠杆菌引起的常见疾病有：旅游者腹泻（ETEC 引起）、胃肠炎或婴儿腹泻（EPEC 引起）、细菌性痢疾及出血性结肠炎（EIEC 引起）。婴幼儿、老人最易感染，主要症状是腹泻、发热、呕吐、恶心。

（三）变形杆菌属

引起中毒的变形杆菌主要有普通变形杆菌（*Proteus vulgaris*）与奇异变形杆菌（*P. mirabilis*）。变形杆菌中毒的主要表现为上腹部刀绞样痛和急性腹泻，有的伴以恶心、呕吐、头痛、发热，体温一般在 38~39℃。病程较短，一般 1~3 d 可恢复，很少引起死亡。

（四）假单胞菌属

假单胞菌属（*Pseudomonas*）中能够造成严重危害的是椰毒假单胞菌（*P. cocovenenans*），为革兰阴性短杆菌，两端钝圆，不生芽孢，胞浆中含浓染颗粒及空泡。它产生的毒素有米酵菌酸和毒黄素，均为小分子脂肪酸类毒素，对人和动物细胞有毒性作用。米酵菌酸为白色晶体，耐热性强，难溶于水，易溶于各种有机溶剂，其小鼠经口 LD_{50}（半数致死量）为 3.16 mg/kg。一般米酵菌酸的产生量远大于毒黄素，是引起酵米面和变质银耳等多种食品中毒的主要原因。发病初期多为胃部不适，以后表现为肝、肾、脑、心等器官受损。由于假单胞菌属细菌产生的毒素耐热性强，即使油炸、蒸煮等均不能被破坏。所以，被椰毒假单胞菌污染的样品，应深埋或烧毁。

此外，铜绿假单胞菌（*P. aeruginosa*）也称绿脓杆菌，广泛分布于水、空气、正常人的皮肤、呼吸道和肠道等处，对消毒剂、紫外线等具有较强的抵抗力，是一种条件致病菌。《食品安全国家标准 包装饮用水》（GB 19298—2014）中规定：铜绿假单胞菌的检测结果均不得超过 0 CFU/250 mL。抵抗力较差的人群若饮用铜绿假单胞菌不合格的瓶（桶）装水，容易引起急性肠道炎症、脑膜炎、败血症和皮肤炎症等。

（五）沙门菌属

沙门菌属（*Salmonella*）属肠杆菌科，具有鞭毛，为能运动的革兰阴性杆菌。沙门菌属生长温度范围为 5~46℃，生长繁殖的最适温度为 20~37℃，最低水分活度为 0.94，pH 为 3.7~9.5，最高盐浓度 8%，兼性厌氧。沙门菌属在 100℃ 时立即死亡，70℃ 经 5 min 或 65℃ 经 15~20 min 即死亡，60℃ 经 1 h 方可被杀死，水经氯化物处理 5 min 可杀灭沙门菌。沙门菌属不分解蛋白质，样品污染后并无感官性状的变化。

二、真菌

（一）真菌的定义及分类

真菌（Fungus）是具有真核和细胞壁的异养生物。菌体是由菌丝组成，无根、茎、叶的分化，无叶绿素，不能自己制造养料，以寄生或腐生方式生活的低等生物。其营养体除少数低等类型为单细胞外，大多是由纤细管状菌丝构成的菌丝体。低等真菌的菌丝无隔膜，高等真菌的菌丝都有隔膜，前者称为无隔菌丝，后者称有隔菌丝。在多数真菌的细胞壁中最具特征性的是含有甲壳质，其次是纤维素。常见的真菌细胞器有细胞核、线粒体、微体、核糖体、液泡、溶酶体、泡囊、内质网、微管和鞭毛等，常见的内含物有肝糖、晶体、脂体等。

真菌的分类系统很多，各派分类论点各不相同，其中较有代表性的为安斯沃思（G. C. Ainsworth）和《真菌词典》分类系统。安斯沃思分类系统将真菌界分为两个门（真菌门和黏菌门），在真菌门内根据有性孢子的类型、菌丝是否有隔膜等性状分为 5

个亚门，即鞭毛菌亚门、接合菌亚门、子囊菌亚门、担子菌亚门和半知菌亚门。《真菌词典》分类系统将真菌界分为壶菌门、接合菌门、子囊菌门和担子菌门4个门。真菌通常又分为3类，即酵母、霉菌和蕈菌（大型真菌），它们归属于不同亚门。常见的大型真菌有香菇、草菇、金针菇、双孢蘑菇、平菇、木耳、银耳、竹荪、羊肚菌等。它们既是一类重要的菌类蔬菜，又是食品和制药工业的重要资源。真菌的发酵产物可制成具有不同色、香、味的食物和调味品，如腐乳、酱油等。酶制剂生产、织物的退浆、石油的脱蜡、抗生素和甾族激素药物的生产等都离不开真菌，真菌在自然界物质循环方面发挥了重要作用，能分解各种有机物，增加土壤肥力。

（二）有害真菌和真菌毒素

有害真菌能引起食品以及工业产品如纺织、皮革制品、纸张、木器、光学仪器等的霉变。还引起植物的病害，如马铃薯晚疫病、小麦锈病等。真菌作为病原微生物还能侵入人体和动物，引起毛发、皮肤、神经系统、呼吸系统和其他内脏的真菌病，有些真菌产生的毒素如黄曲霉毒素可致癌。已被发现于农作物、食品和药用植物及其产品中产毒的真菌主要有曲霉属、镰刀菌属和青霉属的菌种。真菌产毒只限于少数产毒真菌，而产毒真菌中也只有一部分菌株能产毒，目前已知具有产毒株的真菌主要有以下属种。曲霉菌属有黄曲霉（*Aspergillus flavus*）、赭曲霉（*A. ochraceus*）、杂色曲霉（*A. versicolor*）、烟曲霉（*A. fumigatus*）、构巢曲霉（*A. nidulans*）和寄生曲霉（*A. parasiticus*）等；青霉菌属有岛青霉（*Penicillium islandium*）、橘青霉（*P. citrinum*）、黄绿青霉（*P. citreoviride*）、扩张青霉（*P. expansum*）、圆弧青霉（*P. cyclopium*）、皱褶青霉（*P. rugulosum*）和荨麻青霉（*P. urticae*）等；镰刀菌属有梨孢镰刀菌（*Fusarium poae*）、拟枝孢镰刀菌（*F. sporotrichioides*）、三线镰刀菌（*F. tricinctum*）、雪腐镰刀菌（*F. nivale*）、粉红镰刀菌（*F. roseum*）、禾谷镰刀菌（*F. graminearum*）等；其他还有绿色木霉（*Trichoderma viride*）、漆斑菌属（*Myrothecium*）、黑葡萄穗霉（*Stachybotrys chartarum*）等。

1. 黄曲霉毒素

黄曲霉毒素（aflatoxin，简称AFs）是20世纪60年代初发现的一种真菌有毒代谢产物，由曲霉属中的黄曲霉和寄生曲霉产生，为一组化学结构类似的二呋喃香豆素的衍生化合物。目前已发现的AFs及其衍生物有20多种，除了AFB_1、AFB_2、AFG_1、AFG_2是天然产生的毒素外，其余的都为它们的衍生物。在紫外光下，AFB_1、AFB_2发蓝色荧光，AFG_1、AFG_2发绿色荧光。AFs的相对分子质量为312~346。难溶于水，易溶于油、甲醇、丙酮和氯仿等有机溶剂，但不溶于石油醚、乙烷和乙醚。AFs的化学结构式如图4-1所示。在上述4种天然黄曲霉毒素中，以AFB_1的毒性最强，在AF检测中，一般以AFB_1作为主要检测指标（刘哲栋等，2017；叶颖苓，2019）。

2. 赭曲霉毒素

赭曲霉毒素（ochratoxin）是曲霉属和青霉属的某些菌种产生的一组结构类似、主

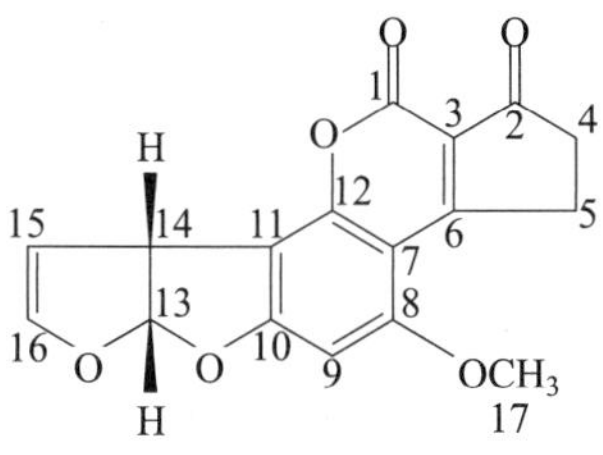

AFB_1

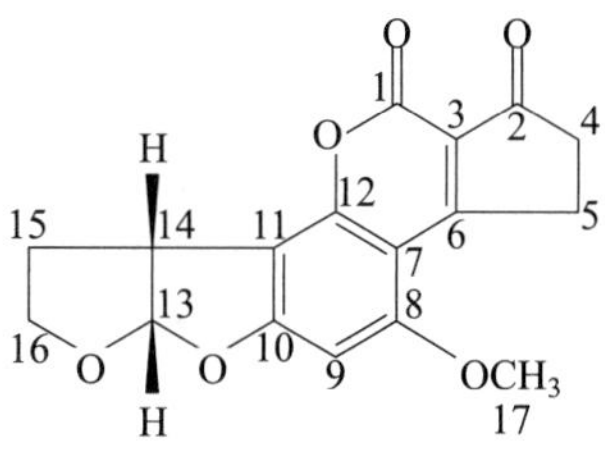

AFB_2

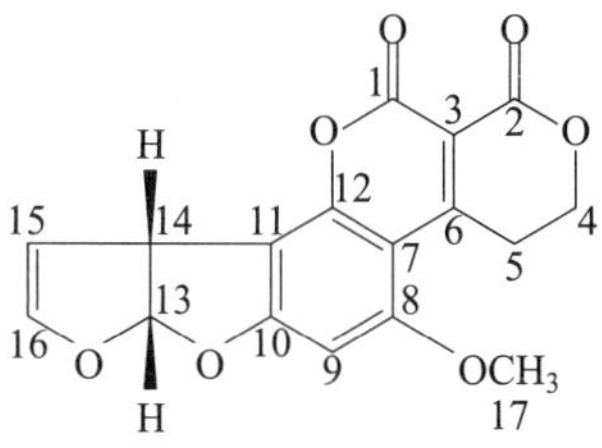

AFG_1

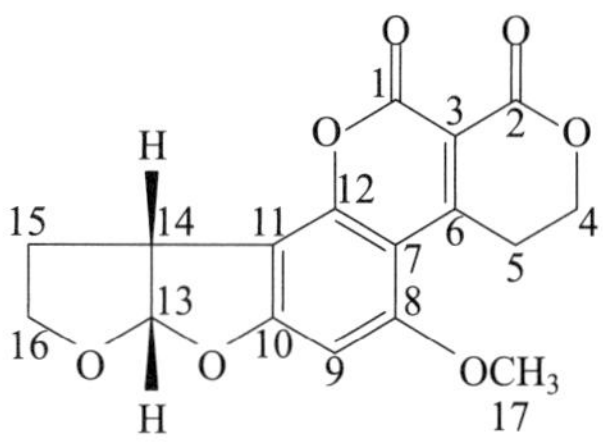

AFG_2

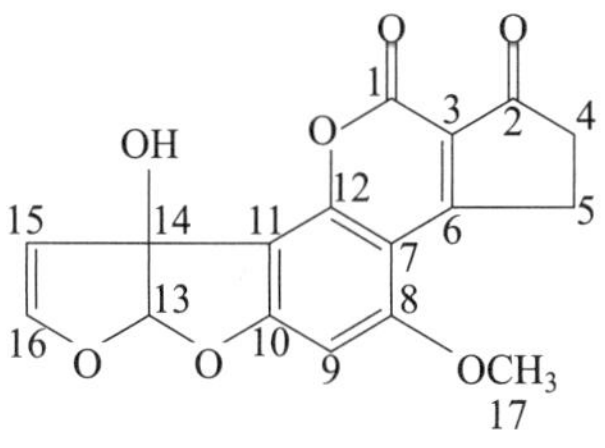

AFM_1

图 4-1　黄曲霉毒素的化学结构

（引自劳文艳，2011）

要危及人和动物肾的有毒代谢产物，包括赭曲霉毒素 A（OTA）、赭曲霉毒素 B（OTB）、赭曲霉毒素 C（OTC）、赭曲霉毒素 D（OTD）、OTA 甲酯、OTB 甲酯、OTB 乙酯等化合物，均是异香豆素联结 L- 苯丙氨酸的衍生物，其中毒性最大、与人类健康关系最密切、在农作物中污染水平最高、分布最广的是 OTA。OTA 是稳定的无色结晶化合物，易溶于极性溶剂和稀碳酸氢钠溶液，微溶于水。将 OTA 的乙醇溶液储于冰箱中一年以上也无损失，但应避光保存，若接触紫外线，几天就会分解。OTA 在紫外光下呈绿色荧光，在苯－无水乙酸（99：1，体积比）混合溶剂中的最大吸收峰波长是 333 nm，相对分子质量为 403。OTA 是半抗原，需与大分子物质结合后才具有免疫原性。赭曲霉毒素具有耐热性，焙烤只能使其毒性降低 20%，蒸煮对其毒性不具有破坏作用（王颖等，2014）。OTA 的化学结构如图 4-2 所示。

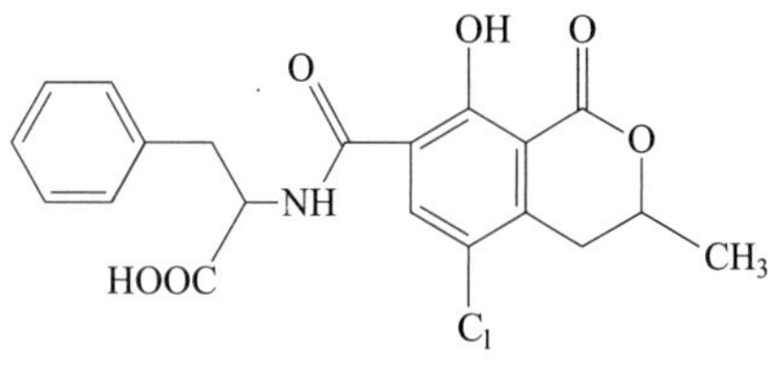

图 4-2　赭曲霉毒素 A（OTA）的化学结构

（引自王颖等，2014）

3. 伏马菌素

伏马菌素（fumonisin）是 20 世纪 80 年代末发现的一种由串珠镰刀菌（*F. moniliform*）产生的水溶性真菌毒素，是一类由不同的多氢醇和丙三羧酸组成的结构类似的双酯化合物。到目前为止，已发现的伏马菌素有 FA_1、FA_2、FB_1、FB_2、FB_3、FB_4、FC_1、FC_2、FC_3、FC_4 和 FP_1 共 11 种，其中 FB_1 是其主要组分。FB_1 污染情况在世界范围内普遍存在，且在世界卫生组织国际癌症研究机构公布的致癌物清单中被列为 2B 类致癌物。伏马菌素为白色粉末，易溶于水、甲醇及乙腈–水中。在乙腈–水（1∶1）中稳定，在 25℃下可保存 6 个月，在甲醇中不稳定，可降解产生单甲酯或双甲酯。但在 –18℃下，在甲醇中的伏马菌素是稳定的，可以保存 6 周（杨俊花等，2015）。伏马菌素的化学结构如图 4–3 所示。

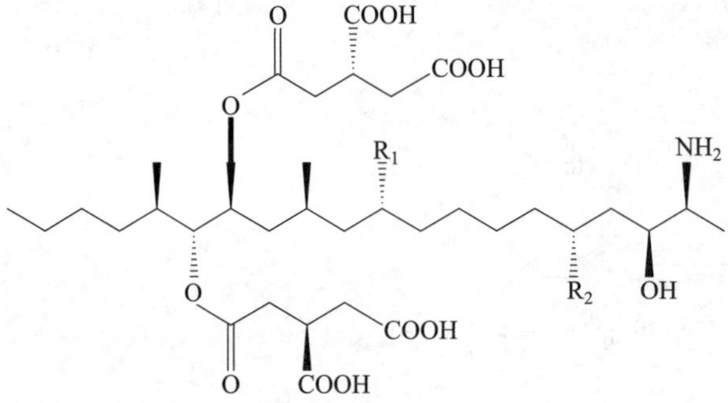

	FB_1	FB_2	FB_3	FB_4
R_1	OH	H	OH	H
R_2	OH	OH	H	H

图 4-3　伏马毒素的化学结构

（引自杨俊花等，2015）

4. T-2 毒素

由镰刀菌属产生的单端孢霉烯族化合物有 60 多种，但其中天然污染农作物的只有几种，它们的基本化学结构式如图 4–4 所示，是四环的倍半萜，C12、C13 位置上有环氧基。按照其化学结构功能团的不同而被分为 A、B、C、D 四型，天然污染农作物的是 A、B 两型。A 型化合物在 C8 位置上不含羰基，以 T-2 毒素等为代表。B 型化合物在 C8 位置上含有羰基，

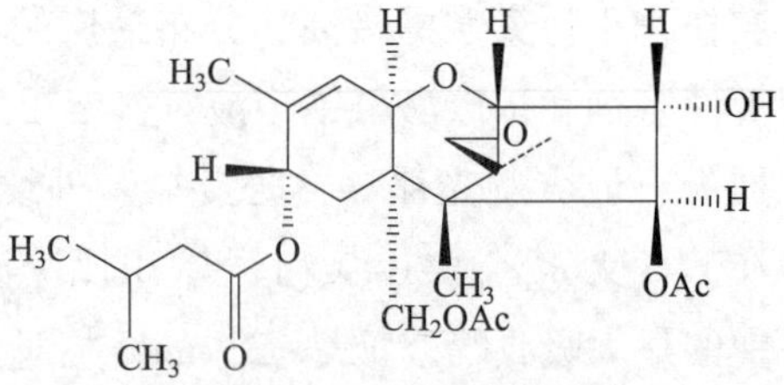

图 4-4　T-2 毒素

（引自林森等，2013）

以呕吐毒素（vomitoxin or vomiting toxin，VT）和雪腐镰孢霉烯醇（nivalenol，NIV）为代表。

　　T-2 毒素是镰刀菌所产生的单端孢霉烯族毒素中毒性最强的一种，其化学结构上含有反应性较活泼的环氧乙烯环系，化学性质非常稳定，此环一旦开裂其生物活性随即消失。T-2 毒素为白色针状结晶，熔点为 150~151℃，难溶于水，易溶于极性溶剂，如三氯甲烷、丙酮和乙酸乙酯等。烹调过程不易将其破坏。T-2 毒素分子式为 $C_{24}H_{34}O_9$，相对分子质量为 466.51；基本结构为四环的倍半萜，C9 和 C10 位置上有一不饱和双键，在紫外光下不发荧光（林淼等，2013）。T-2 毒素的化学结构如图 4-4 所示。

5. 呕吐毒素和雪腐镰刀菌烯醇

　　脱氧雪腐镰孢霉烯醇（deoxynivalenol，DON）又名呕吐毒素（VT），与雪腐镰孢霉烯醇（NIV）均属于单端孢霉烯族毒素，主要由某些镰刀菌产生。呕吐毒素是一种 B 型单端孢霉烯族化合物，为一种倍半烯衍生物。呕吐毒素结晶为无色针状，分子式为 $C_{15}H_{20}O_6$，相对分子质量为 296.3，熔点为 151~153℃，α，β- 不饱和酮基致使其在短波紫外光下有吸收峰，但此紫外吸收与其他许多物质紫外吸收相重叠，并非特征性的。DON 易溶于水和极性溶剂甲醇、乙醇、乙腈、丙酮及乙酸乙酯，但不溶于正己烷和乙醚。DON 在有机溶剂中稳定，因此乙酸乙酯和乙腈是最适合的溶剂，长期储存史是如此。DON 耐热、耐压，弱酸中不分解，加碱及高压处理可以破坏其部分毒性。DON 的耐藏力也很强。据报道病麦经 4 年的储藏，其中的 DON 仍能保留原有的毒性（申红红，2010；常敬华等，2014；邓春丽，2017）。DON、NIV 的结构分别如图 4-5（a）与（b）所示。

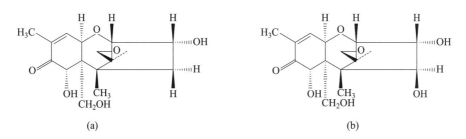

图 4-5　呕吐毒素（a）和雪腐镰孢霉烯醇（b）的化学结构式

（引自郑蓉，2011）

6. 玉米赤霉烯酮

　　玉米赤霉烯酮（zearalenone，ZEN），又称 F-2 毒素，是由多种镰刀菌产生的一种非类固醇结构。ZEN 最初于 1962 年从污染了禾谷镰刀菌的发霉玉米中分离得到。ZEN 为白色晶体，分子式 $C_{18}H_{22}O_5$，熔点 161~163℃，不溶于水，溶于碱性溶液、乙醚、苯及甲醇、乙醇等。其甲醇溶液在紫外光下呈明亮的绿蓝色荧光。ZEN 为 2，4- 二羟基苯甲酸内酯类化合物，具有雌激素活性。ZEN 主要有两条代谢途径与葡糖醛酸结合，还原为玉米赤霉烯醇（zearalenol，ZEL），ZEL 有两种非对应立体异构体 α-ZEL 和 β-ZEL。α-ZEL 熔点较低（168~169℃），而 β-ZEL 熔点较高（174~176℃）。前者的雌激素活性比 ZEN 高 3 倍，后者与 ZEN 活性相同（禹小芳，2016；谭新柳等，2020）。玉米赤霉烯酮的化学结构如图 4-6 所示。

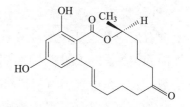

图 4-6　玉米赤霉烯酮的化学结构
（引自谭新柳等，2020）

（三）内生真菌及其毒素

内生真菌（endomycete）是指生活在植物细胞中或在其生活史中的某一时期生活在植物组织内，然而不引起植物组织明显病害的一类真菌，还包括那些在生活史中的某一阶段营表面生的腐生菌，对宿主暂时没有伤害的潜伏性病原真菌和菌根真菌（Segaran，2019）。几乎所有的植物都存在内生真菌，它们生活在植物体内的特殊环境中，并与宿主植物长期协同进化，在漫长的共进化过程中彼此构成了稳定的生态关系（郭顺星，2018）。2012 年，东京大学 Abe 课题组首次研究发现：药用植物曼陀罗（*Datura stramonium*）可诱导内生真菌产生属于链格孢霉代谢产物的链格孢酚、细格菌素、细交链孢菌酮酸、细格菌毒素 II 等真菌毒素（Sun *et al.*，2012）。

三、其他有害生物源

（一）昆虫类

中药材储藏期昆虫群落的主要类群为鞘翅目昆虫，其次是鳞翅目昆虫，昆虫群落中，锯谷盗［*Oryzaephilus surinamensis*（Linnaeus）］、粉斑螟［*Ephestia cautella*（Walker）］、麦蛾［*Sitotroga cerealella*（Olivier）］、药材甲［*Stegobium paniceum*（L.）］、烟草甲［*Lasioderma serricorne*（Fabricius）］、大理窃蠹［*Ptilineurus marmaratus*（Reitter）］、谷蠹［*Rhizapertha dominica*（Fabr.）］、赤拟谷盗［*Tribolium ferrugineum*（Fabricius）］、咖啡豆象［*Araecerus fasciculalus*（De Geer）］和印度谷螟［*Plodia interyunctella*（Hubner）］等危害中药材，种类较多，数量大，危害程度严重。通过对湖北有代表性的 17 个市县中药材仓库储藏期昆虫的全面调查，共收集 15 670 件标本，鉴定出 123 种（含蟑螨），隶属于 2 纲 10 目 49 科，其中害虫 96 种，天敌 27 种。在被调查的 600 种药材中，有 330 种中药材受害，占昆虫群落全部物种数的 72.86±7.63%，全省中药材储藏期鞘翅目昆虫共 85 种，占全部昆虫种类的 69.11%（刘桂林等，1995）。此外，通过对贵阳几个大型中药材仓库的全面调查，发现贵阳地区中药材虫害严重，70% 以上的中药材遭到不同程度的虫害。调查中共捕获昆虫 643 头，计 42 种，隶属于 6 目 26 科。昆虫群落中药材甲、烟草甲、大理窃蠹、谷蠹 4 种昆虫危害中药材种类多，数量大，危害程度严重，构成了本群落的优势种群。2012—2013 年对安徽省金银花储藏期的害虫种类及发生危害情况进行调查，发现危害储藏期金银花的害虫共有 31 种，发生数量多，危害最严重的害虫是锯谷盗、烟草甲、药材甲、粉斑螟和麦蛾（向玉勇等，2015）。

害虫种类、数量及丰富度与中药材的仓储时间、药材管理水平、储存的中药材种类及数目等均具有一定关系。例如药材甲、大理窃蠹等害虫主要存在于储藏 2 年以上的中药材，而在入库半年以下的中药材上甚少发现或未发现。谷象、米象、锯谷盗、长角扁谷盗等害虫，在入库仅 2 个月的中药材上均有发现。从调查结果来看，谷象、米象、锯谷盗、长角扁谷盗等害虫，虽然很快就找到寄主，但其在中药材上的繁殖力可能相对较低，因而发生数量较少；而药材甲、烟草甲、大理窃蠹和谷蠹等害虫虽然找到寄主的时间相对较长，但在中药材上的繁殖力相对较强，很快就会成为群落的优势种群。此外，通过调查具有不同管理水平的山东省 21 个地、市（县）中药材储藏期昆虫群落结构的特征，发现群落多样性值大、均匀度高、群落的生态优势度小，即群落中物种优势不突出。但有少数群落生态优势度较高，如济南和诸城的优势种为药材甲、聊城的优势种为印度谷螟、枣庄的优势种为赤足郭公甲等群落（万喻等，2015）。通过对四川 51 个县（市）的中药材仓库、药店、药厂、收购站、转运站等的选点调查，发现有中药材仓储昆虫 143 种，其中鞘翅目 104 种，占 72.7%；鳞翅目 9 种，占 6.3%；其他 30 种，占 21%（韩枫等，2016）。

（二）螨类

螨虫隶属于节肢动物门蛛形纲蜱螨亚纲的一类体型微小的动物，身体大小一般为 0.5 mm 左右，有些小至 0.1 mm，大多数种类小于 1 mm。螨虫和蜘蛛同属蛛形纲，成虫有 4 对足，1 对触须，无翅和触角，身体不分头、胸和腹三部分，而是融合为一囊状体，有别于昆虫。虫体分为颚体（gnathosoma）和躯体（idiosoma），颚体由口器和颚基组成，躯体分为足体和末体。躯体和足上有许多毛，有的毛非常长。前端有口器，食性多样。世界上已发现螨虫有 50 000 多种，仅次于昆虫。在分类上根据气门的有无、数目和位置，可分为几个类群，不少种类与医学有关。

国内较多学者对中药材储藏期粉螨滋生情况进行了调查。采取直接分离法和电热分离法分别检查过筛后的尘渣和阻留物，从深圳市储藏的 99 种中药材中分离出粉螨 43 种，隶属于 7 科 23 属，分别为粉螨属（*Acarus*）、食酪螨属（*Tyrophagus*）、嗜酪螨属（*Tyroborus*）、向酪螨属（*Tyrolichus*）、嗜菌螨属（*Mycetoglyphus*）、食粉螨属（*Aleuroglyphus*）、嗜木螨属（*Caloglyphus*）、根螨属（*Rhizoglyphus*）、狭螨属（*Thyreophagus*）、皱皮螨属（*Suidasia*）、食粪螨属（*Scatoglyphus*）、脂螨属（*Lardoglyphus*）、食甜螨属（*Glycyphagus*）、嗜鳞螨属（*Lepidoglyphus*）、无爪螨属（*Blomia*）、栉毛螨属（*Ctenoglyphus*）、脊足螨属（*Gohieria*）、嗜渣螨属（*Chortoglyphus*）、果螨属（*Carpoglyphus*）、麦食螨属（*Pyroglyphus*）、嗜霉螨属（*Euroglyphus*）、尘螨属（*Dermatophagoides*）、薄口螨属（*Histiostoma*），粉螨的滋生密度为 11.58~328.83 只 /g（陈琪，2013）。采用振筛分离法分离螨类并计数，对芜湖地区药店和医院中药材仓库储藏的 30 批中药材木耳样本进行研究，检出粉螨 23 份，检出率为 76.67%，共检获粉螨 628 只，平均滋生密度为 2.09 只 /g，分离出粉螨 9 种，隶属于 3 科 8 属，分别为食酪螨属、皱皮螨属、食粉螨属、嗜木螨属、根螨属、食甜螨属、嗜鳞螨属、嗜霉螨属（湛孝东等，2016）。从安徽淮南、芜湖和宣城采集、储藏中药材样本共 60 种，采用振筛分离法、直接镜检法、电热集螨法、水膜镜检法和光照驱螨法分离其中的滋生螨，光学显微镜下鉴定螨种并计数。结果发现 60 份样本中滋生肉食螨的有 48 份，滋生率为 80.0%。共检出肉食螨 6 种，隶属于肉食螨科中的肉食螨属（*Cheyletus*）、单梳螨属（*Acaropsis*）、触足螨属（*Cheletomorpha*）、真扇毛螨属（*Eucheyletia*）、拟肉食螨属（*Pseudocheyles*），淮南、芜湖和宣城 3 个地区肉食螨的平均滋生密度约为 101.83 只 /g（李朝品等，2013）。从安徽省芜湖市中药房采集 30 种储藏动物性中药材样本，采用直接镜检法和水膜镜检法分离其中的滋生粉螨，光镜下鉴定粉螨种类并计数，计算粉螨生态参数。结果发现 30 种储藏动物性中药材样本中有 28 种滋生粉螨，粉螨滋生率为 93.3%；共检出粉螨 13 种，隶属于 4 科 9 属。粉螨滋生密度最高的前 6 种中药材依次为刺猬皮、九香虫、水蛭、地龙、海参和红娘子，九香虫和水蛭中的粉螨丰富度指数最高，水蛭中的粉螨多样性指数最高，海参中的粉螨均匀度指数最高（陶宁等，2016）。上述调查表明，储藏中药材粉螨污染严重，应加强对储藏中药材滋生螨类的防制，以保护中药材并有利于预防人体螨病。

第二节　中药材有害生物源的危害

一、细菌毒素的危害

传统上，根据细菌毒素是否与细菌的细胞连接可划分为两类：内毒素（endotoxin），其可与细胞连接；外毒素（exotoxin），在细菌生长过程释放至周围介质。内毒素的活性是由脂多糖中的脂质 A 部分引起，脂质 A 是革兰阴性细菌细胞外膜中的一个组分。内毒素通常为血流内的革兰氏阴性细菌被寄主免疫系统作用，细菌裂解时释放的，或是因某种抗生素的作用而释放的。外毒素是革兰氏阴性和革兰氏阳性细菌所产生的、对寄主细胞有毒害作用的细菌蛋白。某些细菌，尤其是革兰氏阳性细菌，可产生几种不同的毒素，而另外一些细菌则只能产生一种毒素。药品中经常出现的热原就是细菌内毒素，因此，目前与药品安全密切相关的研究主要是细菌内毒素的研究（刘亮等，2015）。

细菌内毒素是革兰氏阴性菌细胞壁的脂多糖成分，于细菌死亡解体后释放。其在体内作用于单核巨噬细胞产生多种炎症细胞因子，如肿瘤坏死因子、白细胞介素（IL）-1、IL-6、IL-8、前列腺素、凝血因子、干扰素、血小板活化因子等。这些因子适量时可激活免疫系统，对机体有益。极微量的细菌内毒素进入人体即可引起发热反应，过量时可引起机体严重的病理生理反应，表现为发热、低血压、心动过速、休克、多器官功能衰竭（MOF）及死亡。其对组织细胞的损害远远超过内毒素本身对机体的直接影响（张军霞等，2018）。药品中经常出现的热原就是细菌内毒素。使用污染有内毒素的注射用药品、输液和血浆代用品即会直接感染内毒素，发生热原反应（谢志强等，2019）。使用抗生素也会引起内毒素体内释放，如近年来开发的第三代头孢类抗生素，在杀死细菌的同时释放大量内毒素，造成严重的内毒素血症。因此，检测细菌内毒素在药品质量控制和临床治疗监测中具有重要意义（王娅宁等，2019）。

二、真菌毒素的危害

在目前发现的 300 多种真菌毒素中，与人们健康安全相关的真菌毒素主要包括黄曲霉毒素、伏马菌素、赭曲霉毒素、脱氧雪腐镰孢霉烯醇、雪腐镰孢霉烯醇、玉米赤霉烯酮（zerolaenone）和 T-2 毒素（T-2 toxin）等，其主要的毒性作用包括致癌作用、遗传毒性、致畸作用、肝细胞毒性、中毒性肾损害、生殖紊乱和免疫抑制。根据作用的靶组织分类，真菌毒素可分为肝毒、肾毒、心脏毒、造血器官毒等。人或动物摄入被真菌毒素污染的农、畜产品，或通过吸入及皮肤接触真菌毒素可引发多种中毒症状，如致幻、催吐、出血症、皮炎、中枢神经受损，甚至死亡。动物试验和流行病学的调查结果证实，许多真菌毒素还可在体内积累后致癌、致畸、致突变及产生类激素中毒、白细胞缺乏症等，对机体造成永久性损害（孙梅峰，2019；王志恒等，2019；袁航，2019）。经研究发现，我国食管癌和胃癌高发区的河北磁县和赞皇县均与真菌毒素污染有关（李增宁等，2006）。药用植物从田间生长以及采集后不及时干燥，或储存不当，或在制备和加工过程中处理不善，都可能被各种真菌污染并产生真菌毒素。

（一）黄曲霉毒素的危害

黄曲霉毒素（AF）被世界卫生组织（WHO）的癌症研究机构（IARC）划定为 1 类致癌物，是目前已知最强的致癌物，急性中毒的毒性是氰化钾的 10 倍（李婷等，2012）。大量研究表明，长期低剂量或短期摄入较大剂量的 AF 均可诱发大鼠、小鼠、豚鼠、雪貂、鸭雏、狗、猫、兔、猴等动物原发性肝癌（徐纬昊等，2019）。原发性肝癌在美国及西欧一些国家非常罕见，却是非洲及东南亚地区常见的恶性肿瘤。在我国，原发性肝癌年发病人数占世界总病例数的 45%。其地理分布资料显示，高发区位于江苏、浙江、福建、广东及广西等气候条件适于黄曲霉生长繁殖、具有亚热带气候特点的东南沿海岸线。迄今为止，该病的病因尚未明了，其发病与多种因素有关，其中膳食暴露 AFB_1 作为一重要的危险因子已引起世界的广泛注意。中国、肯尼亚、莫桑比克、瑞典、泰国及菲律宾等国家的相关研究结果表明，膳食低剂量长期暴露 AFB_1 与人类原发性肝癌呈正的剂量反应关系。与城区相比，该病的发生在以谷物为主要膳食来源的农村更为常见，且有年轻化的趋势，严重威胁居民的身体健康。

（二）赭曲霉毒素的危害

赭曲霉毒素 A（OTA）对人类及动物健康造成很大威胁，可损害动物的肾及肝，导致受试动物肾萎缩、胎儿畸形、流产及死亡，有致畸和致癌作用，并被认为与人类的巴尔干肾病（Balkan nephropathy，BEN）有关。赭曲霉毒素中，OTA 因分布最广、毒性最强且具有致癌性和免疫毒性，国际癌症研究机构（IARC）将其定为 2B 类致癌物（关一凡等，2014；He et al.，2017；桑晓霞等，2019；税丕容等，2019）。流行病学研究已证明，人类饮食对 OTA 暴露是引起巴尔干肾病的主要原因，这种进行性慢性肾病在 50 年前就已在多瑙河盆地及邻近萨瓦河流域沿岸发现。BEN 可引起肾小管萎缩、肾小球纤维化病变，最终导致肾上皮组织坏死及动脉肥大增生，直至肾衰竭；且伴随有尿频、尿蛋白和尿糖增加、对氨基马尿酸清除率降低等肾功能受损症状。

OTA 急性中毒症状主要表现为：①几乎所有主要脏器多位点出血；②主要脏器（包括脾、心脏、肝、肾）纤维蛋白血栓；③肝和淋巴组织坏疽；④萎缩性肠炎。OTA 具有肾、神经和免疫毒性。

（三）伏马菌素的危害

伏马菌素可以引起动物的急、慢性毒性，因动物的种类不同而作用的靶器官也不相同。国际癌症研究中心（IARC）把伏马菌素划分到 2B 组，即人类可能的致癌物（杨俊花，2015；林滉，2018）。

在所有动物实验中，均发现伏马菌素与肝损伤、某些酯类水平改变相关，且对很多实验动物肾有损害。对 SD 大鼠亚急性毒性实验（≥90 d）表明，肝、肾是大鼠靶器官，肾比肝对 FB_1 更敏感，而雄性大鼠肾比雌性大鼠更易受到攻击。肝病变包括细胞增生、变性、坏死、弥漫炎性浸润、胆管增生、纤维化、肝硬化。在较低浓度（雄性≥15 mg/kg，雌性≥50 mg/kg）时，对大鼠具有肾损伤，包括细胞增生、变性和细胞程序性死亡。伏马菌素还具有生殖毒性、胚胎毒性和致癌性。将伏马菌素纯品注入鸡受精卵后，可使鸡胚致病或致死。给予仓鼠 18 mg/kg FB_1，可见胎鼠死亡数增加。研究证实，伏马菌素可引起小鼠、羔羊、小牛的不同程度肝细胞凋亡和肾毒性，并促使灵长类动物的动脉粥样硬化（坚乃丹等，2018）。美国国家毒理学规划（USNTP）的肿瘤研究实验表明，用含伏马菌素饲料（伏马菌素纯度 >96%）喂养雌、雄性 Fischer-344/Nctr BR 大鼠和雌、雄性 B6C3F1/Nctr BR 小鼠两年，长期摄入高水平伏马菌素（50 mg/kg 以上）可诱发雌性小鼠肝癌并使其寿命缩短，诱发 Fischer-344/Nctr BR 大鼠肾癌，但不影响其寿命。用 BDIX 雄性大鼠进行类似实验，暴露于 50 mg/kg 伏马菌素时，可诱发肝癌。伏马菌素不仅是大鼠肝癌的始动剂和促进剂，且可能与我国食管癌高发相关。我国河北磁县、河南林县食管癌高发区的流行病学调查资料显示：当地居民食用的玉米常被真菌污染，食用这些真菌污染食物可能与食管癌发生有密切关系。

（四）T–2 毒素的危害

T–2 毒素是单端孢霉 A 型毒素中毒性最强的一种，人和动物误食被 T–2 毒素污染的谷物或饲料可引起中毒性疾病，同时会对人和动物的免疫系统、神经系统、生殖系统及消化系统等造成毒性作用（许会静等，2019）。慢性毒理学实验发现，T–2 毒素可使大鼠心肌组织中 ATP 含量、线粒体呼吸链呼吸酶、细胞色素氧化酶活力以及 ATP 酶活力下降。T–2 毒素可能通过损害大鼠心肌能量代谢而导致心肌不可逆损伤，加硒或加维生素 E 可部分对抗这种损伤作用（杨美华，2008；向雨珂，2018）。迄今发现，T–2 毒素可能与两种已知的人类疾病有关联：食物中毒性白细胞减少症（ATA）和大骨节病（KBD）。T–2 毒素可能还与我国某些地区食管癌、克山病和大骨节病的高发病率有关。T–2 毒素在克山病、大骨节病病区粮食中的检出量明显高于非病区（李新楠等，2018）。

（五）呕吐毒素和雪腐镰孢霉烯醇的危害

呕吐毒素（DON）具有很强的细胞毒性，对原核细胞、真核细胞、植物细胞、肿瘤细胞等均具有明显的致毒作用。雪腐镰孢霉烯醇（NIV）对培养的软骨细胞具有明显的损伤作用，特别是对培养早期的软骨细胞有致命损伤，使软骨中的 DNA、基质中葡糖醛酸和碱性磷酸酶含量下降。DON 属于剧毒或中等毒物，对于不同动物的半数致死量（LD_{50}）和致吐剂量分别如表 4–1、表 4–2 所示（朱小明等，2010）。

表 4–1　DON 不同染霉途径的半数致死量

动物种属	接触途径	$LD_{50}/（mg \cdot kg^{-1}）$
小鼠	经口	46.8
	腹腔注射	70.0
新生大鼠	经口	7.3
大鼠	经口	7.3
北京雏鸭	皮下注射	27.0

表 4–2　DON 不同染霉途径的致吐剂量

动物种属	接触途径	致吐剂量 /（mg \cdot kg^{-1}）
北京雏鸭	皮下注射	10.00
狗	皮下注射	0.10
猪	经口	0.10
	腹腔注射	0.05
鸽子	经口	10.00

（引自朱小明等，2010）

国内外对 DON、NIV 的致突变、致畸、致癌作用的研究结果不一致，但多数研究均表明它们具有致畸、胚胎毒性，可能是一种潜在的致癌物质（张海棠等，2018）。DON、NIV 可单独或与其他镰刀菌毒素或黄曲霉毒素共同污染粮谷类，在体内可能相互作用。DON、NIV 不仅污染粮谷类，还可污染粮食制品。人和牲畜误食被毒素污染的粮谷后可产生广泛的毒性效应。它们不仅可以引起动物呕吐、拒食、体重减轻，免疫系统和造血系统受到损害，还具有很强的皮肤毒性和细胞毒性。流行病学研究发现，在食管癌高发区（如河南林县、南非 Transki 地区）的玉米和小麦中均检测到 DON、NIV，其检出率是低发区的 10 倍，DON、NIV 的含量与食管癌的发生呈正相关。近年研究还表明，DON、NIV 可能与人类食管癌、IgA 肾病、大骨节病有关，对人畜健康构成威胁。

（六）玉米赤霉烯酮的危害

玉米赤霉烯酮（ZEN）由镰刀菌属（*Fusarium*）如合谷镰刀菌（*F. graminearum*）和粉红镰刀菌（*F. roseum*）等产生，具有类雌激素样作用和生殖发育毒性、免疫毒性、肝毒性、遗传毒性，影响动物机体内分泌功能，导致流产和死胎，对肿瘤发生也有一定的影响（Yang et al.，2017；王明阳，2019；Pan et al.，2020）。同时，其他多项研究表明与 AFB_1 产生联合毒性效应的 ZEN 也可诱导肝病变和 HCC 的发生（Kucukcakan et al.，2015；Ji et al.，2019；Do et al.，2020）。

早在 1928 年，人们就发现喂饲发霉玉米的猪发生雌激素综合征，表现为外阴和乳腺肿大，有的出现阴道和直肠脱垂。1988—1989 年，内蒙古某两个村发生了一种不明原因的乳房肿大症的流行，患者的主要症状为乳房肿大、疼痛，女性患者还出现月经紊乱。病区母猪出现乳房肿大、流产、死胎和产仔畸形等现象。从病区主食荞麦中分离到镰刀菌，其侵染率（34%）显著高于非病区荞麦（1%）和小麦（2%），且病区荞麦试样提取液中可检出 ZEN，含量为 75~200 mg/kg，而非病区荞麦和小麦中未检出 ZEN。ZEN 能增加雌性小鼠肝细胞腺瘤及垂体腺瘤的发生率，并有剂量–反应关系。此外，在增生和有腺癌发生的妇女子宫内膜中检出了 ZEN，而正常子宫内膜中未检出，提示 ZEN 对子宫腺癌的发生可能有一定作用。以拌饲方式给予小鼠 10 mg/kg ZEN，可显著降低小鼠对单核细胞增生李斯特氏菌的抵抗力，但未引起组织病理学改变。在有 ZEN 存在时用十四烷酰佛波醇乙酸酯（PMA）作用于胸腺瘤细胞系 EL-4，ZEN 能显著升高 EL-4 的白细胞介素 –2 和白细胞介素 –5 的水平。在大鼠肝细胞体外培养液中加入 0.5~15.0 mg/mL ZEN，可使培养液中白蛋白及细胞内 DNA 含量下降，提示 ZEN 对体外培养的大鼠肝细胞有损伤作用。每日经口给予家兔 ZEN，在第 7 d 和第 14 d，低剂量组（10 mg/kg bw）碱性磷酸酶显著升高，高剂量组（100 mg/kg bw）丙氨酸氨基转移酶、天冬氨酸氨基转移酶、碱性磷酸酶、γ 谷氨酰胺转移酶以及乳酸脱氢酶显著升高。此外，给雌性大鼠腹膜内注射 ZEN（1.5~5.0 mg/kg bw），48 h 后丙氨酸氨基转移酶、天冬氨酸氨基转移酶、碱性磷酸酶、血清肌酐、胆红素等生化指标，以及血细胞比容、平均红细胞容积、血小板和白细胞等血液学参数发生改变，表明 ZEN 有一定的肝毒性，对凝血过程也有一定损害作用。

三、其他有害生物源的危害

（一）昆虫类的危害

蝇类可以传播各种病原体如病毒、细菌、真菌、寄生虫等，当它们与药材接触时，可通过携带的病原体和呕吐物污染中药材，通过人类摄食传播。

蟑螂体外可以携带的病原体包括结核菌、麻风菌、白喉菌及寄生虫卵。如果食用被蟑螂污染的中药材，就可能感染它们所传播的疾病。

（二）螨类的危害

近年来发现螨虫与人的健康关系非常密切，如革螨、恙螨、疥螨、蠕螨、粉螨、尘螨和蒲螨等可叮人吸血、侵害皮肤，引起"酒渣鼻"或蠕螨症、过敏症、尿螨病、肺螨症、肠螨症和疥疮，严重危害人类的身体健康（尹晓燕，2015；杨志俊等，2018；Valbuza et al.，2020）。有病理研究发现毛囊蠕形螨使毛囊有不同程度的扩张，虫体周围有淋巴细胞为主的炎症细胞浸润；皮脂腺蠕形螨使腺细胞增生而失去正常结构，导管部有轻度扩张，蠕形螨的大量存在会对机体产生刺激，导致皮肤病变（Woloski et al.，2018）。采用皮肤挑刺试验和尿离心沉淀法对某省从事中药材储藏、加工等职业共 1 994 人进行尿螨病流行病学调查，结果发现尿螨病在这些人群中并非罕见，其患病率与患者的职业、工作环境密切相关（湛孝东等，2016）。药材中由于螨类大量繁殖并积集螨尸、螨粪及其排出的大量水分，使被害物质在短期内发霉变质，使粉类药材结成块状，种子发芽率降低（赵小玉，2009）。对于有螨寄生的中药材及其产品，应当根据其质量情况，分别予以废弃或无害化处理，防止对人产生危害。

第三节　中药材有害生物源的来源

一、细菌的主要来源

细菌是微生物的一大类群，在自然界分布最广，与人类生产和生活密切，是大自然物质循环的主要参与者。细菌广泛分布于土壤和水中，或与其他生物共生。

（一）葡萄球菌属

葡萄球菌广泛分布于自然界，葡萄球菌中以腐生葡萄球菌数量最多。金黄色葡萄球菌为革兰氏阳性球菌，需氧和兼性厌氧，生长温度为 6.5~46℃，最适温度为 30~

37℃，产毒素最适温度为 21~37℃，最低水分活度 0.83，pH 为 4.0~10，最高盐浓度 25%，能在冰冻环境下及 150 g/L NaCl 和 40% 胆汁中生长。金黄色葡萄球菌对热抵抗力较一般无芽孢细菌强，加热至 80℃经 30 min 才能被杀死。

（二）致病性大肠杆菌

大肠杆菌是指示微生物，是温血动物肠道中常见的一类菌群。大肠杆菌是革兰氏阳性、阴性杆菌，需氧和兼性厌氧。生长温度范围为 7~49.5℃，最适生长温度为 37℃，最低水分活度为 0.95，pH 为 4.0~9.0，最高盐浓度 6.5%，在冷冻和酸性环境下能存活。致病性大肠杆菌在室温下能生存数周，在土壤或水中生存可达数月。致病性大肠杆菌可经带菌人的手、食物和生活用品进行传播，也可经空气或水源传播。

（三）变形杆菌

变形杆菌为革兰氏阴性杆菌，无芽孢、夹膜，在自然界广泛分布于土壤、污水及垃圾中，人和动物肠道内常带此菌，正常人带菌率为 1%~10%，有腹泻史的人带菌率可高达 50%，动物带菌率为 0.9%~62.7%。变形杆菌属败坏菌，需氧和兼性厌氧，在 4~7℃即可繁殖，属于低温菌，因此可在低温储存的产品中繁殖。变形杆菌对热的抵抗力较弱，55℃加热 1 h 或煮沸数分钟即可杀灭。样品中的变形杆菌主要来自外界污染，如带菌的人类、被变形杆菌污染的工具、容器及包装材料等。

（四）假单胞菌属

假单胞菌（*Pseudomonas*）隶属于 γ- 变形菌纲。该属成员众多，据 2015 年 8 月原核生物名录（List of Prokaryoticnames with Standing in Nomenclature，LPSN）公布，该属列出 223 个种和 18 个亚种，仍有数十个种待确认。假单胞菌适生范围广，可代谢大量不同的环境底物，并产生多种多样的次生代谢产物。比较基因组学研究表明，假单胞菌属菌株的基因组大小一般在 6~7 Mbp，远大于自然环境中其他常见的革兰氏阴性细菌，丰富的基因组 DNA 资源可能是该属细菌广泛适应各种环境条件的基础。如铜绿假单胞菌可侵染哺乳动物，是临床中常见的人类条件致病菌；丁香假单胞（*P. syringae*）侵染多种植物，造成坏死性斑点病害。除此以外，还有大量假单胞菌存在于土壤、水体、动植物表面或内部营非寄生生活。这些假单胞菌在自然环境和生态平衡中起重要作用（David *et al.*，2020）。

（五）沙门菌属

沙门菌为肠杆菌科沙门菌属成员，是一类条件性细胞内寄生的革兰氏阴性肠杆菌。该菌在自然界分布极为广泛，几乎可以从所有脊椎动物乃至昆虫体内分离得到（Dhowlaghar *et al.*，2018；Ryan *et al.*，2018）。沙门菌属生长温度范围为 5~46℃，生长繁殖的最适温度为 20~37℃；最低水分活度为 0.94，pH 为 3.7~9.5，最高盐浓度 8%，兼性厌氧。沙门菌属在 100℃时立即死亡，70℃经 5 min 或 65℃经 15~20 min、60℃经 1 h 方可被杀死，水经氯化物处理 5 min 可杀灭其中的沙门菌。

二、真菌毒素的主要来源

药用植物从田间生长以及采集后不及时干燥或储存不当或在制备和加工过程中处理不善，均可能被各种真菌污染并产生真菌毒素。

（一）黄曲霉毒素

在我国，黄曲霉毒素（AF）的产毒菌种主要为黄曲霉，总的分布情况为：华中、华南、华北产毒株多，产毒量也大，而东北、西北地区较少。自然条件下，黄曲霉生长繁殖及产生 AF 所需要的温度范围为 12~42℃，最适温度为 25~32℃，最低相对湿度为 80% 左右。因此，黄曲霉是全世界分布最广的菌种之一，在我国各省均有分布。AF 常存在于土壤、动植物、各种坚果特别是花生和核桃中。一般在热带和亚热带地区，AF 的检出率较高。

据文献报道，目前已经在根、茎、果实、种子类等中药材中检测出了黄曲霉毒素，例如薏苡仁中黄曲霉毒素 AFB_1 检出含量为 0.10~0.18 μg/kg、白芍、甘草、吴茱萸中黄曲霉毒素的总检出含量分别为 0.031~5.4 μg/kg、5.8 μg/kg 和 4.6 μg/kg 等（Kong et al., 2013；Xing et al., 2016；Bertani et al., 2020）。

（二）赭曲霉毒素

自然界中有多种赭曲霉毒素产生菌，以赭曲霉（Aspergillus ochraceus）、疣孢青霉（Pcnicillium verrucosum）和炭黑曲霉（A. carbonarius）3 种菌为主，这 3 种菌生长繁殖所需生态环境、污染物种类、污染率等依地域不同而有较大差异。赭曲霉是最早发现的赭曲霉毒素产生菌，生长温度范围为 8~37℃，最佳生长温度为 30℃，最适水分活度为 0.95~0.99，最适产 OTA 温度为 20℃。疣孢青霉的生长温度范围为 0~31℃（最适 20℃），水分活度为 0.95~0.98。研究发现，猪饲料（内含大麦、燕麦或谷糠）受赭曲霉毒素 A 污染后，其中纯绿青霉检出率高达 60%；但近几年发现一些黑曲霉也可产生赭曲霉毒素。炭黑曲霉以苹果、葡萄为主要侵染对象，因此它是新鲜葡萄、葡萄干、葡萄酒和咖啡中 OTA 的主要产生菌，在 30~35℃生长良好，最适产 OTA 温度为 15~20℃，水分活度为 0.95~0.98。此外，洋葱曲霉（A. alliaceus）、孔曲霉（A. ostianus）、纯绿青霉（P. viridicatum）和圆弧青霉（P. cyclopium）也能产生赭曲霉毒素 A。曲霉属产生赭曲霉毒素 A 的条件是中温，寒冷气候。青霉属产生赭曲霉毒素 A 的地区主要是亚热带。一般容易感染赭曲霉毒素 A 的商品包括大豆、绿豆、咖啡豆、酒、葡萄汁、调味品、草本植物、猪肾等。

OTA 产生菌广泛分布于自然界，因此多种农作物和食品，包括谷类、豆类及豆制品、干果、咖啡、葡萄及葡萄酒、香科、油料作物、啤酒、茶叶等均可被 OTA 污染。分别对三七、土茯苓、山药、丹参、薏苡仁、西洋参、百合、莲子等样品进行检测，其中三七、土茯苓、山药、薏米、西洋参、百合、莲子 7 个样品未发现 OTA，丹参样品含量为 7.3 μg/kg、乌梅 0.3 μg/kg、三七 1.9 μg/kg、苦杏仁 0.73 μg/kg 等（Arino，2007；胡淑荣等，2017）。动物饲料中 OTA 污染也较严重，动物进食被 OTA 污染的饲料会导致体内 OTA 蓄积，因此在动物性食品，尤其是猪的肾、肝、肌肉、血液及奶和奶制品等中常有 OTA 被检出；人通过进食被 OTA 污染的农作物和动物性食品而暴露 OTA。据文献报道，目前已经在中药材、霉变谷物、饲料、香料以及各类食品中检测出赭曲霉毒素。例如黑胡椒平均污染水平为 15~69 μg/kg、姜黄平均污染水平为 11~102 μg/kg、甘草最高检出含量可高达 252.8 μg/kg（Arino，2007）、大麦检出含量为 0.041~0.21 μg/kg（唐坤甜等，2011）、啤酒的污染水平为 0.015 ng/mL（李楠等，2010）。

（三）伏马菌素

伏马菌素是 1989 年发现的一种新型毒素，由镰刀菌产生，主要由串珠镰刀菌、轮状镰刀菌（$F.\ verticillioides$）、多育镰刀菌（$F.\ proliferatum$）等产生的真菌毒素。尖孢镰刀菌（$F.\ oxysporum$）等菌株也能产生伏马菌素，主要污染玉米及其制品。在大米、面条、调味品、高粱、啤酒中有较低浓度的伏马菌素存在。据文献报道，目前已经在中药材及谷物中检测出伏马菌素。例如土鳖虫中 FB_1、FB_2 的检出含量分别为 107.2 μg/kg、75.2 μg/kg（余诗琪等，2019），玉米及玉米制品检出含量为 0.26~1.29 mg/kg 等（Munawar et al.，2019）。制何首乌中 FB_2 的检出含量高达 1 643.2 μg/kg，超过了欧盟规定的限量标准，红花中 FB_1 的检出含量为 102 μg/kg、胖大海中 FB_1 的检出含量为 125 μg/kg（谢婷婷等，2011；李春等，2016）。

（四）T-2 和 HT-2 毒素

单端孢霉烯族化合物是一组由镰刀菌的某些菌种产生的生物活性和化学结构相似的有毒代谢产物，其中以 T-2 毒素污染水平较高。T-2 毒素由镰刀菌属真菌产生，这类真菌广泛存在于植物、土壤和其他基质上。可产生 T-2 毒素的真菌主要是寄生在田间的真菌，已知有下列诸种：三线镰刀菌（$F.\ tricinctum$），粉红镰刀菌（$F.\ roseum$），梨孢镰刀菌（$F.\ poae$），拟枝孢镰刀菌（$F.\ sporotrichioides$），木霉菌（$Trichoderma\ lignorum$）。据文献报道，目前已经在粮食作物以及酒类中检测出 T-2 毒素，例如小麦中 T-2 毒素的检出含量为 5~28 ppb（Wagacha et al.，2012），饲用玉米、饲用豆粕、饲用麸皮及饲料样品中检出 T-2 毒素的平均含量分别为 44.6 μg/kg、67.2 μg/kg、59.4 μg/kg、93.6 μg/kg（杜妮，2019），葡萄酒中 T-2 毒素的检出范围为 0~1.67 ng/mL，啤酒中的检出范围为 0~0.67 ng/mL 等（赖心田等，2011）。高效液相色谱—三重四极杆串联质谱测定谷物中的 HT-2 毒素，检出范围为 0~16.50 μg/kg（王晓春等，2011）。

（五）呕吐毒素和雪腐镰孢霉烯醇

DON、NIV 污染粮谷类的现象非常普遍，世界各地均有报道。DON 与 NIV 均属于单端孢霉烯族毒素，主要由某些镰刀菌产生。DON 的主要产生菌是禾谷镰刀菌（$F.\ graminearum$）和黄色镰刀菌（$F.\ culmorum$）。这类真菌大多在低温、潮湿和收割季节，在谷物庄稼中生长。呕吐毒素一般在大麦、小麦、玉米、燕麦中含量较高，在黑麦、高粱、大米中含量较低。呕吐毒素常与其他真菌毒素共存。据文献报道，薏苡仁中 DON 的检出含量为 17.2~42.9 mg/kg、保和丸中检出含量为 50.5 mg/kg（Yue et al.，2010）。目前已经在粮食和饲料中检测出 DON 和 NIV，例如玉米、豆粕、麸皮 DON 平均检出含量分别为 1.01 mg/kg、0.05 mg/kg、0.44 mg/kg（李笑樱等，2012），小麦中检测出 NIV 的平均含量高达 182.56 μg/kg（马玉彤等，2019）。另据文献报道，采用液相色谱—质谱联用技术，对小麦、大麦、玉米及大米等 200 份粮食样品中的污染情况做调查，NIV 检出含量为 6.96~23.0 mg/kg（李瑞园等，2014）。

（六）玉米赤霉烯酮

镰刀菌的生长、产毒与环境条件关系密切，其最适生长温度为 20~30℃，最适相对湿度为 40%。在冷暖交替时镰刀菌产毒能力较强，秋收季节常有显著的温度变化，可为镰刀菌的生长和产毒提供适宜条件。ZEN 是由镰刀菌产生的一种霉菌毒素。主要产毒菌株为禾谷镰刀菌，此外，还有粉红镰刀菌、尖孢镰刀菌、三线镰刀菌、串珠镰刀菌、黄色镰刀菌以及雪腐镰刀菌等。

ZEN 在自然界分布极广，玉米等谷类作物及奶制品极易在生产、收获、加工、运输、储藏等环节受到污染。据文献报道，目前采用特异性免疫亲和柱与超高效液相色谱串联法对市售山药、甘草、薏苡仁中 ZEN 进行检测，检出含量分别为 2.78 μg/kg、1.59 μg/kg、0.12 μg/kg（Sun et al.，2018）。已在粮油中检测出玉米赤霉烯酮，例如玉米油、花生油、调和油中最高检出量分别为 370 μg/kg、61.6 μg/kg、42.2 μg/kg，玉米粉（片，渣）、小麦粉、燕麦片中最高检出量分别为 41 μg/kg、28.4 μg/kg、15.6 μg/kg（宋月等，2020）。

三、其他有害生物源的主要来源

中药在储藏过程中，容易受到其他有害生物源的危害。在中药材仓库环境中，所有昆虫和螨类等构成了储藏期昆虫群落。当库温为 18~21℃、相对湿度在 65% 以上时，有害生物易于繁殖。储藏期害虫不但将许多中药材，其中不乏名贵中药材蛀蚀一空，直接造成中药材数量的损失，而且还能在中药材上排泄大量粪便和各种分泌物，使中药材发热霉变，并传播疾病，影响中药材的质量和安全。

（一）昆虫类

在仓库满足通风、干燥等基本条件下，虫蛀现象仍普遍存在，对中药材的危害也最大。1982 年，全国中药材仓虫调查鉴定出 2 纲、14 目、58 科 200 余种（张志义，2012）。

（二）螨类

螨类是形态结构、生活习性以及栖息场所等高度多样化的一类体型微小的节肢动物，其分布广泛、繁殖快，而且能孤雌生殖，生活方式多样，对环境适应能力强，在各种环境中都可生存。世界上已知螨类种类有 50 000 多种，分别隶属于 2 个目、6 个亚目、105 个总科、380 科，仅次于昆虫。螨类的食性复杂，有植食性和捕食性的农林螨类，寄生性和吸血性的医牧螨类，腐食性、粪食性及菌食性的环境螨类（阿丽亚·司地克，2019）。

第四节　中药材有害生物源的监控

一、细菌的监控

细菌特别是致病菌对中药材的污染，不仅引起中药材变质，而且引起中毒，因此，细菌的预防与控制非常重要。易遭受细菌及其毒素污染的中药材有：①直接吞服的药粉。如川贝母、三七粉、牛黄、羚羊角粉、熊胆等贵重药或用量少的药，不宜同群药煎煮，一般研粉用开水或药汁冲服。②多数动物类药。除贝壳类动物药外，多数动物药本身都带微生物，或含蛋白质等营养物，特别是内脏类、粪便类易受微生物污染。如鸡内金、紫河车、五灵脂、蚕砂、地鳖虫、水蛭、地龙、蛤蟆油、蛤蚧、乌梢蛇、金钱白花蛇、蕲蛇等。③动物胶类药。如阿胶、龟板胶、鳖甲胶、鹿角胶等胶剂，黏性甚大，不宜同群药煎煮，加水加热融化服用。④后下或包煎中药材。如生大黄、肉桂、白豆蔻、鱼腥草等后下药煎煮时间短；车前子、枇杷叶、旋覆花等包煎药未经充分煎煮，不能完全杀灭饮片所带的微生物。⑤其他类。如淡豆豉、六神曲等发酵饮片，曲剂或茶曲等除发酵菌以外的致病微生物，僵蚕等含致病菌类，肉苁蓉、地黄等含水量大的中药材等（杨畅等，2018；邓海英等，2019）。

上述中药材所附带的有害细菌如随中药进入人体，将对人体造成危害。长期以来，中药材的包装多采用麻袋、蒲包、缸、箱作容器，给中药材质量带来很大影响。本来比较纯净，细菌、霉菌含量相对较少的中药材，由于包装材料的污染，或包装破损而导致在储藏、运输过程中被污染，使其药材品质下降（胡首锋等，2017；高新贞等，2019；赵红霞，2019）。因此，应从原料、生产环境、生产从业人员的个人卫生以及生产经营过程等各个方面采取相应措施，限制细菌生长或繁殖，从而控制细菌的危害。由于细菌的种类很多，目前国际上通行的办法是以细菌总数、大肠菌群和致病菌的检测结果作为细菌性污染的指标（史亚等，2019；谢错标等，2019）。

（一）细菌总数

菌落总数是指在每克固体或每毫升液体或每平方厘米面积的检品中所含的细菌的数量，因通常通过样品在营养琼脂中生长的菌落数计数而称为菌落总数。在通常情况下，菌落总数表示单位检品中所含有活菌的数量，一是作为样品被污染程度即清洁状态的标志，二是可以用来预测样品的耐存放程度或期限。

（二）大肠菌群

大肠菌群包括肠杆菌科（*Enterobacteriaceae*）的埃希氏菌属（*Escherichia*）、柠檬酸杆菌属（*Citrobacter*）、肠杆菌属（*Enterobacter*）和克雷伯氏菌属（*Klebsiella*）。大肠菌群一般都是直接或间接来自人与温血动物的粪便。样品中检出大肠菌群其卫生学意义之一：表示食品曾受到人与温血动物粪便的污染。其中典型大肠杆菌说明粪便近期受到污染，其他菌属可能为粪便的陈旧污染。大肠菌群在粪便中存在数量较大，样品中的粪便污染含量只要达到 0.001 mg/kg 即可检出大肠菌群。因此检验方法不仅简易而且灵敏。此外，鉴于大肠菌群与肠道致病菌来源相同，而且在一般条件下大肠菌群在外界生存的时间与主要肠道致病菌也是敏感的，故大肠菌群的另一重要卫生学意义是作为肠道致病菌污染的指示菌。

（三）致病菌

致病菌是指引起人类疾病的细菌，这类细菌随产品进入人体后，能引起食源性疾患，所以该类细菌的卫生学意义显然与细菌总数、大肠菌群有所不同。致病菌因与疾病直接有关，因而国际上对它的要求较细菌总数、大肠菌群严格。细菌总数、大肠杆菌属于卫生指标菌，是评价产品的卫生程度和安全性指标，本身并不是致病菌，与疾病无直接关联，故允许在产品中存在，但不得超过国际规定的限量，而对于致病菌国际标准则规定不允许在产品中检出。样品中经常检出的致病菌有：沙门菌属、志贺氏菌属、变形杆菌属、致病性大肠杆菌、副溶血弧菌、蜡状芽孢杆菌、金黄色葡萄球菌、肉毒梭菌以及链球菌等。

2005 年 11 月 15 日，欧盟委员会发布了 2073/2005/EC《食品微生物标准》，并在2006 年 1 月 1 日正式实施，该规章规定了严格的食品微生物指标要求，2007 年 12 月 5日颁布了其修订条例，部分要求见表 4-3（1441/2007/EC）。目前，我国商务部《药用植物及制剂外经贸绿色行业标准》（WM/T 2-2004）对中药材规定了微生物限度检查。2020年，《中国药典》第四部中"通则 1101"给出了微生物检测法、"通则 1107"给出了非无菌药品等中药制剂微生物限度标准（表 4-4、表 4-5），以利于控制中药材质量，保障人们用药安全。

二、真菌毒素的监控

真菌毒素与其他毒物的显著不同在于其广泛而微量地存在，其危险性也在于微量的长期暴露。且真菌毒素的污染不像微生物毒素的污染，后者的毒性会很快地表现出来，而真菌毒素的污染一般情况下无明显的中毒症状，长期摄入特定低水平的真菌毒素会导致慢性疾病（Xia *et al.*, 2016）。植物性和动物性中药材常被真菌以及真菌毒素污染，因此，必须加强植物性和动物性中药材的防霉除毒措施，改善植物性和动物性

表 4-3　食品安全标准

食品种类	微生物/毒素/代谢物	采样计划①		限量②		分析参考方法	标准应用时期
		n	c	m	M		
婴幼儿的即食食品和特殊医学目的的食品	单核细胞增生李斯特氏菌	10	0		25 g 中不含有	EN/ISO11290-1	超市货架期内产品
为六个月以下婴儿的婴儿配方奶粉和特殊医疗目的的干膳食品	沙门菌	30	0		25 g 中不含有	EN/ISO 6579	超市货架期内产品
	阪崎肠杆菌	30	0		25 g 中不含有	ISO/DTS 22964	超市货架期内产品
能维持单核细胞增生李斯特氏菌生长的即食食品（不包括婴幼儿的即食食品和特殊医学目的的食品）	单核细胞增生李斯特氏菌	5	0		100 cfu/g	EN/ISO11290-2	超市货架期内产品
	单核细胞增生李斯特氏菌	5	0		25 g 中不含有	EN/ISO11290-1	超市货架期内产品
不支持单核细胞增生李斯特氏菌生长的即食食品（不包括婴幼儿的即食食品和特殊医学目的的食品）	单核细胞增生李斯特氏菌	5	0		100 cfu/g	EN/ISO11290-2	超市货架期内产品
预切果蔬（即食）	沙门菌	5	0		25 g 中不含有	EN/ISO 6579	超市货架期内产品
未经高温消毒的果蔬汁（即食）	沙门菌	5	0		25 g 中不含有	EN/ISO 6579	超市货架期内产品
发芽的种子（即食）	沙门菌	5	0		25 g 中不含有	EN/ISO 6579	超市货架期内产品

① n：指一批产品的采样个数，c：指该批样品中检测值超过 m 或在 m 和 M 之间的样品数。
② m＝M.

表 4-4　非无菌化学药品制剂、生物制品制剂、不含药材原粉的中药制剂的微生物限度标准

给药途径	需氧菌总数（cfu/g, cfu/mL 或 cfu/10 cm²）	霉菌和酵母总数（cfu/g, cfu/mL 或 cfu/10 cm²）	控制菌
口服给药 *			
固体制剂	10^3	10^2	不得检出大肠埃希氏菌（1 g 或 1 mL）；含脏器提取物的制剂还不得检出沙门菌（10 g 或 10 mL）
液体制剂	10^2	10^1	

续表

给药途径	需氧菌总数（cfu/g、cfu/mL 或 cfu/10 cm²）	霉菌和酵母总数（cfu/g、cfu/mL 或 cfu/10 cm²）	控制菌
口腔黏膜给药制剂 齿龈给药制剂 鼻用制剂	10²	10¹	不得检出大肠埃希氏菌、金黄色葡萄球菌、铜绿假单胞菌（1 g、1 mL 或 10 cm²）
耳用制剂 皮肤给药制剂	10²	10¹	不得检出金黄色葡萄球菌、铜绿假单胞菌（1 g、1 mL 或 10 cm²）
呼吸道吸入给药制剂	10²	10¹	不得检出大肠埃希氏菌、金黄色葡萄球菌、铜绿假单胞菌、耐胆盐革兰氏阴性菌（1 g 或 1 mL）
阴道、尿道给药制剂	10²	10¹	不得检出金黄色葡萄球菌、铜绿假单胞菌、白色念珠菌（1 g、1 mL 或 10 cm²）；中药制剂还不得检出梭菌（1 g、1 mL 或 10 cm²）
直肠给药 固体制剂 液体制剂	10³ 10²	10² 10²	不得检出金黄色葡萄球菌、铜绿假单胞菌（1 g 或 1 mL）
其他局部给药制剂	10²	10²	不得检出金黄色葡萄球菌、铜绿假单胞菌（1 g、1 mL 或 10 cm²）

*：化学药品制剂和生物制品制剂若含有未经提取的动植物来源的成分及矿物质，还不得检出沙门菌（10 g 或 10 mL）。

表 4-5　中药提取物及中药饮片的微生物限度标准

	需氧菌总数（cfu/g、cfu/mL 或 cfu/10 cm²）	霉菌和酵母总数（cfu/g、cfu/mL 或 cfu/10 cm²）	控制菌
中药提取物	10³	10²	*
直接口服及泡服饮片	10⁵	10³	不得检出大肠埃希氏菌（1 g 或 1 mL）；不得检出沙门菌（10 g 或 10 mL）；耐胆盐革兰氏阴性菌应小于 10⁴ cfu（1 g 或 1 mL）

*：未作统一规定。

中药及其产品的储藏条件，优化储藏方法。由于真菌毒素摄入不会产生明显症状，故现在还未对真菌毒素产生的潜在问题产生足够的重视。

（一）真菌毒素的控制

真菌毒素在潮湿、温暖的条件下极易产生。由于真菌毒素的污染具有不可避免和不均匀性等特点，对待此类毒素污染的控制不应仅通过最终产品的检测来解决问题，而应通过全面、系统的质量控制体系（从采收到储藏），从根本上降低污染的概率和水平。植物性药材在生长、采收、加工、运输及储藏过程中都有可能感染真菌毒素。其中采收前的关键控制点有中药材的灌溉和杀虫剂的使用；采收后采取合适的干燥方法；加工过程中由于加工环境的卫生状况的限制、长期处于较差环境、加入受污染的添加剂、与污染过的仪器设备接触、包装材料不佳等原因，都有可能引入污染（李燕君，2016；王海威等，2017；胡佳哲等，2019）。另外在储藏和运输过程中应保持环境的合理湿度。即通过对种植、收获、加工、储运等环节的监控，全面避免药材中真菌及真菌毒素的污染。不同来源、种类及基质的中药材，在种植、采收、加工、运输和流通过程中，受各种内在及外在因素、生长过程的病虫害、中药材预处理及包装过程中导致的机械损伤等的影响，极易出现发霉变质，不仅影响中药材的质量和安全性、有效性，造成巨大的资源浪费和经济损失，而且严重威胁人类的身体健康和生命安全。目前，常用的防止中药材霉变的主要措施是控制温度、湿度和中药材的含水量。此外，采取针对性的储藏措施，尽可能减少中药材真菌的污染，确保中药材安全。

1. 种植温度和湿度的控制

合理排灌溉调节土壤温度并保持土壤水分，优化种植密度、保持群体良好的通风透气性，可有效防止中药材种植过程中的真菌污染。实验证明，保持 40%~70% 的田间持水量，于收获前 3~5 周内适当灌溉，可防止植株遭受干旱胁迫，起到降低收获前真菌污染的作用（朱锦惠等，2017；王刚等，2020）。灌水不仅可降低干旱胁迫，还可降低土壤温度。在没有灌溉条件的田块，可以通过调整生育期、增施钙素（如石灰）和适时收获等措施减轻植株收获前真菌污染。

2. 中药材含水量的控制

中药材因自身质地及种植条件的影响均含有一定量的水分，而含水量又因中药材内部结构、药材的采收、加工等不尽相同。研究发现，在室温条件下，含水量在 50% 以上的党参 1 个月开始霉变，3 个月开始腐烂；当含水量超过 17%~18% 时，储藏 2 个月开始霉变；当党参含水量低于 15% 时中药材储存是安全的（王刚，2015；禹娟红等，2019）。由此可见，控制药材中含水量能极大程度限制霉菌生长。一般来说，在适宜的温湿度条件下，中药材含水量一般应控制在 8%~12%。可采用晒干、阴干、石灰、木炭干燥、加热烘干、远红外干燥、微波干燥、低温真空干燥等方法，对药材进行干燥和水分控制（许丹，2017；李建林等，2019；王学成等，2019）。

3. 储藏条件的控制

中药材的生长具有季节性、地域性等特点，其中储藏过程是保证中药材质量的重要环节（于燕，2019）。中药材在储藏期间可因温度、湿度、空气、光照、微生物等多种因素影响而遭受真菌侵染，进一步出现霉变（于莉等，2015；王莎，2016；李泽，2019；周世红，2019）。为了避免中药材发生霉变，中药材一般应储存在干燥、阴凉、通风、避免阳光直接照射的地方，储存温度应控制在 25℃ 以下，储存环境的相对湿度应保持在 70% 以下。部分中药材或饮片可储存于塑料袋、木箱、金属箱或玻璃瓶中，最好置于严密封口的不透气包装中。近年来，随着中药材经营规模的日益扩大，各种物理防霉养护法（吸附、辐射、热处理、微波处理、密封处理）、化学防霉养护法（气调、硫黄、二甲基甲酰胺）、生物防霉养护法和绿色植物源抑真菌剂等新型养护技术已被逐渐应用于中药材养护中（高婷，2019；刘妍杰，2019）。在中药材储藏期间，应采用传统经验与现代防护技术相结合的研究策略，并不断吸纳新型、科学、合理的中药材养护技术，遵循"安全储藏、科学养护、绿色环保、确保质量、科学规范、以防为主、防治结合"的原则。

（二）黄曲霉毒素的监测及其限量

1. 黄曲霉毒素的监测

20 世纪 60 年代初已经发现 AFs 的严重危害性，且对其检测方法、脱毒以及污染控制技术等方面进行了全面深入的研究，但直到 90 年代初，国内外学者才对其在药用植物及其产品中的污染状况进行研究。由于中药化学成分的复杂性，采用半定量的 TLC 法或间接竞争酶联免疫吸附法检测中药中 AFs 的含量，常常出现假阳性。近年来，随着科学技术的发展，一些灵敏度高、快速、准确的检测方法逐渐应用到药用植物及其产品中 AFs 的污染分析研究中，尤其是免疫亲和柱净化、柱后衍生化 –HPLC 检测方法的应用（刘丽娜等，2015；Lei *et al.*，2017；Sakin *et al.*，2018；Tao *et al.*，2018；Hu *et al.*，2018；*Zhang et al.*，2018；顾风云，2019；陈晓嘉等，2019；Nan *et al.*，2019；Jurišić *et al.*，2019；马梦戈等，2020；李丹阳等，2020；Wang et al.，2020）。为克服样品需衍生化的缺点，西班牙学者采用聚合吸附剂固相净化 –LC-MS 方法，建立药用植物波希鼠李（*Rhamnus purshiana*）中 AFB_1、AFB_2、AFG_1 和 AFG_2 的含量测定方法，显示 AFB_1、AFB_2、AFG_1 和 AFG_2 的回收率分别为 110%、89%、81% 和 77%。检测限（S/N = 3）和定量限（S/N = 10）分别为 10 ng、25 ng（Ventura *et al.*，2004）。采用免疫亲和柱净化、溴（碘）柱后衍生化 –HPLC 荧光检测和免疫亲和柱净化、三氟乙酸柱前衍生化 –HPLC 荧光检测以及溴化荧光光度检测法（SFB 法）对中药中 AFs 的检测方法进行系统比较，结果表明：免疫亲和柱净化、柱后衍生化 –HPLC 分析法是适合中药 AFs 检测的最优方法（黄思伟等，2014；Iha *et al.*，2017；董姣姣等，2018；宋寒寒等，2018；赵磊等，2018；尹宁宁等，2019；Cho *et al.*，2019）。有些样品的水提取溶液呈酸性，酸性将减弱样品与免疫亲和柱的亲合力，从而导致回收率低等问题。尽管此问题可用磷酸盐缓冲液作为稀释剂来解决，但对于一些酸性高的样品则不适合。为提高此类样品的回收率，可采用具有较高缓冲能力且不含氯化钠的 0.1 mol/L 磷酸缓冲液来解决此问题。经实验证明，改进后的方法适合高酸性药用植物样品中 AFs 的含量测定（Zhang *et al.*, 2017）。

2. 黄曲霉毒素的限量标准

近年来，世界各国及国际组织纷纷制订了相应的 AFs 限量标准和法规（图 4-7、图 4-8、图 4-9，表 4-6、表 4-7）。目前，世界上还没有公认的植物药中 AFs 限量标

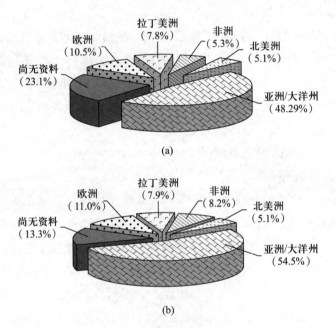

(a)

(b)

图 4-7　1995（a）和 2003 年（b）真菌毒素法规所覆盖的人口占世界人口的百分比
（引自联合国粮食及农业组织，2004）

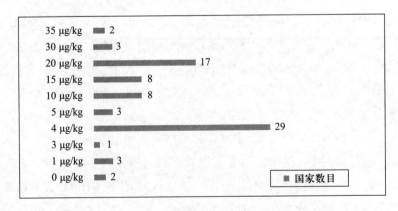

图 4-8　世界各国对食品中黄曲霉毒素总量的限量情况
（引自联合国粮食及农业组织，2004）

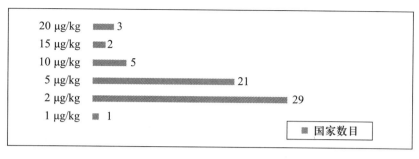

图 4-9　世界各国对食品中黄曲霉毒素 B$_1$ 的限量情况
（引自联合国粮食及农业组织，2004）

准，药用植物中真菌毒素的限量可见中国、韩国、日本、德国及中国香港中，我国《药用植物及制剂进出口绿色行业标准》等对中药材中黄曲霉毒素有明确的限量要求。目前食品中有关 AFs 的标准最多，也最为常见，表 4-3（刘丽娜等，2015）总结了具有代表性的部分国家、地区的食品的限量标准。部分国家及地区针对草药中黄曲霉毒素的相关规定见表 4-6 与表 4-7（刘丽娜等，2015；Zhang et al.，2018）。

（三）赭曲霉毒素的监测及其限量

1. 赭曲霉毒素的监测

赭曲霉毒素 A（OTA）是一类主要由曲霉属和青霉属等真菌产生的次级代谢产物，具有强烈的肾毒性以及致畸、致癌、致突变等作用。OTA 不仅广泛污染于食品饲料和农作物中，近年来被证实在香辛料、甘草等中草药中也广泛存在（Cao et al.，2013；Zhou et al.，2016；刘蕊，2020）。印度学者采用间接竞争酶联免疫吸附法，分析 9 种不同的印度香料（红辣椒、黑胡椒、姜黄、香菜、小茴香、茴香、香菜、葫芦巴和干姜）样品中 AFs、OTA、橘霉素（CTN）的污染情况。通过 ELISA 对香料中霉菌毒素进行定性检测和定量检测，经 LC–MS/MS 进一步确证，红辣椒样品被黄曲霉毒素高度污染（85.4%），其次是干姜（77.7%）。红辣椒中的 AFs 含量为 219.6 μg/kg，是所有样品中含量最高的，在黑胡椒中 OTA 为 154.1 μg/kg，在干姜样品中 CTN 为 85.1 μg/kg（Jeswal et al.，2015）。通过筛选各种药用植物样品中的多重霉菌毒素污染，研究表明其中真菌毒素分别有 AFs、OTA、玉米赤霉烯酮（ZEA）、呕吐毒素（DON）、T-2 毒素（T-2）、桔霉素和烟曲霉毒素（FB$_s$）。在用多功能柱（AF、ZEA、DON、FB 和 T-2）或聚酰胺柱（橘霉素）进行清洁步骤后，通过间接竞争酶联免疫吸附法分析霉菌毒素的污染情况。在分析的 84 个样本中，99% 被 T-2 污染，98% 被 ZEA 污染，96% 被 AFs 污染，63% 被 OTA 污染，62% 被 DON 污染，61% 被橘霉素污染，13% 被 FBs 污染。近 87% 的样品同时含有 4 种或更多种霉菌毒素，几乎每种样品都含有 AFs、T-2 和 ZEA。我们研究中多重污染的样本占比为 100%（Santos et al.，2009）。

鉴于 OTA 的普遍性和危害性，可将可视化试纸条、流式微球技术、电化学传感器、

表4-6　我国与其他各国及地区对食品中黄曲霉毒素限量标准的比较（μg/kg）

食品名称		中国限量	欧洲最高限量			美国限量	日本限量	国际食品法典委员会限量	韩国限量		澳大利亚限量
			AFB_1	AF_s（B_1+B_2+B_3+B_4）	AFM_1				AFB_1	AF_s（B_1+B_2+B_3+B_4）	
花生及其制品	直接食用	20（AFB_1）	2	4	—	20	10	—	10	15	15
	食用前经物理加工处理	20（AFB_1）	8	15	—	20	10	—	10	15	15
谷物（包括荞麦）	直接食用或作为食物成分	2	4	—	20	10	—	—	—	—	—
坚果及水果干	直接食用	—	2	4	—	20	10	10	10	15	15
	食用前经物理加工处理	—	5	10	—	—	10	15	10	15	15

（引自刘丽娜等，2015）

表 4-7 国际组织对食品及中药中黄曲霉毒素 AFB₁ 及 AFs 的限量情况

国家及组织	应用范围	规章	版本	MRL/（μg/kg）	
				AFB₁	AFs（B₁+B₂+G₁+G₂）
联合国粮食与农业组织（FAO）	食品与饲料	世界领域内食品与饲料	2004	1~20（食品）5~50（饲料）	0~35（食品）0~50（饲料）
美国	食品与饲料	《美国药典》（USP）	USP35-NF30	2	4
	大豆、豆类、花生、坚果及其加工食品（磨、切等）、大豆酱、红辣椒酱、红椒粉	《食品法典》	issued on Oct, 2009	10	—
韩国	甘草根、决明子、桃仁、半夏；柏子仁、槟榔、瓜蒌子、远志；红花；木瓜、郁金、肉豆蔻、枳椇子、巴豆、扁桃仁；龟板；白扁豆、	韩国食品药品管理局公告	2008-4	—	10
日本	食品	日本贸易振兴会（JETRO）	2010	不得检出	不得检出
	莲子及其加工产品				
中国	桃仁、九香虫、土鳖虫、大枣、马钱子、水蛭、地龙、肉豆蔻、延胡索、全蝎、决明子、麦芽、远志、陈皮、使君子、柏子仁、胖大海、莲子、蜈蚣、蜂房、槟榔、僵蚕、薏苡仁	《中国药典》	2020	5	10

表 4-8 各国及国际组织对中药材中真菌毒素的限量要求及测定方法

| 组织/国家标准 | 中药材类型 | 最大限量值 MRL/（μg/kg） | | | | 推荐检测方法 | 参考版本 |
		AFB$_1$	AFs	OTA	其他		
《欧洲药典》/《英国药典》	药用植物和草药制品	2	4	—	—	HPLC-FLD	2013 年版
	甘草提取物	—	—	80	—		
	甘草根	—	—	20	—		
	无花果干	6	10	—	—		EC No 455/2004
	辣椒、胡椒、肉豆蔻、生姜、姜黄	5	10	15	—		EC No 1425/2003
	花生、坚果、果干	2	4	—	—		EC No 1881/2006
欧盟法规	未加工的谷物	—	—	5	DON（1250） ZON（100） FBs（2000） T-2 和 HT-2（100）	HPLC-FLD	EU No 165/2013 EU No 844/2011 EU No 105/2010 EU No 2015/1137 EU No 594/2012
	谷类	—	—	3	DON（200） ZON（20） FBs（200）		EU No 1058/2012 EU No 165/2010
《美国药典》	药用植物	5	20	—	—	TLC IAC-HPTLC IAC-HPLC-FLD	第 40 版
《日本药典》	中草药及中草药制剂	—	10	—	—	HPLC-FLD	第 17 改正版
《中国药典》	中草药	5	10	—	—	HPLC-FLD LC-MS	2020 年版
《药用植物及制剂外经贸绿色行业标准》	药用植物及制剂	5	—	—	—	HPLC-FLD	WMT 2-2004
《阿根廷药典》	原药材及制剂	5	20	—	—	TLC HPLC-FLD	FA（8th）

（引自 zhang et al., 2018）

表面增强拉曼光谱等技术在 OTA 快速检测上应用，为实现 OTA 检测快速化、操作简单化、仪器小型化的高通量检测研究和应用提供参考（胡淑荣等，2017；Kong *et al.* 2017）。

2. OTA 的限量标准

由于 OTA 的毒性及致癌性，各国际组织相继给出了限定标准，结果见表 4-9。联合国食品添加剂联合专家委员会（JEFCA）暂定人对 OTA 的每日最大耐受量为 0.17 ng/kg bw），我国谷物、谷物碾磨加工品、豆类及其制品中 OTA 限量为 5 μg/kg（GB 2761—2017）。部分国家和地区对食品和饲料中 OTA 的允许限量标准见表 4-6 和表 4-9。

表 4-9　部分国家和地区对食品及饲料中 OTA 的允许限量标准

国家和地区	谷物种类	允许限量 /（μg·kg⁻¹）
奥地利	小麦、裸麦	5
巴西	大麦、玉米、豆类	50
捷克	一般食品	20
	儿童食品	5
	婴儿食品	1
丹麦	谷物	5
法国	谷物	5
以色列	谷物、豆类	50
	饲料用谷物	300
罗马尼亚	食品、饲料	5
瑞士	谷物及制品	2
美国	小麦、大麦、黑麦及其制品	5
欧盟	未加工的谷物	5
	谷物及其制品	3
	水果干及速溶咖啡	10
	炒制咖啡豆及咖啡豆粉末（速溶咖啡除外）	5
	葡萄酒、鸡尾酒、葡萄汁	2
	甘草根提取液	80
	甘草根	20
英国	甘草	20
	甘草乙醇提取液	80
	甘草浸膏	40
中国	谷物	5
	谷物碾磨加工品	5
	豆类	5

引自《美国食品化学法典》（第 8 版）、《欧洲药典》（第 9 版）、2013 年版《英国药典》《食品安全国家标准　食品中真菌毒素限量》（GB 2761-2017）

（四）伏马菌素的监测及其限量

1. 伏马菌素的监测

近年来，关于药用植物中伏马菌素污染的研究逐渐增多。在土耳其，采用 $O-$ 邻苯二甲醛衍生化 –HPLC– 荧光检测法测定常用的几种草药茶和药用植物共计 115 个样品中伏马菌素 B_1（FB_1）和伏马菌素 B_2（FB_2）的含量。在 2 个样品中检测出 FB_1，污染水平分别为 0.160 μg/g 和 1.487 μg/g（Omurtag et al.，2004）。在南非，采用免疫亲和柱净化 –HPLC 荧光检测方法，对当地居民食用的 19 种食品和 30 种药用植物样品中 AFB_1 和 FB_1 的污染情况进行研究，结果显示所有样品中均未检测到 AFB_1，4 个药用植物样品中均检测到 FB_1，污染水平为 8~1 553 μg/kg（Sewram et al.，2006）。对来自加纳首都阿克拉 4 个市场和加工场所的玉米样品进行 FB_1、FB_2 和 FB_3 污染的分析发现，所有的样品均含有伏马菌素，其中 1 份明显霉变的玉米中伏马菌素的含量高达 52.67 mg/kg，其余 14 份样品伏马菌素污染水平为 0.070~4.222 mg/kg（Kpodo et al.，2000）。在我国癌症高发区的淮安（食管癌高发区）、扶绥（肝癌高发区）和桓台（食管癌、肝癌低发区），食品中伏马菌素平均含量分别为 2.6 mg/kg、0.4 mg/kg 和 0.3 mg/kg，表明伏马菌素分布地域性明显，并且与食管癌的致病性密切相关（Sun et al.，2011）。此外，葡萄干、枣和无花果中也检测到了伏马菌素（Varga J et al.，2010）。

2. 伏马菌素的限量标准

对于伏马菌素的研究很多，但对其限量标准的报道很少。2000 年 6 月，美国 FDA 公布了对人类食品和动物饲料中伏马菌素最低限量标准的推荐值（表 4-8，表 4-10）。

表 4-10　美国 FDA 对伏马菌素在人类食品和动物饲料中的推荐最低限量标准

分类		推荐最低限量标准（FB_1+FB_2+FB_3）/（mg·kg^{-1}）
人类食品	玉米面及其制品（脂肪含量小于 2.25%*）	2
	玉米面及其制品（脂肪含量大于 2.25%*）	4
	干玉米麸	4
	用于做休闲食品	4
	用于做爆米花的干净玉米	3
动物饲料（玉米及其副产品）	马科动物和兔	5（不超过日食量的 20%）*
	猪和鲶鱼	20（不超过日食量的 20%）*
	产子的反刍动物、家禽、貂	30（不超过日食量的 20%）*
	大于 3 月饲养用于屠宰的反刍动物、饲养用于制作裘皮的貂	60（不超过日食量的 20%）*
	用于屠宰的家禽	100（不超过日食量的 20%）*
	其他各种牲口和宠物	10（不超过日食量的 20%）*

* 以干基作为计算基准（引自张艺兵等，2006）

（五）T-2 和 HT-2 毒素的监测及其限量

印度科学家从尖孢镰刀菌（*F. oxysporum*）的培养提取物以及储存期已感染这种真菌的白菜变种（*Brassica campestris var. sarson*）的种子中分离得到 3 种已知的真菌毒素：diaxetoxyscirpenol 毒素，T-2 毒素和玉米赤霉烯酮以及这些毒素的脂肪酯类化合物。霉变的种子提取物的生物活性和毒性以及动物长期摄取发霉种子的分析显示：被尖孢镰刀菌污染的种子对人类健康有严重危害（黄凯等，2014；张枫等，2015；蔡小明，2018）。因此，药用植物在使用之前，应储藏在合适的容器和条件下，以防止自然存在的真菌污染（李燕君等，2015；黄安粉，2017）。

据报道，尖孢镰刀菌、茄病镰孢菌（*F. solani*）和串珠镰刀菌（*F. moniliforme*）等产毒镰刀菌是导致白术、三七等药用植物根腐病的主要致病菌（穆向荣等，2014；刘刚，2018；高芬，2019；马莹莹等，2019；文增叶等，2019）。有的中药材以上述一种镰刀菌为主要致病菌，有的则以上述两种或两种以上镰刀菌为致病菌。由于上述镰刀菌为产毒镰刀菌，可产生包括 T-2 毒素在内的单端孢霉烯族毒素等，因此，很有必要对上述根和根茎类药材中可能污染的真菌毒素进行研究，以保证中药材的安全有效。T-2 毒素是单端孢霉烯族化合物中毒性较大的一种，HT-2 毒素是 T-2 毒素的一种主要代谢产物，其结构差异主要表现为 C4 位置上的羟基化。由于都含有环氧倍半萜烯部分，因此 T-2 和 HT-2 的毒性非常相似，并且 T-2 毒素会迅速地代谢为 HT-2 毒素。对于 HT-2 毒素，目前仅有加拿大针对家畜家禽饲料中的 HT-2 毒素规定限量要求为 100 μg/kg（祭芳等，2018）。国际上对 T-2 和 HT-2 毒素非常重视，欧盟根据重复的实验研究调查结果，对未加工的不同类型的谷物给出了指示性的最大残留限量水平值为 50~1 000 μg/kg（表4-11），其他国家针对 T-2 毒素给出了明确的允许限量标准（表4-12），而我国饲料中 T-2 最高限量为 500 μg/kg（GB13078-2017）。

表4-11　谷物及其制品中的 T-2 和 HT-2 最大残留限量水平值

谷物类型	T-2 和 HT-2 总量最大残留限量水平值 / (μg·kg^{-1})
未加工的谷物	
大麦（制麦芽用的大麦）和玉米	200
燕麦（含皮）	1 000
小麦，黑麦及其他谷物	100
直接食用的谷粒	
燕麦	200
玉米	100
其他谷类	50

表 4-12 部分国家对食品中 T-2 毒素的允许限量标准

国家	适用范围	最大允许限量 / ($\mu g \cdot kg^{-1}$)
俄罗斯	燕麦	100
匈牙利	粉碎的谷物和早餐	300
以色列	饲料及谷物	100
乌克兰	谷物、面粉、面包	100
亚美尼亚	所有食品	100
拉脱维亚	谷物	100
保加利亚	谷物及其制品	100
爱沙尼亚	谷物、面粉、面包	100
摩尔多瓦	谷物及其制品	100
白俄罗斯	婴幼儿食品	不得检出
斯洛伐克	儿童食用的小麦、大米制品	0.5
	儿童食用的玉米制品	1
	小麦、大米、玉米	20

（引自段素欣, 2010）

（六）呕吐毒素的监测及其限量

目前一些国家已制定了谷物中 DON 的限量标准，加拿大和美国规定供人食用的小麦中 DON 的限量标准为 2 mg/kg，婴儿食品为 1 mg/kg，我国也规定了供人食用的谷物及其制品中 DON 含量不得超过 1 000 μg/kg（表 4-8，表 4-13）。

表 4-13 部分国家和地区对食品及饲料中呕吐毒素的允许限量标准

国家和地区	谷物种类	允许限量 / ($\mu g \cdot kg^{-1}$)
美国	人类食用磨粉用小麦	2 000
	人类食用的小麦最终产品	1 000
	饲料用小麦及制品	4 000
俄罗斯	硬质小麦、面粉	1 000
加拿大	未清洗的软质小麦	2 000
	婴儿食品	1 000
	进口非主食食品	1 200
奥地利	小麦、裸麦	500
	硬麦	700
欧盟	未加工谷物（硬质小麦、燕麦和玉米除外）	1 250
	未加工的硬质小麦、燕麦	1 750
	谷粉、玉米粉	750
	加工谷物为主的婴儿食品	200

（七）玉米赤霉烯酮的监测及其限量

玉米赤霉烯酮具有较强的生殖毒性和致畸作用，可使动物发生雌激素亢进症，导致动物不孕或流产，对家禽特别是猪、牛和羊的影响较大，给畜牧业带来较大的经济损失（肖长峰等，2014）。较高剂量 ZEN（50~100 mg/kg）会影响母猪受孕、排卵、胚胎定植、胎猪发育和新生仔猪的生活力，而导致母猪一系列的生殖障碍包括诱发外阴阴道炎、阴道和直肠垂脱、初情期延迟，连续动情引发不育、假孕、卵巢畸形和流产（吴峰洋等，2020）。玉米赤霉烯酮对断奶母猪的生产性能、血清抗氧化功能和免疫功能也有很大影响，随着饲粮中 ZEN 水平的升高，断奶母猪的料重比呈一次线性降低趋势（$P = 0.075$），血清谷胱甘肽过氧化物酶、超氧化物歧化酶活性，血清病毒（猪瘟、伪狂犬病和高致病性猪蓝耳病病毒）抗体水平和外周血淋巴细胞增殖率均呈一次线性降低（$P < 0.05$），而血清丙二醛含量则呈一次线性升高（$P < 0.05$）。由此可见，饲粮中 0.5 mg/kg 的 ZEN 足以诱导小母猪的氧化应激反应，1.0 mg/kg 的 ZEN 能够显著降低断奶母猪的特异性体液免疫和细胞免疫功能（杨立杰等，2017）。饲料中 1 mg/kg 的玉米赤霉烯酮就会使动物雌性化，更高的含量（50~100 mg/kg）将会对怀孕、排卵、移植、胚胎发育、新生动物的生存力产生不利影响。所以，一般国家规定粮谷和食品中的玉米赤霉烯酮的允许限量标准为 60~1 000 μg/kg，我国规定小麦、玉米中的玉米赤霉烯酮的允许限量标准为 60 μg/kg（表 4-14）。

表 4-14　部分国家对食品及饲料中玉米赤霉烯酮的允许限量标准

国家	谷物种类	允许限量 / （μg·kg⁻¹）
奥地利	小麦、裸麦、硬麦	60
巴西	玉米	200
法国	谷物	200
俄罗斯	硬质小麦、面粉	1 000
罗马尼亚	食品	30
乌拉圭	玉米、小麦	200

（杨美华　陈君　孔丹丹）

 本章小结

影响中药材安全的有害生物源主要包括有害细菌、真菌及昆虫等。有害生物源危害主要是指有害生物（尤其是微生物）本身及其代谢过程、代谢产物（如毒素）对中药材采收、运输、储藏等过程中各个阶段的污染。易遭受细菌及其毒素污染的药材所附带的有害物质若随中药进入体内，将对患者造成危害。药用植物及其产品可污染多种真菌，由真菌产生的次生代谢产物包括多种与人类健康安全密切相关的毒素，如黄曲霉毒素、赭曲霉毒素、伏马菌素、T-2毒素和玉米赤霉烯酮等。本章汇总了各个国家及组织对不同类型真菌毒素的限量标准及检测方法，为监测中药中真菌毒素的含量，保证中药的安全有效奠定基础。同时，通过合理控制仓储环境的温度、湿度、通风设施及中药材自身的清洁、包装形式及含水量等因素，采取针对性的防霉变储藏措施等尽可能减少中药材有害生物源的污染，进一步确保中药材安全。

复习思考题

1. 什么是中药材有害生物源？
2. 简述中药材有害生物源的种类。
3. 简述中药材有害生物源的防控措施。
4. 论述中药材中细菌及细菌毒素的危害。
5. 论述中药材中真菌及真菌毒素的危害。
6. 简述中药材中真菌毒素样品的检测方法。
7. 论述中药材中其他有害生物的危害。
8. 阐述中药材有害生物源的研究意义。
9. 阐述中药材真菌毒素的控制方法。

数字课程资源

本章推荐阅读书目　　　参考文献

第五章

中药材内源性有害成分

中药材内源性有害成分指药用植物（或动物）在生长发育过程中生物合成的和中药材生产过程中（包括产地加工、储藏等）生成的毒性化学成分，它区别于中药材的重金属和农药残留等外源性有害成分及有害生物源。

中药材的毒性分级标准一直存在不同。古代对中药材毒性的分级主要依据经验毒性的强弱，一直以来无明显的定量标准，大体上分为无毒、小毒、有毒、大毒、剧毒5级。现代医学根据口服生药半数致死量（LD_{50}），将中药材毒性分为大毒、有毒、小毒和无毒（徐树芸，2004）。

中药材有害成分与毒性成分存在辩证关系。"神农尝百草，一日而遇七十毒"不仅是神话中的传说，还充分说明了中药也是药，是药三分毒。历代本草也记载中药材的毒性，汉代《伤寒论》中记载附子、商陆、吴茱萸、细辛等16味中药材有毒，明代《本草纲目》共收录1 892味中药，其中标注毒性中药共有361味。几千年前我国药物学经典著作已经将中药的毒性进行了分类，如《素问·五常政大论》将中药的毒性分为大毒、常毒、小毒和无毒4类，《神农本草经》将有毒中药材归入"下品"，指出其有毒，应当慎用（羊菲，2020）。然而，中药材的化学成分在临床使用中，若未能对机体产生危害，即使该成分是毒性成分，也不属于有害成分，如雷公藤毒性成分对细胞免疫和体液免疫均有抑制作用，可明显缓解尿蛋白，主要用于慢性肾炎、原发性肾病综合征、IgA肾病、狼疮性肾炎的治疗；当有毒成分在临床上出现危害性反应，毒性成分归属于有害成分，如木通中的马兜铃酸（aristolochic acid）对肾有损害，临床报道排在前几位的可引起肾损害的中药材雷公藤排在第一位，还有木通和马兜铃等。然而，影响中药材产生危害的因素很多，不是毒性药物也可能引起危害，如中医认为：蜜反葱，两者合用，引起不良反应，体现临床上的危害；或过量使用也引起危害。因此，有害成分在一定的条件下包括了毒性成分和无毒成分，而毒性成分在一定条件下（如临床使用不当等）转化为有害成分；而无毒成分只要合理使用是可以避免对人体的危害，故不作为本章重点讨论内容。

总之，有害成分不都是毒性成分，同样，毒性成分也不都是有害成分。毒性成分只有在临床上表现出对机体的危害，才归类于有害成分。因此，只有了解中药材的毒性成分，才能进一步分析毒性成分表现为有害成分所造成的危害性，才能做到有的放矢地监控有害成分，避免中药材临床使用造成危害。为了便于阐述，本章讨论的中药材内源性有害成分主要是指对人体产生危害的毒性成分。

第一节 中药材内源性有害成分及其危害

一般地，药用植物在生长发育过程中经过生物合成的次生代谢成分，是治疗疾病的物质基础，但在临床上也可能表现毒副作用，对人体产生危害；此外，在加工过程中，中药材所含有的次生代谢产物也可能发生变化，并由此导致临床使用时对人体产生危害，因此，中药材内源性有害成分应当是来自药用植物次生代谢产物及其衍生物。

中药材内源性有害成分比较复杂，可以根据来源、化学结构和危害部位不同进行分类。根据来源不同，分为中药材本身含有的有害成分和中药材加工过程中产生的有害成分；也可以根据有害成分本身化学结构不同分类，这与中药化学成分分类相同；还可以根据危害的部位及结果不同分为肾毒性有害成分、肝毒性有害成分、神经毒性有害成分、致癌和致突变的有害成分、生殖毒性的有害成分和其他有害成分。为了便于说明中药材有害成分的危害性，本章采用第三种分类方法进行讨论。

一、肾毒性有害成分及其危害

肾是排泄药物的主要器官，其特殊的解剖和功能特点决定了肾较其他脏器更易受到损害。首先，占心输出量约 25% 的血液流经肾，把大量的药物及代谢产物带入肾，而肾代谢酶活性高，药物在此转化时可产生有毒物质，且肾毛细血管内皮细胞表面积较大，更易接触药物，因而容易受到损害。其次，许多药物经肾小球滤过后，又在肾小管内返回扩散，集中在肾乳头间质及肾小管上皮细胞，使其浓度远远高于血液中的浓度，从而导致肾损害。因此，中药材有害成分进入人体后经过代谢，最终通过肾再排出体外。长期或过量服用含有害成分的中药材，会导致肾损害。

中药材有害成分对肾损害的危害性很大，表现症状有全身乏力、食欲不振、恶心呕吐、腹胀腹痛，或伴腰痛、皮肤瘙痒、贫血、心慌、气短等；泌尿系统表现有尿血、尿量减少甚至尿闭，氮质血症，嗜睡昏迷，抽搐惊厥等。这种危害与使用剂量和用药时间有关，一般用药几天后出现急性肾衰竭，停药并积极救治可以恢复；用药数月或几年会出现慢性间质性肾炎和慢性肾衰竭，数月或数年内进入慢性间质性肾炎、慢性肾衰竭；小剂量或正常剂量长期服用，可导致缓慢进展的小管间质性肾病，最终可发展成为慢性肾衰竭，多表现为肾小管间质纤维化病变，难以逆转。

改变用药途径、不合理的中西药合用、无医嘱擅自服用和过量服用也是导致肾损害的主要因素，研究表明，过量服用导致的肾损害占相当大的比例（约89.68%）。

对肾可能有害的毒性成分包括有机酸、苷类、毒性蛋白、生物碱、萜类、木脂素、黄酮、蒽醌等8类。导致肾损害的有害成分的中药材种类在不同的文献记载中不同，综合文献记载大体上有以下几种：

1. 植物类中药材

雷公藤、草乌、木通、天仙藤、使君子、益母草、苍耳子、苦楝皮、丢了棒、天花粉、牵牛子、金樱根、土贝母、寻骨风、马兜铃、青木香、厚朴、朱砂莲、细辛、土荆芥、马钱子、鸦胆子、番泻叶、相思子、皂荚、巴豆、甘遂、大戟、芫花、草乌、鬼臼、肉桂、商陆、芦荟、铁脚威灵仙、大枫子、马桑子、草乌、含羞草、苦丁茶、千年健、山慈菇、曼陀罗花、钻地风、夹竹桃、大青叶、泽泻、木防己、广防己、汉防己、关木通、千里光、丁香、钩藤、钩吻、补骨脂、白头翁、矮地茶、苦参、土牛膝、望江南子、棉花子、昆明山海棠、蜡梅根等。

2. 动物类中药材

斑蝥、鱼胆、海马、蜈蚣、蜂毒、全蝎、蛇毒、水蛭、海马、红娘子、麝香、蟾酥等。

3. 矿物类中药材

含砷类（砒石、砒霜、雄黄、红矾）、含汞类（朱砂、升汞、轻粉）、密陀僧、含铅类（铅丹）和其他矿物类（明矾）等。

二、肝毒性有害成分及其危害

肝在大多数药物代谢中起重要的作用，主要在于肝可氧化、还原和水解药物并生成相应的产物，该产物在肝内可与内源性物质结合，或药物直接与内源性物质结合，产生一种易排出的水溶性产物。药物在肝内被氧化的关键酶是以血红细胞色素P-450为核心酶的混合功能氧化酶，很多药物可以通过诱导P-450加速自身药物分解，由于这种作用通常是非特异性的，多数药物因此而迅速分解。所以，肝既是药物代谢的主要场所，也是药物毒性反应的主要靶器官。

中药材有害成分对肝的危害表现较为严重。据文献记载，中药引起的肝损害占全部药物性肝损害的30%，且呈逐年上升趋势（宋美君，2006）。治疗骨关节病、肾疾病、皮肤科疾病的中药最易引起肝损害。临床上表现出发热、食欲不振、恶心、呕吐、全身倦怠、腹痛、腹胀、瘙痒等症状，有些患者并发肾损害、皮肤损害、剥脱性皮炎等症状。

国内对中药材引起肝损伤的研究报道较多，不同的中药材导致肝损伤的危害不同。引起一般性肝损害的中药材包括姜半夏、蒲黄、桑寄生、山慈菇等，可引起肝区不适、疼痛、肝功能异常；能引起中毒性肝损害的中药材，如川楝子是典型含萜类肝毒性中药，此外还有苍耳子、黄药子、蓖麻子、雷公藤、五倍子等，可导致中毒性肝炎，出现黄疸、肝大、肝区疼痛等症状，其中，苍耳子含有毒性成分苍耳子苷、生物碱和毒蛋白，毒蛋白具有细胞原浆毒作用，引起肝损伤，急性中毒可引起肝细胞变性及坏死，同时引起肾损害，这种毒蛋白主要存在于种子入药的中药，如苍耳子、蓖麻子等；黄药子含有薯蓣皂苷、黄独素等毒性成分，近年来发现，黄药子萜 A、B、C 均有肝毒性，既损害肝细胞，又影响胆汁排泄；雷公藤的主要成分二萜类、三萜类和糖类，对心、肝和肾都有损害作用，可引起中毒性肝炎和慢性肝损害；五倍子含有可水解鞣质，对肝的直接毒性较高，长期大量应用可引起肝小叶中央坏死、脂肪肝、肝硬化等，此外还有石榴皮、诃子、虎杖等。诱发肝肿瘤的中药材，如土荆芥、石菖蒲、八角茴香、花椒、蜂头茶等含有黄樟醚；青木香、淮木通、硝石、朱砂莲等含有硝基类化合物，均可诱发肝肿瘤。长期服用大黄，可干扰胆红素代谢，导致黄疸，大黄、何首乌所含的大黄素等蒽醌类成分被认为有肝毒性，此外还有番泻叶、虎杖、芦荟等。有些中药材少见引起短潜伏期肝损伤，多数为长潜伏期的肝损害，如何首乌、老虎节、蜈蚣粉等，其中何首乌对肝的损害与患者的特异体质有关，可导致家族性肝损害；蜈蚣粉含毒性动物蛋白，致急性肝损害、局限性神经性皮炎，此外还有鱼胆等；千里光、土三七等中药，其急性、慢性中毒可引起肝窦阻塞综合征、肝巨红细胞症或肝纤维化；矿物药包括雄黄、砒石等，其毒性可使肝脂肪变性，肝小叶中心坏死，此外，含砷或含铅矿物药也可在体内蓄积重金属，致使肝损伤。另外，还有金不换、槲寄生、麻黄、苍术、鸦胆子、艾叶、白及、防己、青黛、泽泻、地榆、望江南草、蛇莓、白果、石蒜、茯苓、酸枣根皮、天花粉、野百合、蒲黄、法半夏、柴胡、红茴香、金果榄、猫尾草、大白顶草、常山、黄芩、油桐子、红娘子、丁香、冬青叶、肉豆蔻、合欢皮、麦角、芸香、喜树、鱼胆、蟾蜍、旱地石蚕、穿山甲、斑蝥、猪胆、铜绿、汞、密陀僧等也表现对肝的损害，大多数中药的肝毒性、肝损伤原因和机制目前仍未得到阐明（赵军宁等，2012；杨军宣等，2014）。

三、神经毒性有害成分及其危害

中药材含有的神经系统有害成分，往往通过影响神经介质的传递、改变神经生物膜的通透性而干扰神经传导功能，导致神经系统的中毒，如烟碱能干扰神经节的胆碱传递；麻黄碱通过抑制氨基氧化而使神经递质破坏减慢；阿托品和东莨菪碱等对中枢 M- 胆碱受体具有专一性的阻滞作用。神经系统受损害表现为眩晕、头痛、惊厥、抽搐、呼吸抑制等。对戒毒中药材而言，精神和神经系统的毒副反应显得更为明显，主要表现为形体消瘦、流涎、流涕、尿淋漓等。

对神经系统有害的成分很多，主要有生物碱、苷类、毒蛋白类、萜及内酯类、重金属类等，其中，生物碱类中药材引起神经毒性的研究较多。

（一）生物碱对神经系统的危害

这类生物碱主要包括乌头碱、士的宁碱、秋水仙碱、莨菪碱等。如生物碱造成迷走神经和感觉神经中毒，先产生异常兴奋后抑制，能直接影响心脏功能，并发其他脏器的变性坏死，甚至麻痹血管运动中枢、呼吸中枢，导致心源性休克、呼吸衰竭而死亡；对于中枢神经，生物碱可能引起视丘、中脑、延脑、脊髓的病变；对呼吸中枢，生物碱可引起呼吸麻痹窒息；对循环系统，生物碱可引起循环系统的衰竭。含有神经有害生物碱的中药材有川乌、草乌、附子、天雄、雪上一枝蒿、马钱子、雷公藤、昆明山海棠、曼陀罗、洋金花、苦楝子、麻黄、山慈菇、光慈菇、野百合、天仙子、闹羊花、长春花叶等。

（二）苷类对神经系统的危害

这类苷主要包括强心苷类、氰苷类、皂苷类、黄酮苷类等。如强心苷能使心肌收缩增强、心率减慢，小剂量有强心作用，较大剂量或长时间使用可导致心脏中毒及停搏；氰苷水解后可析出氢氰酸，损害并抑制呼吸中枢——主要是通过抑制细胞色素氧化酶的活性，引起组织缺氧，重者可立即死亡；皂苷对局部有强烈的刺激作用，并能抑制呼吸，损害心脏、肾，尚有溶血作用；黄酮苷的毒性多因刺激胃肠道和对肝的损害，引起恶心呕吐、黄疸等症状。含有神经毒性有害苷类成分的中药材有洋地黄、万年青、八角枫等含强心苷类中药材；白果、苦杏仁、桃仁、木薯、瓜蒂等含氰苷类中药材；木通、黄药子、商陆等含皂苷中药材；芫花、广豆根等含黄酮苷中药材。

（三）毒蛋白类对神经系统的危害

毒蛋白类对神经系统的危害多表现为剧烈呕吐、呕血、血尿，甚至惊厥、死亡，如望江南子、苍耳子、蓖麻子等。

（四）萜及内酯类对神经系统的危害

萜及内酯类对神经系统的危害表现为强烈的刺激作用，内服可刺激胃肠道，并可引起肝损害。外用对皮肤有刺激作用，引起体温变化，如艾叶、马桑、甘遂等。

（五）重金属类对神经系统的危害

重金属类对神经系统的危害表现为强腐蚀与刺激作用，如含汞类药水银、轻粉、朱砂；含铅类药密陀僧、铅粉；含砷类药砒霜、雄黄、代赭石等。

四、致癌和致突变的有害成分及其危害

国际癌症研究所已鉴定出 368 个化合物对人类有致癌的危险。近年来通过动物实验研究表明，有些中药材也有致癌促癌作用，如 28 种植物含有致癌成分，包括生物碱、亚硝基衍生物、三萜烯糖苷、烯丙基苯等，这些化合物存在于 34 科、110 属、454 种的种子植物和蕨类植物中。

（一）致癌中药材

此类中药材含有可能致癌的有害成分。有些是促进体内生成致癌成分，如鞣质；有些是有毒致癌，如斑蝥素（南方大斑蝥）；有些是在人体内转化成致癌物质，如胡椒酚甲醚（荞麦、辛夷、石菖蒲）、槟榔碱水解物（槟榔、大腹皮）、黄樟醚、异黄樟醚和二氢黄樟醚（大茴香、小茴香、樟、土荆芥、肉豆蔻、胡椒、杜仲、细辛、石菖蒲、桂皮、花椒、八角）；还有致癌成分，如β-细辛醚（石菖蒲、水菖蒲、细辛）、双稠吡咯啶类生物碱（具备1，2位双键和1位羟甲基结构特征，如千里光碱、野百合碱、毛果天芥菜碱，存在于千里光属、豆科野百合属、紫草科天芥菜属）、双稠吡啶类（款冬花）、苏铁苷和新苏铁苷（苏铁）、血松碱（虞美人、紫堇、白屈菜）、积雪草苷（积雪草）、大戟二萜醇（大戟、瑞香）、利血平、血根碱、咖啡因、麻黄碱（麻黄）、巴豆油（巴豆）；最近研究认为马兜铃酸也有致癌作用；部分中药材及提取物也含有致癌的有害成分，如蕨（黄酮醇类）、毛叶蕨、银粉背蕨、菊叶三七（菊三七碱）、黄芩（汉黄芩素）、欧防风（补骨脂素），芫花、狼毒、金果榄的醚提物或水提物，当归水提物、槲皮素、芦丁、三尖杉碱、紫杉醇等均有不同程度的致癌作用。此外，含有致癌有害成分的中药材还有大黄、苦楝子、毛蕊花、昆明鸡血藤、紫花茄、鸢尾属和射干属部分中药材。

（二）致畸中药材

20世纪60年代，国外药物"反应停"导致上万儿童畸形，药物的致畸作用备受关注。中药作为中医临床治疗疾病的物质基础也不例外。导致畸形的主要原因是由于中药材含有有害成分，如秋水仙碱、毒扁豆碱、长春碱、藜芦碱、蓖麻毒素等能阻断DNA、RNA和蛋白质合成，造成畸胎。大量的研究表明，可能致畸的中药材有巴豆、水蛭、生半夏、姜半夏、法半夏、甘遂、青蒿、土荆芥、石菖蒲、桂皮、花椒、八角、细辛、天花粉、秋水仙、扁豆、长春花、藜芦、蓖麻、板蓝根、喜树等；潜在致畸的中药材有百合、苦参、杏仁、桃仁、郁李仁、芥菜、防己。有研究表明，发芽的土豆含有龙葵碱等生物碱，可能是人类神经管缺陷畸形的一个重要触发因素。

（三）致突变中药材

致突变是评价药物远期致癌作用的重要指标。突变有诱发突变和自然突变，诱发突变又分基因突变和染色体畸变两大类型。致突变中药材包括红花（红花苷）、昆明山海棠、狼毒和大戟（二萜内酯类）、茵陈、山慈菇（杜鹃素）、羌活、蒙古黄芪（多糖和黄酮）、槐米（芦丁等黄酮）、杜仲（木脂素和酸性多糖）、白曼陀罗（莨菪类生物碱）、桔梗（三萜皂苷）、川桂皮（桂皮酸等），此外，当归、熟地黄、银杏（总黄酮苷）、白芍（总苷）、雷公藤（雷公藤甲素）、半夏、大黄、石菖蒲、洋金花、板蓝根、喜树、花椒、鬼臼（鬼臼毒素）、长春花（长春碱）、秋水仙（秋水仙碱）、烟碱、阿尔泰藜芦碱、三尖杉碱、马兜铃酸与马兜铃酸A也有明显致突变作用。

五、生殖毒性的有害成分及其危害

中医理论认为，妊娠禁忌中药具有致胎动不安、滑胎、堕胎等作用。怀孕期间使用妊娠禁忌中药可能引起流产或损害孕妇和胎儿，被认为是中药材所含的生殖有害成分所致。一些传统上的非妊娠禁忌中药材也已逐步被证实有生殖毒性。

中药材有生殖毒性的有害成分是通过引起胎盘滋养层细胞损伤、变性坏死，促使大部分胎儿死亡；并可降低绒毛膜促性激素和甾体性激素，使子宫收缩导致流产。

（一）抗生育的中药材及其有害成分

青蒿（二氢青蒿素与青蒿琥酯）、怀牛膝（怀牛膝皂苷 A）、阿魏（脂溶性提取物）、合欢（合欢皂苷）、狭叶南五味子（三萜酸）等都表现出不同程度的抗生育作用。

（二）影响胚胎发育导致生殖毒性的中药材有害成分

如天花粉对早期胎儿有致畸作用，促使胎儿死亡；大剂量的生大黄导致怀孕率降低，胎儿死亡率高等。

含有生殖毒性有害成分的中药材包括：青蒿、莪术（萜类和倍半萜）、牡丹皮（丹皮酚）、川牛膝、蒲黄、冰片、麝香（麝香酮）、天花粉、生大黄、苦瓜（α- 苦瓜蛋白）、朱槿花、合欢（合欢总苷）、土荆芥（土荆芥油）、芫花、甘遂、怀牛膝（皂苷）、大戟、红花、巴豆、芦荟、番泻叶、牵牛子、商陆、斑蝥、昆明山海棠等。

六、其他有害成分及其危害

（一）对血液循环系统的危害

心血管系统一般是先引起心律失常，严重者引起心脏抑制和麻痹，危害早期表现为头晕恶心、心动过缓或心律不齐，重则四肢厥冷、大汗淋漓，最后因痉挛、昏迷、血压下降、心脏骤停而死亡。常见含有血液循环系统有害成分的中药材包括：洋地黄、万年青、蟾酥、商陆、泽漆、苍耳子、乌头等。

（二）对消化系统的危害

中药材对消化系统的危害，首先表现在对胃肠道的刺激，临床上表现症状为恶心、呕吐、肠鸣、腹痛、腹泻、吐血、便血，严重的大量失水、虚脱、电解质平衡紊乱，甚至死亡。常见含有消化系统有害成分的中药材包括：藜芦、芫花、藤黄、大戟、巴豆、千金子等。肝是消化系统中对药物进行代谢的主要器官，中药材有害成分引起肝中毒的称"中毒性肝炎"。

（三）对皮肤、黏膜、肌肉等局部组织的危害

该类中药材有害成分口服后有发麻感，刺激咽喉和胃肠道黏膜，引起呕吐、腹痛、腹泻等消化道和泌尿道刺激症状，外用时还可刺激黏膜、皮肤，引起发红、烧灼感、水疱，甚至溃烂，可影响到肌肉组织。大戟科、瑞香科、萝藦科等中药材均含刺激性

浆液，其主要成分是二萜酯类化合物，是一类具有特异的皮肤刺激作用的细胞毒物，可使皮肤、眼结膜发炎，口腔、喉部灼烧，引起肠胃炎等；漆树科植物中含有的漆树酚类物质可以引起接触性皮炎；荨麻科、豆科、葫芦科中有些植物可以引起抗原–抗体复合物介导的超敏反应，如荨麻疹、呕吐、肺炎、皮炎等。另外还有光敏性有害化合物，使皮肤产生细斑、皮炎、色素沉淀等，如呋喃型香豆素（如补骨脂素）、金丝桃素、多炔及噻吩基烯炔等化合物，主要分布在伞形科、芸香科、兰科、桑科、菊科等植物中，应加以注意。

　　实际上，中药材的有害成分对人体的危害，在临床上表现出的症状并不局限于对某一种器官或某一系统的损害，如对肝的损害，影响人体心脏、肾等器官的正常功能，对神经系统的损害，同样也影响呼吸系统、消化系统、循环系统等的正常功能。

第二节　中药材典型内源性有害成分

一、马兜铃酸

　　马兜铃酸存在于关木通、广防己、马兜铃、细辛、青木香和天仙藤等中药材中，是国际上公认的有害成分，可引起肾损伤。马兜铃酸性肾病（aristolochic acid nephropathy，AAN）：给小鼠静脉注射马兜铃酸 I 的 LD_{50} 为 60 mg/kg，显示毒性；高剂量马兜铃酸造成肾、膀胱和睾丸变性坏死，但低剂量没有毒性（Mengs et al.，1992）。木通、马兜铃在《中国药典》规定剂量下虽然不会对大鼠肾结构和功能产生损伤，但在较大剂量下则出现毒性甚至导致死亡（崔太根等，2000；张卫华，1989）；小剂量（1 g/kg）木通马兜铃煎剂对慢性肾衰竭大鼠肾毒性作用的易感性增加，长期应用亦可显著加速慢性肾衰竭大鼠肾损伤进程（叶志斌等，2002；杨秀伟，2007）。木通马兜铃的这种毒性是由其所含马兜铃酸类化合物引起的，已被定义为马兜铃酸性肾病，AAN 患者有膀胱上皮癌易感性的特征。

　　马兜铃酸类中药可引起肾小管、肾间质损伤，造成肾小球足细胞足突节段融合，系膜细胞基质轻度增多；还可增加尿路癌的发生率，其毒性和致癌性呈剂量—时间依赖性。在临床中应禁用含马兜铃酸成分最高的关木通，其他马兜铃酸类中药应慎用（侯改灵等，2019）。

　　关于马兜铃酸类化合物致突变和致癌的分子机制已基本清楚。马兜铃酸 I 和 II 是基因诱变剂，通过硝基还原代谢活化为内酰胺之后形成 DNA 附加物而起作用。细胞水平体外实验研究发现，哺乳类生命体的一些酶类有活化马兜铃酸 I 和 II 的活力。随着离域化电荷作用形成环氮烯离子，导致与脱氧腺苷和脱氧鸟苷的环外氨基结合嘌呤附加物优先生成。在活体中，主要是 DNA 附加物 7-（脱氧腺苷 -N^6- 基）马兜铃酸内酰胺（dA-AAI）。体外研究发现该附加物在靶组织中非常稳定、持久，突变损伤导致 AT→TA 转换。这种转换在马兜铃酸 I 诱导的啮齿动物肿瘤 *H-ras* 癌基因密码子 61 中高频发生，提示 dA-AAI 在啮齿动物癌化过程中的危象（临界）损伤作用。DNA 结合试验证明，马兜铃酸类与 *H-ras* 小鼠基因密码子 61 的腺嘌呤结合、与人 p53 基因的嘌呤结合。人长期服用马兜铃酸致肾间质纤维化的分子机制研究初步证明，马兜铃酸不但与肾肿瘤发展有关，而且与破坏性纤维化过程也有关。马兜铃酸是一种强力肾毒性和致癌性物质，在动物和人体内的潜伏期都非常短。马兜铃酸致突变和致癌毒性需要 CYP450 酶（细胞色素 P450 超家族 450 酶）介导。人肝和肾组织微粒体、小鼠和大鼠肝微粒体都能使马兜铃酸内酰胺与 DNA 形成附加物，这些微粒体酶主要是 CYP1A1 和 1A2（Stiborowa *et al.*, 2001）。在人肝和肾组织液酶作用下，马兜铃酸内酰胺可形成至少 3 种附加物：7-（脱氧腺苷 -N^6- 基）马兜铃酸内酰胺 I［7-（deoxyadenosin-N^6-y1）aristolactam I］、7-（脱氧鸟苷 -N^2- 基）马兜铃酸内酰胺 I 和 7-（脱氧腺苷 -N^6- 基）马兜铃酸内酰胺 II（Arlt *et al.*, 2001；杨秀伟，2007）。

针对马兜铃酸类成分具有潜在肾毒性的问题，2020 年版《中国药典》除不再收载含马兜铃酸类成分的马兜铃和天仙藤外，还制定了"九味羌活丸"（处方含细辛）的马兜铃酸 I 的限量标准。

二、甲基丁香酚

甲基丁香酚存在于水菖蒲根茎，短尾细辛，北细辛根，杜衡，华细辛，买麻藤根茎，月桂叶、芽、花和果实，蕨叶藁本，肉豆蔻种子，罗勒，滇芹，毛节缬草根和根茎等。在体外生物转化实验中，肝 CYP 能够转化甲基丁香酚产生致癌物质 1'- 羟基甲基丁香酚（1'-hydroxymethyleugenol），此种转化反应由高亲和性与低亲和性酶所催化，其中有大量 CYP 异构酶参与了高亲和性转化反应。研究表明，CYP 2E1 和其他未鉴定的异构酶（可能是 CYP 2C6）催化甲基丁香酚的 1'- 羟基化代谢反应，而 CYP 3A、CYP 1A2、CYP 2D1 和 CYP 2C11 不催化。在整体实验中，有甲基丁香酚的 1'- 羟基化代谢反应发生，并见包括 CYP 2B 和 CYP 1A2 在内的 CYP 异构酶被诱导。甲基丁香酚在 13 份人体外肝样品中的 1'- 羟基化代谢速率有很大的差别（最大相差 37 倍），最高活性者类似于在大鼠肝微粒体的代谢速率（Gardner *et al.*, 1997）。动物实验表明，甲基丁香酚是一种多位点和多特性的致癌物质（Gardner *et al.*, 1997；Johnson *et al.*, 2000）。有关致癌机制的研究表明：具有烯丙基苯结构的甲基丁香酚、茴香脑和黄樟醚本身并无致肝毒性和致肝癌性，但通过将三者在"结构 - 代谢 - 基因毒"相关性上相比较，发现它们的 1'- 羟基化转化产物可诱导雄性 Fischer 344 大鼠肝细胞非时间依赖性合成 DNA。1'- 羟基甲基丁香酚可与肝 DNA 和蛋白质交联（Chan *et al.*, 1992；Gardner *et al.*, 1996）。9 名健康成年志愿受试者在早餐进食 12 个姜饼（含甲基丁香酚），在进餐前和进餐后 15 min、30 min、60 min 和 120 min 分别抽取血样，血清平均甲基丁香酚含量为（16.2±4.0）pg/g 湿重，血药峰值出现在进餐后 15 min，平均为（53.9±7.3）pg/g 湿重，随后迅速下降，清除半衰期约为 90 min。人体按 68.3 kg 计算，给药量应为 3.16 μg/kg，平均血药含量是（0.053 9±0.008 3）ng/g，在给药剂量和血药含量方面都比啮齿动物低 10 000 倍（Schecter et al.，2004；杨秀伟，2007）。

三、京尼平苷

京尼平苷（geniposide）存在于栀子果实、鸡屎藤根和石榴茎中等。栀子提取物能使豚鼠和小鼠肝色素沉着；给大鼠饲喂栀子提取物产生肝毒性；高剂量的栀子提取物或京尼平苷亦能产生肝毒性（Yamano et al.，1990）。按 320 mg/kg 剂量给大鼠灌胃京尼平苷，血清丙氨酸转移酶和天冬氨酸转移酶皆升高。如果预先给予氯霉素或腹腔给予京尼平苷则无此副作用。灌胃给药 4 h 后，肝中非蛋白巯基化合物含量呈剂量依赖性降低。在体外试验中，京尼平苷的苷元京尼平苷元（genipin）能与谷胱甘肽和半胱氨酸的巯基反应。按 80 mg/kg 剂量给大鼠腹腔注射京尼平苷元所致肝毒性，与灌胃 320 mg/kg 剂量京尼平苷所产生的肝毒性相当。用丁硫氨酸亚砜胺预处理可增强京尼平苷的肝毒性，而用半胱氨酸预处理可完全抑制京尼平苷的肝毒性。因此，京尼平苷的肝毒性是由其体内生物转化和 / 或代谢产物与肝中非蛋白巯基化合物结合引起的。应用 V79 细胞进行 Ames 试验、重组修复试验和姐妹染色单体交换（SCE）试验，发现 8 mg/mL 京尼平苷元有基因毒性作用，可明显诱导四倍体产生（Ozaki et al.，2002；杨秀伟，2007）。

四、鬼臼毒素

鬼臼毒素（podophyllotoxin）是从鬼臼树脂类木脂素中分离得到的具有显著细胞毒性的天然活性物质。在八角莲、桃儿七、山荷叶、江边一碗水等植物中发现鬼臼毒素的存在。鬼臼类中药是小檗科、鬼臼亚科、桃儿七属、山荷叶属、八角莲属及足叶草属药用植物的统称。鬼臼毒素对小鼠口服的半数致死量（LD_{50}）为 90 mg/kg，对小鼠腹腔注射的 LD_{50} 为 30~35 mg/kg（尚明英，2000）。鬼臼毒素对脑组织细胞和脊髓以及肝的亲和力较强，并能通过血脑屏障引起神经系统的中毒。鬼臼类中药中毒病理抢救过程的血气分析结果显示，动脉血二氧化碳分压、实际碳酸氢盐、标准碳酸氢盐偏低，提示因换气过度致呼吸性碱中毒和代谢性酸中毒；血常规结果显示，中性粒细胞百分比偏高，提示可能有感染；肝功检查结果显示，血清天门冬氨酸氨基转移酶偏高，提示肝细胞受损；肾功能检查结果显示，尿素氮、肌苷偏高，提示肾小球滤过功能下降，肾实质受损；电解质检查结果显示，血钠、血氯偏高，提示严重脱水及肾小管酸中毒；心功能检查结果显示，肌酸激酶、肌酸激酶同工酶、乳酸脱氢酶、α- 羟基丁酸脱氢酶偏高，窦性心律，偶发室性早搏，左心房肥大，提示心肌严重受损（于萍等，2007）。

口服摄入大量鬼臼毒素后，神经毒性是全身毒性中最稳定的特征，早期中毒症状是胃肠道反应。一般表现为呕吐和腹泻；继发中枢神经系统中毒反应；严重中毒主要表现为多发性神经系统疾病并发心肌损害、中毒性脑病（金大中，2003），出现中毒性休克甚至死亡。鬼臼毒素具有较高的血浆蛋白结合率，呈现播散性中枢神经系统毒副作用，而且缺乏特异性的解救药物。鬼臼毒素引起的中毒性脑病往往是短暂可逆的，永久损伤智力的情况并不常见。对鬼臼毒素中毒病例的神经传导研究和神经活检证实存在轴突萎缩，虽然没有显示出定量关系，但轴突萎缩可能与神经纤维数量变化有关，周围神经未能充分再生和持续的纤维变性导致鬼臼毒素中毒的临床表现。虽然鬼臼毒素中毒的中毒性脑病往往是短暂可逆的，然而，如果感觉神经节细胞定向进程的中央远端部分受影响，且没有再生的可能性，将可能导致神经的永久损伤（Chan，1991）。

文献报道，外用过量鬼臼毒素可致表皮红斑、水肿、角质层细胞坏死及皮肤炎症细胞浸润，甚至严重的系统吸收毒性。鬼臼毒素尚有导致皮肤血管内皮细胞受损，诱导局部白细胞介素 –1、白细胞介素 –2 的表达和刺激巨噬细胞活化、增殖等多种生物学活性，这可能是长期应用鬼臼毒素出现皮肤炎症反应的直接原因。

五、番木鳖碱

番木鳖碱（strychnine）又名士的宁，存在于马钱科植物马钱、云南长籽马钱等的种子中，是中药马钱子的毒性成分，也是有效成分。急性毒性实验中得到，番木鳖碱对小鼠灌胃的急性 LD_{50} 为 3.27 mg/kg；小鼠腹腔注射的急性 LD_{50} 为 1.53 mg/kg。成人一次口服 5~10 mg 可致中毒，30 mg 可致死亡，幼儿口服 5 mg 即可致死。应用 MTT 法对番木鳖碱进行细胞毒性试验发现，番木鳖碱的细胞增殖抑制作用仅次于异番木鳖碱的氮氧化物，其半抑制浓度（IC_{50}）为 0.241 1 μg/mL（黄韶清，2002）；对 HepG2 细胞的抑制作用呈剂量依赖性，即随药物浓度增加而作用增强，在给药 72 h 后才能有效抑制，最高抑制率达 89%（Deng et al., 2006）。

对番木鳖碱的中枢神经系统毒性研究发现，番木鳖碱对整个中枢神经系统都有兴奋作用，首先兴奋脊髓的反射功能，其次兴奋延髓的呼吸中枢及血管运动中枢，并能提高大脑皮质的感觉中枢功能。这是造成番木鳖碱中毒死亡的主要原因。具体作用机制为：番木鳖碱敏感的甘氨酸受体广泛存在于胆碱性中间神经元中，甘氨酸是抑制性神经递质，番木鳖碱能与甘氨酸竞争脊髓突触后抑制部位，阻断抑制效应，从而使运动神经元对传入刺激引起较大反应，脊髓兴奋显著。脊髓对番木鳖碱有高度的强敏感性，治疗剂量下可被兴奋从而反射增强，过量则使脊髓反射兴奋显著亢进，引起强直性惊厥，继而导致窒息死亡。

番木鳖碱在体内吸收迅速，口服、注射均可快速进入血液循环，但中枢神经系统的药物浓度并不比其他脏器高。其在体内主要被肝微粒体酶迅速代谢，约 20% 由尿液排出。

在临床上马钱子以炮制品入药时，番木鳖碱主要转化为氮氧化合物。毒性比较实验中测得番木鳖碱 $LD_{50} \pm L95$：1.104 ± 0.054（1.08~1.09）；0.746 ± 0.166（0.55~0.88），番木鳖碱氮氧化合物 $LD_{50} \pm L95$：10.92 ± 3.05（8.04~14.14）；5.80 ± 1.28（3.05~5.61），显示番木鳖碱氮氧化合物的毒性比番木鳖碱显著降低。番木鳖碱组动物的中毒潜伏期为 2.5 ± 0.6 min，每次抽搐时间 1.4 ± 0.7 min；其氮氧化合物中毒潜伏期为 22.4 ± 8.1 min，每次抽搐时间 0.8 ± 0.3 min。显示番木鳖碱经炮制后中毒潜伏期明显延长，抽搐时间明显缩短，还可抽搐多次而不死亡（马骋等，1994）。

第三节　中药材中内源性有害成分的监控

加强中药材有害成分的监控，提高中药材的安全性，对促进中药国际化、现代化都有重要意义。对中药材内源性有害成分的危害性分析表明，大量的内源性有害成分都是药用植物在生长发育过程中形成的次生代谢产物。因此，为了监控中药材内源性有害成分，应当了解中药材内源性有害成分的形成过程，分析影响中药材内源性有害成分形成的因素，才能有效监管和控制中药材内源性有害成分，避免给人体健康带来危害。

一、药用植物栽培过程和中药材形成过程中的有害成分监控

中药材所含有的有害成分大多数来自药用植物生长发育过程中所形成的次生代谢产物，因此，为了避免中药材的有害成分对人体的危害，首先应该在有害成分形成时予以监控。国家对中药材生产实施质量管理规范，从药用植物生长的生态环境、种质、栽培技术、采收与加工、包装储藏与运输、质量标准建立等方面监控中药材的质量，确保所生产的中药材质量达到"安全、有效、稳定、可控"的目的。

（一）生态环境对中药材内源性有害成分形成的影响

药用植物次生代谢产物的形成是十分复杂的过程，次生代谢产物是由基因型和环境共同作用的产物，对于某种基原清楚的药用植物，其基因型是稳定的，环境可以影响基因的表达，基因型的多样性导致酶种类的多样性，影响次生代谢产物生物合成的多样性，同种中药材、不同产地（即不同的生态环境）表现出次生代谢产物的差异，如近年来有人研究我国不同地区一叶萩中一叶萩碱的旋光性及其含量，发现东北地区、江苏、浙江、安徽、湖北等地产的一叶萩碱皆为左旋性，北京地区的多为右旋性。左旋一叶萩碱以辽宁千山产的含量较高，右旋者北京和兴隆产的较高。总的来说，各地一叶萩含的右旋一叶萩碱较左旋一叶萩为高（林文雄，2007）。道地中药材形成的规律性仍然需要深入的特别是从分子生物学水平的研究，因此，从生态环境监控药用植物

内源性有害成分的形成，尚需从生态环境如何影响基因型着手加以监控。

（二）种质对中药材内源性有害成分形成的影响

大量研究表明，种质是影响中药材内源性有害成分形成的关键。药用植物长期栽培导致种质退化，或出现不同的栽培品种，这使得中药材质量控制复杂化，究其根源在于次生代谢产物含量和组成的不稳定，同样也使中药材内源性有害成分不可控，如甘肃岷县当归（紫色）含挥发油 0.46%，当归（白色）含挥发油 0.28%（林文雄，2007），因此，只有开展药用植物优良品种选育，避免种质退化，使次生代谢产物的组成和含量更稳定，才能有效监控中药材内源性有害成分。另外，药用植物组织培养的脱毒技术，可以避免药用植物体内病毒对种质的影响，达到培育优良品种的目的，如怀山药的脱病毒组织培养成功解决了植物叶色失绿、花叶畸形造成的品质退化的问题，提高了怀山药的品质。

（三）栽培技术对中药材内源性有害成分的影响

栽培药用植物目的是通过模仿或改善药用植物的生长环境，在中药材的质量达到要求的前提下，谋求提高中药材产量。然而，中药材质量与药用植物次生代谢产物的含量和组成有关，而次生代谢产物又与药用植物生长环境变化有关，因此为了实现中药材质量的稳定，规范药用植物栽培技术是关键。药用植物生长发育过程中，调控次生代谢产物合成的基因是否表达以及如何表达，受到栽培技术的影响，如光照影响次生代谢产物的合成。有人研究不同光强下伊贝母中生物碱的含量，发现在 80% 的相对光强下，生物碱含量最高而全光照或过度遮阴，含量均降低，因此，适度遮阴有利于伊贝母中生物碱的积累。另外，绞股蓝总皂苷含量也在相对照度 65% 左右时最高，相对照度低于 50% 或高于 85% 时总皂苷均呈降低趋势（林文雄，2007），因此，规范药用植物栽培技术不仅是稳定中药材质量的保证，也是监控中药材内源性有害成分的重要手段。

（四）生物工程技术对中药材内源性有害成分的影响

药用植物的化学成分形成与植物代谢过程有关，研究药用植物化学成分的生物合成途径，不仅有助于化学成分的仿生合成，而且可以人为调控有害成分的形成，通过终止不需要的代谢途径，降低或消除有害成分的形成，甚至调控成有利于定向合成所需要的化学成分。通过生物工程技术调控药用植物有害成分较为成功的方法是基于次生代谢关键酶的基因工程技术，如中国科学院植物研究所已克隆出青蒿素生物合成途径中两个关键酶的基因，调控转基因材料青蒿素的生物合成达到了分子调控的水平（唐克轩，2005），*TAR1*（TRICHOME AND ARTEMISININ REGULATOR1）基因过表达的黄花蒿（*Artemisia annua* L.）植株中，青蒿素、青蒿酸和二氢青蒿酸的含量均提高（肖玲，2015）。因此，合理利用调控因素，可能成为今后中药次生代谢基因工程的一种有效手段。另外，用人工合成或生物合成的特定互补的 DNA 或 RNA 片段来抑制或封闭某些基因表达的反义核酸技术，通过药用植物的转基因手段将该片段导入药用植物细胞，使其控制某一代谢途径上关键酶的活性，使酶活性受到抑制或增强，从而达到活性成分含量提高或有害成分降低的目的。如用反义技术调节亚麻植物毛状根中肉桂醇脱氢酶的活性，抑制木质素的合成（唐克轩，2005）。

（五）采收与加工对中药材内源性有害成分的影响

采收与加工是中药材形成的开始，在中药材形成过程中，中药材内源性有害成分也会产生变化，如有关不同采收期对药用植物次生代谢产物影响的研究报道较多，为了确保中药材质量，通常不同药用植物都有特定的采收期，如茅苍术中总挥发油和β-桉叶醇含量均以二年生高，次生代谢产物含量并非与生长年限成正比；而一年中以5月份和10—11月份的含量高（林文雄，2007），因此，规范采收期、稳定中药材内源性成分，是有效监控中药材内源性有害成分的手段之一。中药材在加工过程中出现内源性次生代谢产物的变化，如乌头中的乌头碱在乌头蒸制过程中发生变化，当加热达到100℃时，乌头碱除去1分子乙酸，产生乌头次碱，随着温度升高，当加压温度达到160~170℃时，再继续水解生成乌头原碱，因此，加工方法也影响中药材内源有害成分的变化，监控中药材内源性有害成分，必须规范中药材的加工方法，确保中药材质量的稳定。

（六）包装、储藏和运输对中药材内源性有害成分的影响

在中药材储藏过程中，由于储藏环境导致中药材次生代谢产物发生变化，如药用植物有某种苷，就有水解该苷的酶存在，因此，在药用植物采收后，应当迅速加工，否则在堆放过程中苷发生水解，可能产生危害性更强的成分，如洋地黄中的毛花苷在酶的作用下水解生成相应毒性更强的次生毒苷或苷元；即便是经过加工后的中药材，在储藏过程中，中药材内源性有害成分也发生变化，如黄芩中的黄芩苷在黄芩酶的作用下水解生成黄芩素，后者具有游离的三邻酚羟基，易被氧化生成绿色物质。因此，规范中药材的储藏条件，可以稳定中药材内源性成分，避免内源性有害成分的生成。

二、中药材使用过程中的有害成分监控

中药材使用过程中，无论是有毒还是无毒，只要使用得当，严格按中医理论进行，一般不会对人体产生危害，如2015年版《中国药典》（一部）共收载含毒中成药474种，占成方制剂的31.75%（李春晓等，2018）。即便是在中药材使用过程中出现了一些轻微的毒性反应，也是属于正常的反应，与现代医药学认为的"中毒"有根本的区别。我们应当结合中医药理论，正确认识中药材的内源性有害成分，深入分析形成内源性有害成分的可能途径，以避免有害成分给人体健康带来危害。

在使用过程中引起中药材有害成分危害的主要途径如下。

（一）误服伪品

由于药用植物形态相似或加工成中药材后外观相像，在使用过程中若不加以识别，容易误服有毒伪品导致危害。如商陆与人参形态相似，两者都含有三萜皂苷，但商陆

三萜皂苷的毒性强，容易误当成人参使用，导致中毒。半夏、天南星、独角莲及在市场上作为天南星代用品广泛使用的掌叶半夏，均属于天南星科，为临床常用有毒中药，这 4 种有毒中药临床中毒症状极为相似，误服均出现黏膜及皮肤刺激、口舌肿胀、呼吸缓慢甚至窒息死亡（刘先琼，2012）。

（二）品种混乱

中药材品种混乱导致误用而中毒。如五加皮有南五加、北五加、香五加之分，北五加有毒、南五加无毒、香五加有小毒，若三者混淆造成误用，易导致中毒。

（三）同名异物

中药材有同名异物现象，使用过程应当通过形态，必要时通过显微观察或生理生化反应加以鉴别。如果不加辨别，易误用而导致中毒。如木鳖子有番木鳖和土木鳖之区别，两者都有毒，但番木鳖毒性更强，误用导致中毒死亡。

（四）剂量过大

药物的剂量与毒性作用关系十分密切。许多中药材，特别是有毒中药材、补益类中药材，在治疗剂量以内时起治疗作用而无毒性作用，但应用剂量超过治疗的剂量时，便可发生毒性作用，对机体造成损害，损害程度随剂量的增加而加大。如马钱子、蟾酥要在中医指导下使用，不能过量；补益类中药材并非越多越补，也要在中医指导下使用，用量过大就易导致中毒。因用量过大而导致中毒甚至死亡的在临床上屡有报道，如过量服用人参导致人参中毒综合征。在临床中应严格控制有毒中药饮片的使用剂量，科学合理用药，避免不良反应事件的发生。

（五）炮制不当

炮制是中药材使用中的一项重要内容，正确的炮制工艺可以减缓或消除中药材中有毒成分的毒性。有些中药材若没有炮制或炮制不当，就很容易引发中毒，从而对人体造成危害。如生附子与炮附子、生半夏与制半夏、生南星与制南星等，生品有毒并带有刺激性，这种刺激性毒性是由草酸钙和蛋白质组成的针晶复合物引起的，而草酸钙本身没有刺激性（刘先琼，2012），炮制后基本消除毒性，若炮制不当或炮制不彻底，也可能导致中毒。因此，为确保用药安全、增强疗效，就必须重视炮制工艺。

（六）配伍不合理

中医临床用药应严格遵循中医理论，进行辨证论治，以降低毒性，如雷公藤是临床上治疗类风湿性关节炎的常用中药，但由于严重的毒性反应，常与甘草/白芍联合使用，然而研究表明甘草酸与雷公藤甲素长期合用时，安全范围较大，而芍药苷与雷公藤甲素合用时，则需严格控制用量及使用时间（李新秀，2015），因此雷公藤类药物的临床联合用药尚需深入研究。另外，中医传统的十八反、十九畏、妊娠用药禁忌、服药食忌、中西药的配伍禁忌、病症禁忌等，有时会导致中毒等，多数中毒机制值得深入研究，如"甘草反甘遂"，甘遂与甘草合用能够抑制参与甘遂中毒性成分甘遂萜酯

A（kansuinine A）和甘遂萜酯 B（kansuinine B）代谢的 CYP3A4、CYP2D6、CYP2C9、CYP1A2 及 CYP2C19 活性，而使甘遂中这两种毒性成分代谢减慢，产生蓄积；另外，甘草中主要成分甘草酸和甘草次酸能够抑制这两种毒性成分的代谢，这可能是甘遂与甘草合用毒性增强的原因之一（景欣悦等，2015）。

（七）选用制剂不当

有些药物对人体毒性较大，因此，需要特殊的剂型，使用不当会导致中毒。如砒石制成注射剂通过静脉滴注给药可用于治疗白血病，诱导异常增殖的幼稚细胞凋亡，对急性早幼粒细胞白血病（APL）有显著疗效，但砒石酒剂入口则使人毙命。

（八）给药途径不当

药物的给药途径不同，机体对药物的吸收速度、吸收量和代谢过程也不同，造成的毒性程度也不同。一般静脉注射给药毒性大，其次是肌内注射给药、口服给药，皮肤接触给药的毒性最小。但含有苦杏仁苷的药物做成针剂，通过静脉注射给药较口服给药安全得多，主要是由于苦杏仁苷在胃中水解生成苯甲醛，释放出毒性强的氢氰酸，氢氰酸能抑制中枢神经系统，导致中毒；而多数皂苷类成分有溶血作用，适宜口服，不宜注射给药。有毒中药外用可有效减轻毒性，如张仲景在《金匮要略》中记载"蚀于肛者，雄黄熏之"，采用烟熏方式用药，既能有效治疗肛门局部蚀烂，又能有效避免雄黄内服可能引起的毒副作用，保证了用药安全（项丽玲等，2019）。

（九）服用方法不当

组织化学研究表明，中药材所含有的次生代谢产物分布在不同的组织，特别是内源性有害成分在不同组织中的分布加大了中药材服用的危害性，如巴豆必须去油取霜服用，否则毒性剧烈，致暴泻不止；鸦胆子内服必须去壳取仁，用胶囊、枣肉或龙眼肉包裹，避免灼伤口腔、食管等消化道黏膜。本草记载，人参使用时应去芦，否则易催吐中毒，人参组织化学和药理学研究表明，人参芦头的皂苷含量高，服用易催吐中毒，减少使用芦头的剂量，可以避免危害的发生。

（十）个体差异

中药材内源性有害成分对不同个体的危害也不同，机体体质因素是产生中药毒性的内因。如当神经系统处于抑制、深睡或麻醉状态时，个体对有害成分的敏感性降低。若个体肝、肾功能不足，解毒或排泄能力差，则易中毒。寒冷、营养不良、过度疲劳等因素可以降低机体排泄器官的功能，减弱机体的防御能力，使之处理有害成分的能力降低，从而引起中毒；过敏体质的人服用无毒中药材后，有时也会出现中毒症状。如白芍、熟地、牡蛎等中药材本无毒，但个别人服用后会出现中毒症状。

中药材使用过程要避免有害成分对人体产生危害，必须把好中药材使用的各个环节。第一，通过鉴别中药材基原，监控其有害成分，一般地，来源于同科属的中药材含有结构相似的化学成分；形态相似的中药材，不等同于来源相同或化学成分结构相似；中药材化学结构相似，也不等同于其基原相同，因此中药材使用过程存在同名异物和同物异名的现象，造成临床用药的混乱，给中药材有害成分的监控带来困难。第二，中医临床用药是遵循中医药理论指导，通过中医审证求因，辨证立法，依法组方，施予病家，从而获得佳效。即在辨证的前提下，针对病机，按药物气味关系和药物性质的相对关系配伍形成中药复方，包括中药材炮制加工、用法用量、辨证施治等，是避免有害成分对人体产生危害的有效途径之一。但是，中药复方也存在毒性药材，临床使用可能产生不良反应，如目前临床使用的中成药中毒性药材约占 4.8%，含毒性成分的中成药虽在临床上发挥着重要作用，却因使用剂量、用药时间及不合理联用，易引发不良反应（时琳等，2015）。

三、中药材内源性有害成分的控制和利用

中药材含有有害成分并不可怕，可以通过炮制和配伍来控制并利用这些有害成分，因为中药材的某一种成分的毒性作用而将含该毒性成分的这一类中药及其组方全盘否认的做法是不可取的。

（一）炮制可以去除含有害成分的部位

根据有害成分在生物体内存在的不同部位，采用局部切除方法。蕲蛇头部的毒腺中含有多量出血毒素、少量神经毒素，内服后可引起内脏广泛性出血而致死。去除蕲蛇的头部后蛇体主要含有蛋白质、脂肪和氨基酸。因此，蕲蛇炮制去除头部有其科学内涵。斑蝥炮制时要去掉头和足翅，是为了使有害元素 Pb 含量降低。

（二）炮制可以改变中药材有害成分的结构

改变有害成分的结构可以保持其药效的同时降低其毒性。如乌头所含的主要有害成分是双酯型二萜类生物碱：乌头碱、中乌头碱和次乌头碱。口服 0.2 mg 或 5 mL 乌头酊即可发生中毒反应，口服 5 mg 或 20 mL 乌头酊可致死。中毒症状以神经系统和循环系统为主，其次是消化系统症状，尸检可见脑部及全身各器官均有不同程度出血。乌头碱可以直接毒害心肌细胞，其心脏毒的致命性最为严重。该类化合物遇热易被水解，其 C8 上的乙酰基水解时失去 1 分子乙酸，得到单酯型乌头碱，乌头碱、中乌头碱和次乌头碱分别转化为苯甲酰乌头碱、苯甲酰中乌头碱和苯甲酰次乌头碱，其毒性为双酯型生物碱的 1/500~1/200。若继续水解，C14 上的苯甲酰基失去 1 分子苯甲酸，生成乌头原碱，乌头碱、中乌头碱和次乌头碱分别转化为乌头胺、中乌头胺和次乌头胺，其毒性为双酯型生物碱的 1/5 000~1/2 000。实验表明，炮制品的镇痛作用仍然明显，与生品乌头相近，但其毒性大大降低。还有研究表明，未炮制的川乌双酯型生物碱含量低，脂碱、苯甲酰生物碱含量高（赵东霞等，2002）。因此，乌头炮制减毒的另一个原因可能是炮制过程中脂肪酰基取代了 C—OH 上的乙酰基生成酯碱而降低了毒性。

马钱子的主要有效成分是生物碱，其中主要是番木鳖碱（士的宁）、马钱子碱。番

木鳖碱约占总生物碱的 45%，是其主要的有害成分。马钱子经炮制后毒性成分的结构改变，使有害成分的含量有所降低。士的宁和马钱子碱在加热过程中，醚键断裂开环，转变为其异型结构和氮氧化合物，使其毒性明显降低。士的宁氮氧化合物的毒性约为士的宁的 1/10，马钱子碱氮氧化合物的毒性约为士的宁、马钱子碱的 1/15，在中大剂量组出现毒性反应时，其毒性潜伏期显著延长。后者出现抽搐即可死亡，前者则反复抽搐多次而不死亡，说明士的宁和马钱子碱的氮氧化合物不仅毒性降低，且保留了药理活性。斑蝥在去掉头足翅后还需要进一步炮制，因为斑蝥含有的有害成分斑蝥素对皮肤、黏膜有强烈的刺激作用，往往引起肾衰竭和循环衰竭而导致死亡。采用低浓度的药用氢氧化钠溶液炮制斑蝥，可以使斑蝥素在虫体内转化为斑蝥酸钠，达到降低毒性、保留和提高斑蝥抗癌作用的目的。

（三）炮制可以降低有害成分含量

斑蝥的传统炮制方法是米炒。由于斑蝥素在 84℃ 开始升华，其升华点为 110℃，米炒时锅温为 128℃，正适合于斑蝥素的升华，这样使斑蝥素部分升华而含量降低，减少其有害成分的含量。现在通过改进，采用 110℃ 恒温干燥箱中烘制的方法，也是同样的道理。

巴豆的巴豆油含量为 50%~60%，从其亲水性巴豆醇二酯化合物中已经分离到 11 种致癌物质。种仁中还含有一种毒性成分巴豆毒素。巴豆经过加热去油制霜的炮制过程可以将巴豆油含量降低至 18%~20%，从而降低其有害成分含量。

中药炮制的煨法可以降低有害成分的含量。将中药以湿面片包裹，埋入热滑石粉或沙子煨至面焦黑或焦黄色的方法称为面粉煨法。面煨肉豆蔻，将适量面粉打湿压成薄片，将肉豆蔻逐个包裹，或用清水将肉豆蔻表面温润后，如水泛丸法裹面粉 3~4 层，稍晾倒入（药物 100 kg、滑石粉 50 kg 或沙子适量）炒热的滑石粉或砂子后剥去面皮，放凉，肉豆蔻煨后能减少挥发油约 20%，免于滑肠，降低了肉豆蔻醚的毒性成分。面煨诃子可以去掉一部分脂肪油，避免对肠道的刺激作用。

另外一种中药的煨法是纸煨法，取草纸打湿将药物包裹 3 层，入火或火灰中爆至纸烧焦为度，剥去纸即可。纸煨木香，取未经干燥的木香片，在铁丝匾中一层草纸一层木香片地间隔平铺数层压紧，置于烟炉火上或烘干室内，用文火或低温烘煨至木香中所含的部分挥发油渗透至纸上，取出放凉，木香煨后挥发油减少 20%，折光率、旋光度、比重等物理性质有所改变，固肠止泻作用增强，用于治疗泄泻腹痛等。纸煨生姜，取鲜姜片用草纸包好，清水润湿后置灶中煨或炉台上烘烤，待纸焦枯时剥去纸即可，生姜煨后挥发油减少约 20%，辛散之力不及生姜，而温中止呕之力则较生姜为胜，增强了暖胃和中作用，缓和了发散作用，适用胃寒呕吐及腹痛便泄之症。

（四）炮制可以去除非有效的水溶性有害成分

朱砂主要含有硫化汞，含量达到 96.21%，杂质主要是游离汞和可溶性汞盐，后者毒性极强，为朱砂中的主要毒性成分。采用研磨水飞法可以降低可溶性汞盐含量而使朱砂毒性降低，水飞可以使朱砂中游离汞的含量大大降低，其含量低于 1 μg/g。水飞降低有害成分含量的另一个例子是雄黄。雄黄的主要成分是二硫化二砷（As_2O_3），其中夹杂有剧毒可溶性砷盐 As_2O_3，对中枢神经系统、心血管系统和消化系统均有毒性。利用 As_2O_3 可溶于水和稀酸溶液的特性，多用水飞法、酸飞法或酸（稀盐酸）洗法来降低 As_2O_3 的含量，可提高雄黄用药的安全性。

（五）炮制可以破坏部分酶

中药苦杏仁中含有苦杏仁苷，占 3% 以上，其受苦杏仁酶和野樱酶等的水解作用可以产生氢氰酸，含量一般为 0.3%，氢氰酸是剧毒物质，对人的致死量为 0.05 g。在入汤剂煎煮过程中，有一段时间的温度适宜于苦杏仁中含有的苦杏仁酶和野樱酶发挥作用，使苦杏仁苷迅速酶解，放出大量氢氰酸。其中毒机制是氢氰酸很易与线粒体中细胞色素氧化酶的三价铁反应，形成细胞色素氧化酶 – 氰复合物，从而使细胞的呼吸作用受到抑制，形成组织窒息，导致死亡。沸水煮烫可以破坏苦杏仁中的苦杏仁酶和野樱酶，服用少量潦制后的杏仁，苦杏仁苷在体内慢慢分解，产生少量的氢氰酸，能轻微抑制呼吸中枢，使呼吸运动趋于平静而镇咳平喘（赵东霞等，2002）。

（六）炮制可以使中药有害成分结构破坏

在炮制过程中可以将中药有些有害成分的结构破坏，使其失活。全蝎是一味含有有害成分的中药材，其所含的全蝎素是一种毒性蛋白质，与蛇神经毒类似，分子量约为 7 000，其主要毒害是麻痹呼吸，其水溶液长时间放置或用 100℃ 水加热 2 h，能使毒性蛋白凝固变性而达到降低毒性的目的。有毒中药水蛭中含有的有害成分是水蛭素，能阻止凝血酶对纤维蛋白原的作用，阻碍血液凝固，20 mg 水蛭素可以阻止 100 g 人血的凝固。利用水蛭素遇热、遇稀酸容易被破坏的特性，用滑石粉炒可以使水蛭整体均匀受热，破坏水蛭素而降低其毒性。

（七）配伍对中药有害成分的利用

对于大多数中药材来说，其内源性有害成分往往也是其功效成分。其控制和利用要做好两方面的工作，一方面是在加工过程中保证其内源性有害成分的含量在治疗窗的范围内，另一方面是医生在给患者使用过程中注意合理用药。如乌头炮制成附子的过程中，乌头碱的限量非常重要；又如桃仁的炮制过程中，苦杏仁苷的含量高则有毒，少则无功效。对于很多中药材的内源性有害成分含量的研究还不够充分，首先应当采用化学和药理学相结合的方法，明确内源性有害成分的上限和下限，也就是其治疗窗。基于此，对中药材加工的全过程进行质量监控，完善和量化中药材的加工炮制工艺，制定关键工艺节点的参数。此外，还要深入研究配伍对中药材内源性有害成分的控制作用，如中成药胃肠安丸可治疗夏季腹泻，用量小，疗效显著，该中成药的 11 味中药材中，有巴豆和大黄两味泻下药材，去掉这两味药材后，该中成药就没有了止泻作用。

因此，该11味中药材的配伍有着科学的机制。初步动物实验研究结果表明，枳壳成分抑制了大黄中泻下成分的吸收；相反，大黄成分促进了枳壳中活性成分的吸收。

总之，对于中药材中的内源性有害成分，应当首先明确其治疗窗的含量上下限，然后在加工炮制过程中严格控制，辅以配伍，科学利用，变有害成分为有效成分，是我们应当加强的工作。

（吴锦忠　高文远）

 本章小结

中药材内源性有害成分是指药用植物（或动物）在生长发育过程中经生物合成的和中药材形成过程中（包括产地加工、储藏等）生成的化学成分，即药用植物次生代谢产物及其衍生物。它区别于中药材中的重金属和农药残留等外源性有害成分及有害生物源。现在较通用的分类法，是根据对人体的危害部位不同，将内源性有害成分分为肾毒性、肝毒性、神经毒性、致癌和致突变、生殖毒性和其他毒性等6种类型。不同部位的危害在临床上表现的症状是相互联系的，如对肾的危害，导致肝、血液循环、神经系统等的危害，轻者停药可以恢复，重者可能因此而死亡。

有效监控中药材内源性有害成分的形成过程和中药材使用过程。第一，必须从中药材的上游药用植物生长发育开始，分析药用植物生长发育过程中影响次生代谢产物合成的因素，包括药用植物生态环境、种质、栽培技术、采收与加工、包装储藏与运输，监控中药材内源性有害成分。第二，监控中药材在使用过程中有害成分可能产生的危害，通常引起中药材内源性有害成分产生危害的途径包括误服伪品、品种混乱、同名异物、剂量过大、炮制不当、配伍不合理、选用制剂不当、给药途径不当、服用方法不当、个体差异等10个方面。

 复习思考题

1. 何为中药材内源性有害成分？
2. 如何理解中药材内源性有害成分与毒性成分的关系？
3. 指出常见中药材内源性有害成分的类型，并列举每种类型的常见中药材10种。
4. 分析药用植物生长发育过程和中药材形成过程与中药材内源性有害成分的关系。

数字课程资源

📖 本章推荐阅读书目　　　👓 参考文献

第六章

中药材安全性评价与标准

　　长期以来，人们一直认为中药是安全、有效、无毒、无害的。有些中药药品广告也往往片面或夸大宣传疗效，而对其毒副作用及可能发生的不良反应避而不提，且常以"本品系纯天然药物，无毒副作用"误导患者，而患者在用药时也往往忽视中药的用法用量及其毒性，形成了认识上的误区。正是由于人们对中药安全性问题存在片面认识，中药的毒副作用往往容易被忽视，在中药"有病治病、无病健身"的观念下，长期、过量或者不恰当使用中药的情况时有发生，引发了一些中药的用药安全问题。近年来，随着人们健康意识的提高，全球掀起了一股"回归自然"热潮，对传统医学的需求与应用日益增长。而中药材是中药最主要的原料，因此，开展中药材的安全性评价研究，就显得非常重要。

第一节　中药材安全性评价内容

　　中药产业的源头和基础是中药材。一种中药材的安全性出了问题，就会使数十种中成药的安全性出现问题。如"龙胆泻肝丸事件"的发生，更确切地说应是"关木通事件"或"马兜铃酸事件"，导致的不良反应实际上是其所含的关木通中的主要成分马兜铃酸会导致人体的肾损害（孟锐等，2005；戴媛媛等，2019）。由此而引发的是龙胆泻肝丸及含有马兜铃酸成分的中成药（如冠心苏合丸、八正散、分清止淋丸、排石丸、耳聋丸、清血内消丸、甘露消毒丸、百消丸等）均被停止使用，凡含马兜铃、寻骨风、天仙藤和朱砂莲等药材的中药成方制剂均受到了影响。因此，对中成药的安全性评价应当首先考虑中药材的安全性，中药材的安全性评价问题目前已受到广泛关注并已被提上相关政府主管部门的管理日程，成为解决中药不良反应问题的当务之急。

　　安全和有效是评价中药的关键。只有以客观规范的标准和科学实验数据证明其安全性、有效性、稳定性及可控性，才能在国际医药市场上充分展示中药的优势和实质性内涵，才能在国际竞争中占据一席之地。

中药质量控制方面所存在的问题已严重地制约了中药产品的开发，破坏了中药在国际市场的声誉，因此应积极地吸收现代科学研究成果和先进的技术与方法，结合临床疗效，加强对中药处方中有效成分的控制。在安全性方面，应特别注重对重金属及农药残留等限量标准的研究，同时也要通过深入严谨的稳定性试验研究，确定中药新药的有效期或保存期。中药的安全性贯穿中药的生产、使用各个阶段，就其范畴而言，包括中药材安全性、中药生产安全性和中药临床安全性。

在中药生产及临床应用方面，应严格按照 GAP、GMP、GCP 在硬件上的要求与软件上的规范，根据中药的特点，尽快制定和完善中药 GLP 的管理规范，使我国中药安全性评价研究能够达到国际药品安全性评价水平。

一、中药材安全性评价的相关法规政策

我国药品安全性评价的规范化开始于 1984 年颁布的《中华人民共和国药品管理法》（以下简称《药品管理法》），并于 1985 年 7 月 1 日起正式施行，这是新中国成立以来我国制定的第一部药品管理法。之后历经 2001 年首次修订、2013 年个别条款修改、2015 年个别条款修改的 3 次修订，于 2019 年 8 月再次修订，并于 2019 年 12 月 1 日起正式施行，是时隔 18 年后又一次全面修订，其中第十二条明确规定，对药品不良反应及其他与用药有关的有害反应进行检测、识别、评估和控制，建立药物警诫制度；第三十九条规定，对中药饮片生产、销售实行全过程管理，建立中药饮片追溯体系，保证中药饮片安全、有效、可追溯；第九十八条规定，变质的药品为假药，被污染的药品为劣药。这些规定，可以说从生产、销售、追溯、临床不良反应到查处力度都对药品安全性进行了较为严格的控制。

自 1984 年颁布了《药品管理法》后，国务院又于 1988 年 12 月 27 日发布了《医疗用毒性药品管理办法》，随后，卫生部在《关于贯彻执行〈医疗用毒性药品管理办法〉的通知》的附件中，规定了 28 种毒性中药品种——砒石（红砒、白砒）、砒霜、水银、生马钱子、生川乌、生草乌、生白附子、生附子、生半夏、生南星、生巴豆、斑蝥、青娘虫、红娘虫、生甘遂、生狼毒、生藤黄、生千金子、生天仙子、闹羊花、雪上一枝蒿、红升丹、白降丹、蟾酥、洋金花、红粉、轻粉、雄黄，并建立了毒性中药（配方）饮片质量管理制度，对毒性中药饮片从购买、销售到储存整个产业过程进行了控制与规范。1998 年又发布了关于印发《罂粟壳管理暂行规定》的通知（国药管安〔1998〕127 号），单对罂粟壳这一中药材进行了管理规定。1999 年发布了关于《药品不良反应监测管理办法（试行）》的通知（国药管安〔1999〕401 号），标志着我国药品不良反应报告制度实施的开始。规定凡生产、经营、使用药品的单位应据此建立相应的管理制度，设置机构或配备人员，负责本单位药品不良反应的情况收集、报告

和管理工作。以上文件的发布对中药材安全性作了具体详细的规定。

药用植物的引种栽培是中药资源扩大和再生的主要方法之一。我国中药材栽培历史悠久，一些中药材如当归、川芎、附子、党参、茯苓、黄连、红花、枸杞子、人参、三七和著名的"四大怀药""浙八味"等道地药材已有数百及至上千年的栽培历史。现有栽培的大宗中药材280多种，几乎占用量的80%（陈士林等，2006）。在栽培过程中，由于盲目追求产量，滥用化肥、农药和灌溉水的无选择性，以及在采收和产地加工过程中非法使用杀虫剂等，导致环境污染日益严重；在中药材储存过程中大量使用硫黄熏蒸，造成药材中重金属含量高，农药残留严重，SO_2残留超标，极大地影响中药材质量，由此产生了中药材的安全性问题。

1984年，《卫生部药政局关于禁止使用"对二氯苯"作药材杀虫药的通知》[（84）卫药政字第101号]中规定，中药材不准使用对二氯苯杀虫药。1992年，《卫生部关于限制使用萘作中药材杀虫剂的通知》[卫药发（1992）第30号]中指出，由于萘对人的眼睛、肺、肝及胚胎有明显的毒性，限制使用萘作为杀虫剂，必须使用萘作杀虫剂的中药材，其萘的残留量不得超过10 ppm。以上措施对某些农药使用作出了规定，在一定程度上保证中药材的安全性。

另外，对于进口中药材，在《关于加强进口中药材管理有关事宜的通知》（国药监注[2001]481号）第二条第五款规定，进口药材除符合法定标准外，均须检查重金属和农药残留量。除另有规定外，重金属不得超过百万分之二十；有机氯农药残留量：六六六（总BHC）不得超过千万分之二；滴滴涕（总DDT）不得超过千万分之二；五氯硝基苯（PCNB）不得超过千万分之一。

中药材是中药临床使用和中药生产用的基础，在其炮制加工、储存、流通、使用等环节极易发生霉变、虫蛀等现象，导致微生物污染或超标严重。随着国家《中医药发展战略规划纲要（2016—2030年）》的提出，必将在不久的将来对中药饮片尤其是临床配方饮片的微生物限度有所控制。近年来，农药的使用量呈现上升的趋势，中药材中的农药残留（农残）问题已引起国内外的普遍关注。

二、中药材安全性评价的发展

为更好地贯彻各项法规政策，深入学习中药材中重金属及农药残留检测技术，原卫生部于1986年组织了首届全国中药材农药残留量测定技术学习班。之后国家中医药管理局1995年招标立项，选8种中药材及2个品种中成药，建立了中药材、中成药中4个类型的农药残留检测方法限量标准研究。从1996年到1999年，国家中医药管理局重点资助的课题"10种中药中农药残留量检测方法与限量标准的研究"，由原中国药品生物制品检定所（现为中国食品药品检定研究院）牵头，组织国内多家单位完成了10种中药中部分有机氯、有机磷、有机氮、拟除虫菊酯农药的检测方法学研究，同时首次起草上述 4 类农药中 20 种农药残留的检测方法并提出限量标准，其中有机氯、有机磷和拟除虫菊酯类农药残留的检测方法已经收入 2015 年版《中国药典》。在上述研究的基础上，将其方法应用于"九五"国家中医药科技攻关项目"中药材质量规范化研究"中，组织全国中药研究的科技力量，分别对 71 种常用中药材的有机氯、重金属含量进行了系统的方法学研究及含量测定。2020 年版《中国药典》在保留 2015 年版《中国药典》有机氯、有机磷和拟除虫菊酯类农药残留测定方法的同时，增加了重金属和黄曲霉毒素等真菌毒素测定方法和限量标准，以及 33 种禁用农药。

中药中重金属和有害元素残留量研究探索了中药的现代化过程中必须面对的现实且紧迫的问题，它贯穿于中药种植、炮制加工、储存与流通、临床使用等各个环节。目前，最为迫切的是尽快建立规范、合理、科学、可行的检测技术平台。我国于 20 世纪 80 年代开始摸索中药中重金属元素的检测方法，近年来，有关中药中重金属及有害元素检测方法的研究文献时有报道，但其方法多数仅限于对某个品种或某个元素适用，样品的代表性和广泛性差。中药出口一直受到重金属残留问题的困扰，原对外贸易经济合作部于 2001 年发布《药用植物及制剂进出口绿色行业标准》，包括药用植物原料、饮片、提取物及其制剂等的质量要求及检验方法，其中规定了部分重金属（重金属总量、铅、镉、汞、铜、砷）的限量指标。

另外，中药材在采收、运输过程中，由于保存不当，致使中药材霉变，也会引发中药材的安全性问题（李洪等，2004）。中药材中的霉菌控制也是中药材安全性评价的指标之一。在《进口药品管理办法》（1990 年 11 月 2 日）附件二"进口药材抽样规定"中规定了在抽样中，先检察药材的霉变情况，先以霉菌作为安全性评价指标来初步评价中药材质量。我国在 1975 年有了第一份有关真菌毒素的强制性法规和黄曲霉毒素最高允许量试行标准，1978 年 6 月 1 日作为国家标准执行。2004 年发布了《药用植物及制剂外经贸绿色行业标准》，其中规定黄曲霉毒素 B_1 的限量指标为 <5 μg/kg。2012 年 7 月，国家食品药品监督管理局"关于规范中药生产经营秩序严厉查处违法违规行为的通知（国食药监安［2012］187 号）"中，要求加强对重金属及有害元素、农药残留、黄曲霉毒素等安全性指标的检测和控制，切实保证中药材质量和安全。

硫黄熏蒸作为中药材产地初加工的一种简便、价廉、易行的方法目前尚难有有效的替代方法，但急需规范，应严格禁止过度熏蒸和单纯以改善外观为目的的熏蒸。硫黄熏蒸中药材可以起到防虫、防霉，脱水、漂白，促进干燥及保色、增色的作用。但因硫黄能在肠内部分转化为硫化氢而被吸收，口服可引起硫化氢中毒，表现为头痛、头晕、乏力、呕吐、昏迷等，还可引起结膜炎、皮肤湿疹，对皮肤有弱刺激性，严重时引发喉头痉挛、喉头水肿、支气管痉挛等，因此，对中药材及饮片的使用会造成一定的安全性隐患。2005 年版《中国药典》增补本附录中首次收录中药"二氧化硫残留量测定法"，但在具体中药材品种项下没有规定检查该指标，直到 2012 年国家药典委员会首次将中药材及饮片中二氧化硫残留量限度收录在 2010 年版《中国药典》第二增补本中，规定山药、天冬、天麻、牛膝、天花粉、白术、白芍、牛膝、党参、粉葛等 10 种药材及其饮片品种项下增加"二氧化硫残留量"检查项目，限度为"二氧化硫残留量不得超过 400 mg/kg"，对其他中药材及饮片未规定二氧化硫残留限度。在 2020 年版《中国药典》附录检定通则中明确了植物类药材"二氧化硫残留量不得超过 150 mg/kg"的规定。中药材质量控制的安全性得到提升。

现在市场上流通的中药材已具有很长的使用历史且经过了长期的临床应用，而对于一些新的中药材，尚需按新药对待，进行临床安全性评价。卫生部于 1985 年 7 月 1 日颁布了《新药审批办法》，该办法中第三章第七条规定新药（包括新的中药材）研究内容中，要求进行毒理学研究，这对新的中药材进行直接的安全性评价进行了规范。为了进一步做好中药新药研制的规范化和标准化工作，针对中药的特点，卫生部在 1992 年制定了《〈新药审批办法〉有关中药部分的修订和补充规定》，并于 1992 年 9 月 1 日施行。上述规定和办法，对中药的分类、药物安全性的非临床实验及临床试验内容及要求均有明确、详细的规定。

国家药品监督管理局内设有药品注册管理司和药品监督管理司，负责有关中药注册管理、生产和质量管理等工作。同时国家药品监督管理局下设有药品审评中心，负责组织对申请新药的药效、安全性、质量标准等方面进行全面的技术审评，并由国家药品监督管理局主管全国新药审批工作。申请新药分为中药、西药和生物制品等部分，其中中药部门专门对中药新药进行审批。还设有中国食品药品检定研究院和国家药典委员会，负责相关新药的标准复核与制定、发布等工作，为药品安全性、有效性评价的规范化提供了组织上的保障。我国不仅在药物安全性评价的研究工作内容方面制定了明确的标准，而且在如何保证药物安全性实验研究的科学性和可靠性方面也采取了一系列规范化措施。另外，国家药品监督管理局还设有药品安全监管司，其职能之一就是建立和完善药品不良反应监测机制。

实际上，中医不但不否认中药的毒性，而且对其毒性有着比较深刻的认识。在宋代，古人就把中药的配伍禁忌加以总结，即"十八反""十九畏"。十八反：甘草反甘遂、大戟、海藻、芫花；乌头反贝母、瓜蒌、半夏、白蔹、白及；藜芦反人参、沙参、丹参、玄参、细辛、芍药。十九畏：硫黄畏朴硝，水银畏砒霜，狼毒畏密陀僧，巴豆畏牵牛，丁香畏郁金，川乌、草乌畏犀角，牙硝畏三棱，官桂畏石脂，人参畏五灵脂。这首"十八反十九畏"歌诀是古人在实践中逐渐总结出的其性味功能的相反畏恶，在很大程度上保证了用药的安全，在中医界早已深入人心，直到今天也一直被大多数中医药工作者当作临床使用禁忌。

第二节　中药材安全性的风险评估

风险评估是指确定危害事件发生概率和模拟事件的危害程度，计算其风险值的大小，对其可接受性作出评价，提出风险预防和监控措施及应急预案等，为风险管理提供依据和保障。中药材的风险评估，就是确定引发中药材安全性问题的所有因素，根据这些因素评价中药材的危害程度及其可接受性，并采取适当的措施来降低中药材的作用风险性。

当前有关食品药品的安全性风险评估框架均基于美国国家研究委员会（National Research Council，NRC）在 1983 年提出的经典单一特定危害风险评估四步法——危害识别、危害特征描述、暴露评估和危害特征描述，该模式常局限于单种物质的单一途径暴露，这对于确定某化学物暴露的可接受水平具有重要意义。但在实际生活中，人们每天都在低水平多途径地暴露于多种化学物质中，多种化学物质暴露是否会通过各种毒理学交互作用对健康产生危害，成为越来越关注的问题。直到 1996 年美国国会通过的食品质量保护法（Food Quality Protection Act，FQPA）明确要求，美国环境保护署（United States Environmental Protection Agency，USEPA）在确定食品污染物残留可接受水平时，要根据可获得的信息考虑到具有相同毒性机制的两种及以上农药或其他物质同时暴露的累积效应及风险，自此农药暴露的累积风险被正式纳入管理框架。

在中药材产业中也存在安全性危害，如土壤的污染问题、农药残留问题、硫黄熏蒸问题、非法染色、增重问题等，如何识别危害、评估危害带来的健康风险成为制约中药产业健康发展的一个瓶颈。

一、中药材的种植（养殖）、加工与储存过程中的风险识别

危害识别主要是明确重金属等有害元素在中药材及饮片中的残留、有毒农药残留、硫黄熏蒸中药材及饮片、霉变和微生物污染等因素可能对健康产生的危害进行定性描述的过程，此类危害主要是由外部因素（也称为外源性毒性）引起。危害特征描述主要是从重金属、农药、二氧化硫、黄曲霉毒素等物质的理化性质、吸收、分布、代谢、排泄及毒理学特性等方面进行描述，并试图了解接触量与毒性反应之间的定量关系。

我国中药材在种植过程中大多比较分散，规模小，生产方式粗放，技术含量低，药材种植的各个环节缺乏统一的规范和标准，如东北的道地药材龙胆，在种植过程中常常遭受多种病虫害的危害，目前主要依靠化学农药防治，因而造成中药材的农药残留超标（刘海涛等，2008）。农药喷洒到植物或土壤中，经过一段时间，由于光照、自然降解、雨淋、高温挥发、微生物分解和植物代谢等作用，绝大部分已消失，但还会

有微量的农药残留。残留农药对病、虫和杂草无效，但对直接或间接服用中药的患者却会造成危害，影响了用药者的身体健康。由于中药材生产是依赖于自然环境的开放性生产，中药材中污染物质绝大部分来源于环境，中药材生产环境的污染也必然影响中药材质量及产量，造成中药材中污染物超标，质量下降。农药的使用对作物的稳产、高产、优质有着重大的意义，但长期广泛地使用农药也带来了作物产品上的农药残留问题，中药材作为一种特殊商品为患者及体弱者所服用，服用时间长，更易造成蓄积中毒（赵雪，2019）。中药及其制剂中的农药残留主要原因是农药施用时机和季节不合理，而有机氯农药虽然早已禁用，但由于该农药以前长期广泛使用，又不易分解，在土壤中长期残留，也会对中药材造成污染。另外中药材在仓储过程中为了防虫蛀、保新鲜而喷洒硫黄等防腐剂也是主要的污染途径。

此外，有些农药（如有机氯）被植物吸收后不易分解，会长期残留于环境中，并通过食物链扩大污染，影响环境生态平衡，对人类和其他生物造成长期危害。有机氯农药可从呼吸道、消化道、皮肤进入体内，且可蓄积于脂肪组织中，主要影响神经系统、肝、肾及心脏，对皮肤及黏膜也有刺激作用；还有些农药其代谢产物具有潜在的致癌、致畸、致突变作用，甚至引起男性不育，严重威胁人类的健康和繁衍；另外，习惯性头痛、头晕、乏力、多汗、抑郁、记忆力减退、脱发、体弱等也是农药慢性蓄积所引起的中毒症状，是引发各种癌症等疾病的预兆，农药的危害成为当前医学科学面临的又一突出问题。

中药中的重金属和有害元素残留问题主要是指植物药在生长、采收、炮制加工等过程中，由于自身蓄积或被污染导致的有毒金属元素残留量异常增加，造成了对临床正常使用的不利影响（朱云等，2007）。

中药材中的微生物及霉菌也会造成中药材使用的安全性问题，使人们的用药过程产生一定风险。人类的癌症65%以上是因为食用被污染的食物所致，研究表明，黄曲霉毒素的致癌性为肝致癌型（车轶群等，2017）。黄曲霉毒素毒性极强，目前国际上不建议设定毒素的安全耐受量和无毒作用剂量，应尽可能地将其残留量控制在最低范围内，以降低安全风险。动物食用污染后的饲料会导致中毒，中毒后的动物轻则厌食，对饲料的吸收产生障碍，体重增加缓慢等，并生产含有毒素的肉、蛋、奶，对人类健康造成潜在威胁，重则引发免疫系统紊乱、黄疸病症，直到死亡。由于黄曲霉毒素在自然界的广泛存在和对人、畜等的巨大危害性，因而受到了世界各国和国际组织的普遍关注，纷纷将其纳入严格控制的有害生物名单之中。中药材出口时，黄曲霉毒素往往是必检指标之一，尤其在我国加入WHO后，中药材中黄曲霉毒素也常常成为某些国家和组织限制我国中药材出口的绿色壁垒，我国已连续多次因为黄曲霉毒素被检出而遭受中药材的贸易损失（刘蕊等，2020）。基于上述这些原因，我们必须加强对中药材及饮片中各种黄曲霉毒素的检测工作。

二、中药材本身毒性及来源不当引起的危害

此类危害主要是由中药材本身内部因素（也称为内源性毒性）引起，其本身含有的有效成分往往也是其毒性成分，如 28 种有毒中药材，或有毒性的近缘种属中药材冒充无毒的正品中药材使用引起的毒性危害（杨茂春等，2007）。

国家明文规定的 28 种毒性中药包括矿物药、动物药和植物药，这些药材中有效成分往往也是毒性成分，在发挥药效作用的同时，会对机体产生不同程度的毒性反应，但一般是在长期服用或超过剂量时才会发生（梁爱华等，2005）。因服用剂量过大而立即发生的毒性，称为急性毒性；因长期服用后逐渐发生的毒性，称为慢性毒性。中药的毒性是传统中药学的重要组成部分，科学准确地标识每一味中药的毒性是中药理论的重要内容。药物的毒性与四气、五味、升降浮沉、归经等共同构成中药学的理论体系。药物的毒性和药效密切相关，中药的毒性具有两面性：一方面，中药具有较强的治疗作用和独特的临床疗效，许多疑难杂病离不开它；另一方面，临床又很难驾驭使用它，稍不小心就会有中毒甚至致残、致死的危险，如益母草中的生物碱既是有效成分，也是毒性成分，其醇提取物导致肾毒性损伤途径与引起机体的氧化应激诱导肾细胞脂质过氧化作用增强有关，也与组织内活性分子 –SH 损耗而造成肾损伤有关。川乌、草乌、木香等中药材的肾毒性可能是通过抑制肾有机阴离子转运体（Oats）中 3 个主要亚型（Oat1、Oat2、Oat3）的功能而导致肾损伤。槟榔中的槟榔碱也可引起肾损害。泽泻中的肾毒性成分为泽泻醇 C、16,23– 环氧泽泻醇 B 和泽泻醇 O（赵筱萍等，2011），其致毒机制可能与药材中的这些成分物质导致毒理网络调控差异有关，该毒性差异涉及炮制工艺的差别、代谢功能强弱导致的成分蓄积，实验的剂量与实验长短及其复方配伍等因素有关（王琳等，2019）。有些中药不含有毒成分，但过量服用也会引起中毒，如过量服用肉桂会引起血尿。因而对于此类中药材应在用法和用量及注意事项中给予特别说明。

中药材来源不当，有毒的近缘种属药材冒充正品使用或掺入伪品等，也会产生中药材安全性风险问题。可能引起有害反应，如把香加皮当作五加皮使用，因香加皮中含有毒性成分强心苷，不含有五加皮的有效成分，因此没有五加皮抗疲劳、耐缺氧、抑制中枢神经等作用，相反对中枢神经系统有明显的兴奋作用。又如中药红茴香为八角茴香的伪品，具低毒；中药材贯众的品种比较混乱，其中绵马贯众有低毒。

对于此类药材，首先要准确鉴定其来源，避免不同来源的药材混用或误用，因此，中药材鉴定尤其是生药学鉴定尤为重要；其次，使用毒性中药材要严格遵守临床医嘱，严格把控使用剂量和持续的时间，将使用风险和危害降至最低。规范限量检查标准，如现行药典标准中规定川乌、草乌及制川乌、制草乌中双酯型有毒生物碱的含量及限量；另外，重视临床前安全性评估，利用大数据提取"药与毒"信息，找出两者间的

相关性，如利用大数据技术，统计在临床真实环境中泽泻、细辛、威灵仙的肾毒性发生率分别为 1.51%、2.46% 和 1.50%，并随年龄增加而上升。

三、非法染色及添加过程的风险识别

近十几年来，随着国家药品监督管理局对制假售假力度的加强，在中药材中添加色素进行染色的情况有所好转，但形势依然严峻。受经济利益的驱使，一些中药材生产商将质次或提取过的中药材（或饮片）经过染色后，冒充质优或合格的中药材（或饮片），或将其掺入质量好的药材（或饮片）中，以高价出售。这样的药材（或饮片）不仅达不到应有的临床疗效，还严重损害中医药的声誉，更给百姓用药带来了安全风险隐患。染色使用的往往都是非食用的工业色素染料，如蒲黄中加有工业染料金胺 O，红花中加有工业染料金橙 II，五味子、血竭等用酸性红染色。金胺 O、金橙 II 是以煤焦油中的苯胺为原料制成，属于工业染料，金橙 II 曾被非法添加在卤制品中，食用后可引起食物中毒；金胺 O 主要用于麻、纸、皮革等染色，长期过量摄入会对人体肾、肝造成损害。早在 2008 年，卫生部已将金胺 O 列为非食用物质。另有用胭脂红、赤藓红、氧化铁红、氧化铁黑等其他染料染色，其中胭脂红为一种食用色素，之前曾经在药品加工中使用，但因为超量或者长期食用会造成肝肾损坏而被官方叫停。国家药品监督管理局专门立项整治中药材及饮片染色问题，并于 2009 年初颁布了《药品检验补充检验方法和检验项目批准件汇编（2003—2008 年）》，收载血竭、朱砂、五味子、红花、黄芩片、蒲黄、穿山甲、海金沙、胆南星等药材和饮片中违法染色、添加增重等补充检验方法，正式出版并在全国推广，之后陆续颁布有关中药材、中药饮片和中成药制剂中非法染色的补充检验方法共 40 余个，对于打击假药、劣药，震慑不法分子起到了法律保障作用。

四、炮制不规范引起的安全性危害

中药材需进一步加工才可以供临床配方使用和制剂投料使用。若炮制不当，可能达不到应有的作用，尤其对于毒性药材的炮制，从而引发安全性问题。如番泻叶不炮制，通便时可引起腹痛；附子炮制不当，强心利尿时可引起口唇麻木；生半夏毒性强烈，经炮制后毒性大减；川乌、草乌所含双酯型乌头碱类成分毒性较强，可引起心血管系统、消化系统、神经系统等中毒反应，经炮制后其双酯型乌头碱水解生成毒性较小的单酯型苯甲酰乌头胺，并进一步水解生成乌头原碱，毒性降低为原来的 1/2 000；朱砂矿物药按规定应用水飞法炮制，若采用球磨法加工，服用后极易发生中毒。但是，近年来忽视中药材炮制的情况比较严重，有些地方和个别生产单位忽视中药炮制，或对炮制的工艺把握不当，随意性较强，出现该制不制、生熟不分、炮制太过或不及的现象，使发生毒性反应的可能性大大增加，给安全用药带来危害。

对此，国家科技部在"八五""九五""十五"科技攻关项目及"十一五"国家科技支撑计划重大项目中均有中药材及饮片炮制工艺和质量标准方面的立项课题，大力投入研究中药材及饮片的炮制工艺和质量标准，并取得初步成果，在2015年版《中国药典》中收载经过炮制的中药饮片达600余种，解决了长期以来中药饮片缺乏国家标准的问题，基本覆盖了中医临床常用饮片目录，使药品标准进一步得到提升。

五、个体差异引发的用药风险

人的体质是有差异的，因此对于不同人用药也应区别对待。比如南北方人体质不同，即使患同样疾病，治疗用药亦应不同。唐代名医孙思邈曰："凡用药，皆随土地所宜。江南岭表，其地暑湿，其人皮肤薄脆，腠理开疏，用药轻省；关中河北，大地干燥，其人皮肤坚硬，腠理闭塞，用药重复"。以外感风寒为例，江南一般麻黄一钱就可出汗散热，所以南方医书上有"麻黄不过一钱"之说；而到黄河以北麻黄要用到三钱，东北甚至还要更多，始能发汗退寒。儿童、老人的肝肾代谢速度较慢，对药物耐受性低、敏感性高；尤其老年慢性病已成为我国老年人的主要健康问题，老年慢性病患者的用药安全亦受到越来越广泛的关注（WHO，2005）。妇女月经期、妊娠期、哺乳期对许多药物反应敏感，会引起月经增多、流产、泌乳减少等；很多国家都已经对妇女妊娠期用药的安全性进行了制度的分级和规定，最早实施这项制度的国家是瑞典，随后美国又在瑞典的基础上进行研究，完善了妇女妊娠期用药的分级制度，紧接着澳大利亚、荷兰、丹麦等国家都开始实行该项政策。妇女妊娠期用药分为4级：安全的级别、比较安全的级别、相对危险的级别、危险的级别（熊建华等，2015）。另外由于基因多态性个体差异，有的人对于某些药物耐受性较差或过敏，易出现过敏反应。若在病理状态下，抵抗力低、体质虚弱、机体功能紊乱等，则极易产生用药不良反应的风险。

六、使用不当引起的中药材安全风险

辨证施治是正确应用中药的首要条件，但在临床实际工作中应用中药不辨证的情况时有发生。中医若辨证失误，药不对症，会使机体阴阳偏盛、偏衰的病理状态更趋加重。如人参是补气药，适用于气虚症候，若用于阴虚阳亢、内有虚热者，就会出现头晕、心悸、失眠、鼻衄、口舌生疮、咽喉疼痛、便干、食欲减退等症。实热患者用寒药或热药过量，易致各种不良反应。若长期服用中药材，可使毒性蓄积引发不良反应，如朱砂长期使用可导致肾损伤，黄花夹竹桃长期使用易导致洋地黄样中毒，人参长期使用可导致头晕、胸闷、气喘、失眠、精神错乱及中枢神经过度兴奋。

中医用药要求每味药用量大小应因症而定、因方而别、因人而异、剂量适当。若用量过大或超常规用药，就会出现不良反应。如细辛常用量为3~6 g，过量可导致呼吸减慢、麻痹而死；川芎常用量为3~9 g，大剂量可出现剧烈头痛、呕吐等不良反应；朱砂、木通用量过大可引起急性肾衰竭；山豆根过量服用后，易致休克其至死亡（王建中，1988；温玉梅，1991）。

中医临床用药，常以多种中药配伍使用，若配伍不当则会使药效降低，增加不良反应。如知母、人参有降血糖作用，但合用时降糖作用减弱。不合理的中药配伍有时可产生增毒作用，乌头与半边莲、瓜蒌、白及、白蔹、麻黄配伍，会使乌头碱毒性加强。有些中药与西药合用会出现不良反应，如山楂、五味子、乌梅等与磺胺同时服用引起血尿。

第三节 中药安全性风险评估方法与防范措施

一、中药安全性风险评估方法

风险管理是对中药材及饮片质量可能存在的风险进行深入的研究、探讨，将中药材及饮片的种植、炮制、储存等过程中可能发生的风险逐项整理分类，并按照不安全因素的具体细节，结合实际情况和最终的结果进行分析。风险管理贯穿于整个中药材的种植、采收加工、炮制加工、存储、流通及使用过程中。

目前，对于中药饮片生产过程风险评估的方法，提出了失效模式与影响分析（failure mode and effects analysis，FEMA）模型（张倩茹，2017），结合饮片和饮片企业的质量要素、质量环节特征对工艺关键点的严重性（S）、可能性（O）及可检测性（D）分别设定标准，确定相应的风险系数。对工艺关键点的严重性、可能性及可检测性分别按标准进行评估打分，通过模糊综合评价法，得到每个工艺关键点的数值。根据数值大小对风险进行排序，形成风险评估结论。这种方法可以精确计算出关键点的风险系数，根据各风险系数可以对各个关键点进行排序，对中药饮片生产中提高饮片质量管理水平具有指导作用。

对于中药中重金属污染、农药残留及硫黄熏蒸引起的污染风险评估，常采用暴露评估法，暴露主要分为内暴露和外暴露两种。内暴露能够反映个体真实的暴露水平，但是内暴露的测量需要采集生物样品，并且技术要求较高、花费较大，实际研究中内暴露较难测定。外暴露反映个体暴露的估计值，计算相对容易。因此中药中重金属、农药残留及硫黄熏蒸污染风险评估的测量暴露量多为外暴露量（叶孟亮等，2016）。重金属暴露途径主要有吸入途径、接触途径和摄入途径等；摄入主要包括食物、饮用水和药物的摄入等，而中药重金属暴露主要是摄入途径，因此在中药重金属的暴露评估中只计算摄入途径的重金属暴露量作为外暴露量。所以，中药重金属暴露评估主要是通过测定中药摄入剂量和中药中重金属含量，并利用暴露评估模型，计算出中药重金属摄入量作为暴露值，进行暴露评估（杨一兵等，2014）。目前应用得较多的暴露评估模型有确定性模型（点估计）与概率评估模型。点评估即假定样本只有一个消费量水平和一个污染残留水平进行计算，但该方法无法对参数估计的不确定性作出说明，忽略了个体差异，定量风险评价模型用来对确定性评估模型的暴露估计值进行风险评价；概率评估是首先对样本数据进行拟合分布，以概率分布范围的随机数据为基础进行计算，能够有效量化变异性，实现不确定性分析，因此较为客观（郭耀东等，2013）。目前主要使用的概率评估模型是美国环境保护署（USEPA）在风险分析政策中规定的蒙特卡洛（Monte Carlo）模拟法（耿梦梦等，2013）。

定量风险评价模型是目前我国应用比较广泛的中药重金属风险评价模型，例如以中药材的消费量和药材中砷的平均含量，计算每日每千克体质量的砷摄入量（Exp），其公式为：$Exp = F \times c \div m$。式中：F 为中药材消费量，单位为 g/d；c 为中药材砷含量，单位为 mg/kg；m 为某人群的平均体质量，单位为 kg。计算居民摄入中药材中砷的暴露量，采用暴露限值（margin of exposure，MOE）方法对总砷暴露的潜在危害进行风险评估，计算公式为：$MOE = BMDL_{0.5} / Exp$。MOE 值越大，表示风险越低。研究表明，中国标准居民无机砷的膳食暴露量为 $1.26\ \mu g \cdot kg^{-1} bw \cdot d^{-1}$，相当于 $BMDL_{0.5}$ 的 42%。以我国中药材砷限量标准（2 mg/kg）进行理论评估，如果终身服用中药材，则砷暴露量存在一定的健康风险；若考虑年服用频率和服药总年数，以 20 年计，则在现有标准水平下，一般人群和高暴露人群砷暴露量的 MOE>2，健康风险较低；当作为药膳食用时，假设作为药膳食用的中药材砷污染水平与其他中药材一致，则对于食用量较高的人群，砷暴露量 MOE<2，存在一定健康风险（雍凌等，2018）。

同法，采用暴露评估法，以中药材的消费量和药材中的铅平均含量，计算每日每千克体质量的铅摄入量（Exp），公式同砷暴露量计算公式（毛伟峰等，2018）。采用暴露限值（MOE）方法对中药材铅暴露的潜在危害进行风险评估，计算公式为：$MOE = BMDL_{0.1} / 暴露量$。其中成年人以心血管效应（收缩压升高）作为毒性效应终点，其收缩压基准剂量下限值（$BMDL_{0.1}$）为每天 1.3 μg/kg。以我国部分中药材中铅限量标准（5.0 mg/kg）进行理论评估，可见终生每天服用（极端情景）、终身服用（考虑服用频率）、中药常规使用（20 年）和作为药膳使用的四种情景下，铅每天平均暴露量和高端暴露量的 MOE 值均远远小于 5，理论评估结果显示当前中药材中铅的限量标准，对于长期服用或食用中药材的人群可能无法提供充足的健康保护，需要采用当前实际污染水平开展更精确的评估。在现有中药材铅含量污染水平下，如果常规治疗性服用中药材，人群每天铅平均暴露量的 MOE 值大于 5，整体风险不高，但对于长期服用或食用中药材者铅暴露量的 MOE 值均小于 5，其健康风险需要加以关注。

在上述评估方法基础上，采用分级别的风险评估方法，对于中药材提取前后重金属及有害元素残留量进行风险评估，其中第 1 级采用最大残留限量进行评估，第 2 级采用监测数据进行评估，第 3 级在第 2 级的基础上考虑加工因子等因素进行评估。1 级风险评估的结果表明，川芎和水蛭中的铅和砷，黄连中的铅，海藻中的铅和镉可能对于部分人群具有一定的风险；2 级风险评估的结果表明，水蛭中的砷，海藻中的铅、镉和砷可能对于部分人群具有一定的风险；3 级风险评估的结果表明，海藻中的砷可能对于部分人群具有一定的风险（左甜甜等，2017）。

采用暴露评估法评估了 10 个中药品种的硫黄熏蒸风险，结果表明，按平均值 HI 评估，不同品种中药材及饮片摄入二氧化硫的风险排序：党参 > 粉葛 > 牛膝 > 天花粉 > 天冬 > 山药 > 白芍 > 白及 > 白术 > 天麻。按最大值 HI 评估，通过山药、天花粉、牛膝、白芍、党参摄入二氧化硫存在较高风险。但这种风险发生的可能性较小，仅存在于经常食用高残留量的中药材及饮片的极端消费人群中（许玮仪等，2019）。

黄曲霉真菌毒素，尤其是黄曲霉毒素 B_1（AFB_1），不仅具有极强的致癌性，还具有明显的免疫毒性、神经毒性、基因毒性等，是一种无阈值危险化合物（Kihara et al., 2000；Qian et al., 2014）。利用基于 Monte Carlo 模拟法的 Oracle Crystal Ball 风险分析软件，采用概率评估方法构建暴露评估模型，以日均暴露量（average daily doses，ADD）模拟居民摄入酸枣仁暴露 AFB_1 的水平，对通过服用酸枣仁摄入 AFB_1 的人群健康风险进行评估（孙梅峰，2019）。同时应用 MOE 法对 AFB_1 暴露的潜在致癌风险进行评估，即由剂量 – 反应曲线推算得到的人群致癌参考剂量和数学模型估算的人群膳食暴露量的比值与人群摄入量的比值来描述风险，MOE 值越大，则表明致癌物暴露风险越低。结果显示服用酸枣仁 AFB_1 暴露的平均人群 MOE 值为 100.75（94.49~106.96），高摄入量人群（97.5% 分位）的 MOE 值为 15.20（14.17~16.36）；高摄入人群的危害程度值比平均摄入量人群高约 5.5 倍，MOE 值要比平均人群的低一个数量级，因此高摄入量人群属于酸枣仁 AFB_1 暴露的高危人群。

二、中药材外源性有害残留物安全风险评估技术指导原则

（一）概述

中药材外源性有害残留物安全的风险评估是系统地采用科学技术，在特定环境下，对外源性有害残留物产生不良效应的可能性和严重性的科学评价。外源性有害残留物系指农药残留、重金属及有害元素、生物毒素等。重金属及有害元素包括但不限于铅（Pb）、镉（Cd）、砷（As）、汞（Hg）、铜（Cu）等。生物毒素主要指黄曲霉毒素等，黄曲霉毒素是由真菌黄曲霉和寄生曲霉产生的一类代谢产物，广泛存在于自然界中。

风险评估的目的是采用必要的管理措施，尽可能减少人为污染，保证用药安全。重金属及有害元素为环境污染物，针对中药材重金属及有害元素的风险评估，必须充分考虑植物自身对元素的积累特性、环境背景值，并对经济发展情况、历史背景、人文认知做出必要权重考虑。农药为人为施用，对其风险控制应更为严格。黄曲霉毒素毒性极强，目前国际上不建议设定其安全耐受量和无毒作用剂量，应尽可能地将其残

留量控制在最低范围内，以降低安全风险。本指导原则主要适用于中药材重金属及有害元素和农药残留的风险评估。

（二）术语

健康指导值（health-based guidance values，HBGV）系指人类在一定时期内摄入某种物质，而对健康不产生可检测到的危害的安全限值，通常以每千克体质量的摄入量表示，主要包括：①耐受摄入量（tolerable intake，TI），即人类终生摄入某种毒性物质，对健康不产生可检测到的危害的量。由于重金属及有害元素有较强的蓄积作用，其常用的 TI 包括暂定每周耐受摄入量（provisional tolerable weekly intake，PTWI）和暂定每月耐受摄入量（provisional tolerable monthly intake，PTMI）等。②理论最大日摄入量（provisional maximum theoretical daily intake，PMTDI），即人类终生每日摄入某种毒性物质，理论上对健康不产生可检测到的危害的最大量。③每日允许摄入量（acceptable daily intake，ADI），即人类终生每日摄入某物质，而对健康不产生可检测到的危害的估计量，以每千克体质量的摄入量表示。④急性参考剂量（acute reference dose，ARfD），即人类在 24 h 或更短时间内摄入某物质，而不产生可检测到的危害健康的估计量，以每千克体质量的摄入量表示。

无明显毒性作用剂量（no-observed-adverse-effect level，NOAEL）系指通过人体资料或动物试验资料，以现有的技术手段和检测指标未观察到任何与染毒有关的有害作用的受试物最高剂量或浓度。

基准剂量（benchmark dose，BMD）系指依据剂量—反应关系研究的结果，利用统计学模型求得的某种毒性物质引起某种特定反应的改变或较低健康风险发生率（通常计量资料为 5%，计数资料为 10%）的剂量。其 95% 置信区间下限值称为基准剂量下限（benchmark dose lower，BMDL）。

不确定系数（uncertainty factor，UF）系指在制定健康指导值时，将实验动物数据外推到人（假定人最为敏感）或将部分个体数据外推到一般人群时的系数。

剂量—反应关系（dose–response relationship）系指一个生物、系统或（亚）人群摄入或吸收重金属及有害元素的量与其发生的针对该物质的毒理学改变之间的关系。

（三）风险评估的基本程序

1. 危害识别

危害识别是根据现有数据进行定性描述的过程。危害识别应从外源性有害残留物的理化特性、吸收、分布、代谢、排泄、毒理学特性等方面进行描述。对于大多数有权威数据的外源性有害残留物，可以直接在综合分析联合国粮食和农业组织／世界卫生组织（FAO/WHO）、食品添加剂联合专家委员会（JECFA）、美国食品药品监督管理局（FDA）、美国环境保护署（EPA）、欧洲食品安全局（EFSA）等国际权威机构最新的技术报告或述评的基础上进行描述。对于缺乏上述权威技术资料的外源性有害残留物，可根据在严格试验条件（如良好实验室操作规范等）下所获得的科学数据进行描述。但对于资料严重缺乏的少数危害因素，可以视需要根据国际组织推荐的指南或我国相应标准开展毒理学研究工作。

2. 危害特征描述

危害特征描述是阐述外源性有害残留物可能引起的不良健康效应，并对不良效应的特性进行定性或定量描述，是确定剂量—反应关系或健康指导值的过程。对于有权威数据的外源性有害残留物，通过直接采用 FAO/WHO、WHO、JECFA、FDA、EPA、EFSA 等国际权威机构最新的评估报告及数据，确定其健康指导值。

对于已建立健康指导值的重金属及有害元素，应定期跟踪国际权威组织数据库，确定其健康指导值。镉的健康指导值建议参照 2010 年第 73 次 JECFA 会议 WHO 推荐的 PTMI 值为 25 μg/kg bw；汞的健康指导值建议参照 WHO 推荐的汞的 PTWI 值为 4 μg/kg bw；铜的健康指导值建议参照 WHO 推荐的 PMTDI 值为 500 μg/kg bw。对于已建立健康指导值的农药，应定期跟踪国际权威组织数据库，确定中药中待评估农药的 ADI、ARfD 值等。

对于尚未建立或已撤销健康指导值的外源性有害残留物，可利用文献资料或试验获得的 NOAEL 或 BMDL 等毒理学剂量参数，根据上述风险评估关键点中所确定的不确定系数，推算出健康指导值。其中铅的 PTWI 于 2010 年被 WHO 取消，WHO 将成年人心血管效应作为毒理终点，其健康指导值建议参照其收缩压基准剂量下限值（$BMDL_{0.1}$）为 1.3 μg/kg bw；砷的 PTWI 于 2010 年被 WHO 取消，其健康指导值建议参照 WHO 提出的由无机砷导致肺癌发病率比背景值增长 0.5% 的基准剂量下限值（$BMDL_{0.5}$）为 3.0 μg/kg bw。对于尚未建立或已撤销健康指导值的农药（包括致突变、致畸、致癌农药），利用文献资料或试验获得的 NOAEL 或 BMDL 等毒理学剂量参数，根据上述风险评估关键点中所确定的不确定系数，推算出健康指导值。

3. 暴露评估

中药材外源性有害残留物的暴露评估是以所获得的中药材外源性有害残留物的残留量数据，以及临床用量数据为基础，根据所关注的目标人群的用药特点，选择能满足评估目的的最佳统计值计算暴露量的过程。

（1）重金属及有害元素的暴露评估　由于重金属及有害元素半衰期较长，在人体中积蓄，对于其暴露评估通常为慢性（长期）暴露评估，中药消费量和重金属及有害元素的残留量（浓度）可以分别选用平均值或 P95 等不同组合，进行评估。对于中药材（饮片）中重金属及有害元素的暴露评估，可按照公式①计算其日暴露量（Exp）：

$$Exp = \frac{EF \times Ed \times IR \times C \times t}{AT \times m} \tag{①}$$

公式①中，*EF* 为暴露频率，*Ed* 为中药一生的暴露年限，*IR* 为处方中药材的日摄入量。根据国家食品安全风险评估中心在全国 11 个省份范围内 20 917 名调查者的有效消费调查问卷，*EF* 的 P95 分位值为每年 90 d，*Ed* 为 20 年，*IR* 的 P95 分位值为 500 g。*C* 为中药材（饮片）中重金属及有害元素的测定值（mg/kg）；*t* 为经过煎煮等方式提取后重金属及有害元素的转移率，综合文献和课题组的研究结果，在水煎的条件下，铅、镉、砷、汞、铜的 *t* 值分别为 14%、14%、35%、24%、14%；*AT* 为平均寿命天数 = 365 × 70 = 25 550；*m* 为人体质量，一般按 63 kg 计。

对于中成药中重金属及有害元素的暴露评估，可按照公式②计算其日摄入量：

$$Exp = \frac{EF \times Ed \times IR \times C}{AT \times m} \qquad ②$$

公式②中，*IR* 为中成药日摄入量（g），按照该品种每日最大摄入量计；*C* 为中成药中重金属及有害元素的测定值（mg/kg）；其他参数意义同公式①。

（2）农药残留的暴露评估 中药中农药残留量的暴露评估分为长期暴露评估和短期暴露评估。长期暴露评估是针对整个生命周期内平均每日暴露情况进行评估，短期暴露评估主要是针对 24 h 内中药中农药暴露情况进行评估。

对于中药材（饮片）中农药残留量的暴露评估（包括短期和长期暴露评估），可按照公式①计算其日摄入量。此时，公式①中，*IR* 为中药材（饮片）日摄入量（g），建议短期暴露评估 *IR* 为最大日摄入量 P95 分位值 500 g，长期暴露评估 *IR* 为平均日摄入量 200 g。*C* 为中药材（饮片）中农药的测定值（mg/kg），建议短期暴露评估时 *C* 为中药材（饮片）中农药残留量的 P95 分位值，长期暴露评估时 *C* 为中药中材（饮片）中农药残留量的平均值；*t* 为经过煎煮等方式提取后农药的转移率。其他参数意义同公式①。

对于中成药中农药残留量的暴露评估，可按照公式②计算其日摄入量。此时，公式②中，*IR* 为中成药日摄入量，短期暴露评估时 *IR* 按照该品种每日最大摄入量（g）计，长期暴露评估时 *IR* 按照该品种每日平均摄入量（g）计；*C* 为中成药中农药的测定值（mg/kg）。短期暴露评估时 *C* 可取中成药中农药残留量的最大值，长期暴露评估时 *C* 可取中成药中农药残留量的平均值。其他参数意义同公式②。

4. 风险特征描述

风险特征描述是在危害识别、危害特征描述和暴露评估的基础上，对评估结果进行综合分析，描述危害对人群健康产生不良作用的风险及其程度以及评估过程中的不确定性，并向风险管理者提出科学的建议。中药材外源性有害残留物的风险特征描述通常是将暴露水平与健康指导值相比较，并对结果进行合理的解释。

风险特征描述根据评估目的和现有数据不同而异，可描述危害对总人群、亚人群（如将人群按地区、性别或年龄别分层）、特殊人群（如高暴露人群和潜在易感人群）

或风险管理所针对的特定目标人群可能造成不良作用的风险及其程度。

（1）重金属及有害元素的风险特征描述　对于有健康指导值的重金属及有害元素（如镉、汞、铜），可按照公式③计算危害指数（HI）：

$$HI = \frac{Exp \times 10}{\text{HBGV}} \quad\quad ③$$

公式③中 Exp 为计算得到的日摄入量（μg/kg）；10 为安全因子，表示每日由中药材及其制品中摄取的重金属及有害元素的量不大于日总暴露量（包括食物和饮用水）的 10%；HBGV 为重金属及有害元素的健康指导值（μg/kg）。对于镉和汞，HBGV = PTWI/7；对于铜，HBGV = PMTDI。若 $HI \leqslant 1$，中药中重金属及有害元素的健康风险较低；若 $HI > 1$，风险应予以关注。

对于尚未建立健康指导值的重金属及有害元素，可按照以下公式计算暴露限值（MOE）：

$$MOE = \frac{\text{BMDL}}{Exp \times 10} \quad\quad ④$$

公式④中 Exp 为计算得到的日摄入量（μg/kg）；10 为安全因子；BMDL 为重金属及有害元素的基准剂量下限值。若 $MOE > 1$，中药中重金属及有害元素的健康风险较低；若 $MOE \leqslant 1$，风险应予以关注。

（2）农药残留的风险特征描述　对于有健康指导值的农药，可按照公式⑤和公式⑥分别计算短期危害指数（HIa）和长期危害指数（HIc）：

$$HIa = \frac{EXPa \times 100}{\text{ARfD}} \quad\quad ⑤$$

公式⑤中 $EXPa$ 为计算得到的短期日摄入量（μg/kg）；100 为安全因子，表示每日由中药材及其制品中摄取的农药残留量不大于日总暴露量（包括食物和饮用水）的 1%。

$$HIc = \frac{EXPc \times 100}{\text{ADI}} \quad\quad ⑥$$

公式（6）中 $EXPc$ 为计算得到的长期日摄入量（μg/kg）；100 为安全因子。若 $HI \leqslant 1$，中药中农药的健康风险较低；若 $HI > 1$，风险应予以关注。

本技术指导原则所涉及的风险评估是基于中药作为治疗用药品的基本情况，作为膳食补充剂和食品使用时，评估参数可能会有较大变化。作为短期急症用药和长期慢性病用药，其服用频率、摄入量等也需相应调整。用于不同的临床治疗目的时，应综合考虑风险—效益平衡。评估过程中，必要时还应该对风险描述的不确定性进行分析，建议从物质的毒理学特性、暴露数据、评估模型和假设情形等方面描述评估过程中的不确定性及其对评估结果的影响，必要时可提出降低不确定性的技术措施。

三、中药材外源性有害残留物限量制定指导原则

本指导原则中的有害残留物系指残留农药、重金属及有害元素、生物毒素等，主要适用于中药材及其饮片中有害残留物限量的制定，其他药品中有害残留物最大限量的制定可参考本指导原则。

（一）概述

中药品种的原材料大多源于自然环境下生长的植物、动物或矿物，其存在有害残留物质或污染物质的概率较高。中药中有害残留物或污染物的种类主要是残留农药、重金属和生物毒素等。重金属及有害元素主要是指铅（Pb）、汞（Hg）、镉（Cd）、铜（Cu）、银（Ag）、铋（Bi）、锑（Ti）、锡（Sn）、砷（As）等。生物毒素主要指黄曲霉毒素、赭曲霉毒素等，黄曲霉毒素是由真菌黄曲霉（*Aspergillus flavus*）和寄生曲霉（*Aspergillus parasiticus*）产生的一类代谢产物，广泛存在于自然界中。

有害残留物限量制定主要依赖于风险评估结果。风险评估是在有害残留物的毒理学、流行病学和其他相关数据的基础上，通过对污染物暴露情况和可能的膳食摄入量等信息进行综合分析评价，针对风险性质确定有害残留物人体暴露危害的一种方法。中药的风险评估有别于食品的风险评估，风险评估结果是有害残留物限量制定的重要依据。

无明显毒性作用剂量（NOAEL）是在规定的试验条件下，用现有的技术手段或检测指标未观察到任何与受试样品有关的毒性作用的最大剂量。NOAEL 是通过动物毒理学试验能够确定的一个重要参数，在制定化学物质的安全限量时起着重要作用。对于同一化学物质，在使用不同种属动物、暴露方法、接触时间和观察指标时，会得到不同的 NOAEL。因此，在表示这个毒性参数时应注明具体试验条件。随着检测手段的进步和更为敏感的观察指标的发现，NOAEL 也会不断更新。

每日允许摄入量（ADI）是指人类终生每日摄入某种物质，而不产生可检测到的危害健康的估计量，以每千克体质量的摄入量表示。ADI 是国际上通用的术语，已被很多国家和国际组织所使用。WHO/FAO 和（或）其他国家或组织公布了绝大部分有关农药和重金属的 ADI 值，可供参考。ADI 一般来源于敏感动物长期毒性实验中获得的 NOAEL，NOAEL 除以适宜的安全因子即为 ADI，通常将安全因子设定为 10×10，即人和动物的种间差异为 10 倍，不同人体间的个体差异为 10 倍。选择安全因子时，除考虑种间差异和种内差异外，还要考虑有害残留物的毒性程度、暴露方式等因素，对安全因子进行适当的放大或缩小。相对于一般毒性污染物，具有遗传毒性、致癌性的有害残留物，安全因子也更大，可增加至 1 000~10 000，限值的制定更为严格。

急性参考剂量（ARfD）是指人类在 24 h 或更短时间内摄入某种物质，而不产生可检测到的危害健康的估计量，以每千克体质量的摄入量表示。

（二）最大限量理论值计算公式

有害残留物限量制定是以毒理学数据为基础，结合残留物的暴露情况和人类日常膳食摄入情况，进行分析评估的结果。有害残留物的毒性程度是限量控制考虑的首要因素。残留物的动物毒理学实验数据，中药使用剂量及频率，人类经膳食日常摄入量是推导有害残留物最大限量理论值计算公式的主要依据。通过以下公式计算得到的结果是基于毒理学评估的有害残留物最大限量的理论计算值，在有害残留物最大限量制定过程中，还应结合其他影响因素进行综合评价后，确定最终限量标准。

1. 农药残留量

建立农药残留量限量标准时，可按照下列公式计算其最大限量理论值。

$$L = \frac{A \times m}{M \times 100} \times \frac{AT}{EF \times ED} \times \frac{1}{t} \qquad ⑦$$

式中 L 为最大限量理论值（mg/kg）；A 为每日允许摄入量（mg/kg bw）；m 为人体平均体重（kg），一般按 63 kg 计；M 为中药材（饮片）每日人均可服用的最大剂量（kg）；AT 为平均寿命天数，一般为 365 天 / 年 ×70 年；EF 为中药材或饮片服用频率（天 / 年）；ED 为一生的服用中药的暴露年限；t 为中药材及饮片经煎煮或提取后，农药的转移率（%）；100 为安全因子，表示每日由中药材及其制品中摄取的农药残留量不大于日总暴露量（包括食物和饮用水）的 1%。

2. 重金属及有害元素

建立重金属及有害元素限量标准时，可按照下列公式计算其最大限量理论值：

$$L = \frac{A \times W}{M \times 10} \times \frac{AT}{EF \times ED} \times \frac{1}{t} \qquad ⑧$$

式中 10 为安全因子，表示每日由中药材及其制品中摄取的重金属量不大于日总暴露量（包括食物和饮用水）的 10%；其他参数同公式⑦。

由于重金属在人体的半衰期较长，并且在长期的暴露过程中，每日摄入量或每周摄入量微小。因此，WHO 和 FAO 有时不设立 ADI，而以暂定每周耐受摄入量（PTWI）（单位：μg/kg bw）或暂定每月耐受摄入量（PTMI）（单位：μg/kg bw）代替。此时，ADI 可以通过 PTWI 或 PTMI 换算得到。ADI = PTWI/7/1 000 或 ADI = PTMI/30/1 000。

3. 黄曲霉毒素

由于黄曲霉毒素毒性强，目前国际上不建议设定黄曲霉毒素的安全耐受量和无毒作用剂量，也无最大限量理论值计算公式，限量越低越好。黄曲霉毒素限量标准的制定，应根据具体品种和具体污染状况，参考相关品种国外药典和各国、各国际组织相关限量标准等规定，尽可能地将其限量控制在最低范围内，以降低安全风险。通常要求规定黄曲霉毒素 B_1、黄曲霉毒素 B_2、黄曲霉毒素 G_1、黄曲霉毒素 G_2 总和的限量标准。

（三）限量制定的影响因素

有害残留物的限量制定，除了应用上述计算公式得到最大限量理论值外，还应考虑其他影响因素，综合评价后确定其标准限值。各国家和国际组织对于已经规定的农药、重金属等最大残留限量，也会定期根据影响因素进行调整。影响因素包括但不限于以下几方面。

1. 毒性程度

残留物的毒性越大，其对人类的风险越高。因此，在最大限量理论值的计算中，毒性越大，设定的安全因子就会越大，限量的控制也更为严格。相对于一般毒性污染物，具有遗传毒性、致癌性的有害残留物，危害更大。对于具有遗传毒性或致癌性的物质，在理论上已逐渐趋向于不建议制定 ADI，即无论摄入量多少，都具有风险。但在实践中，很多情况下，又不可能实现这些毒性物质的零残留。因此，其限量值建议越小越好，限量值体现的是为保障作物作为生产供应而应达到的最小残留量，而不是安全剂量。

2. 暴露水平

从毒理学角度考虑，暴露量越大、暴露时间越长、频次越高的有害残留物，带来的风险就越大，其最大残留量控制应越严格。中药材、饮片及制剂的服用量和日暴露量均存在差异，所以，其最大残留限量控制不同。此外，用药途径和适应证人群不同，也会影响限量的制定。直接进入人体循环的药物，重症疾病或长期服用的药物，儿童、孕妇、老人使用的药物等，应严格控制残留物标准限值。

3. 残留水平

有害残留物限值的规定应基于中药材 GAP、良好加工规范和储藏条件，或野生背景条件下的实际残留水平。农药残留应根据农药使用规范性残留试验结果，确定规范性残留试验中值和最高残留值，进而进行膳食摄入风险评估。重金属及有害元素多来源于生态环境，因此更应关注生物体的天然蓄积作用，在一定的安全水平范围内，科学地制定有害残留物限量标准。

4. 生产方式

中药的质量受农业生产、中药材的炮制方法、制备工艺、储存等因素影响。可能会引入或消除一些有害残留物。

（四）最大限量制定的一般步骤

1. 确定健康指导值

对于某种具体的有害残留物限量的确定，首先要获得有害残留物的动物长期毒性评价信息或人体流行病学信息，从动物长期毒性试验的数据中确立有害残留物的 NOAEL，然后，通过 NOAEL 推算 ADI。若该残留物的 ADI 值或 ARfD 值已经被有关国际组织或其他国家公布，则可直接参考其数值。

2. 计算最大限量的理论值

在确定的 ADI 值基础上，通过上述推荐的有关农药残留或重金属及有害元素最大限量理论值计算公式，计算出其最大限量理论值。不具有急性毒性或短期仅带来微小的摄入风险时，可通过风险评估豁免残留限量。针对短期或急症用药，可以使用 ARfD 值代替 ADI 值。

3. 制定最大残留限量

在拟定一个有害残留物的限量标准时，除参考理论值外，还应充分考虑残留物的毒性性质和毒性程度；中药制品的人体用药方式、用药剂量和疗程长短；残留物可能与中药材接触的方式，中药材污染水平；中药材后续加工方式；以及当前的检测技术水平等各方面的影响。综合分析并在风险评估的基础上修订理论值。

为满足风险控制的需要，可以将我国食品安全国家标准、国际食品法典或国外药典标准、其他具有权威性的国际标准相关残留限量转化为我国药品标准。其基本程序是将待转化标准按照中药使用特点和我国膳食结构直接进行评估，并根据我国农药登记情况，结合不少于 50 批次的中药品种市场监测数据进行科学性和适用性验证。

（五）重金属及有害元素一致性限量指导值

药材及饮片（植物类）铅不得超过 5 mg/kg，镉不得超过 1 mg/kg，砷不得超过 2 mg/kg，汞不得超过 0.2 mg/kg，铜不得超过 20 mg/kg。

四、中药安全性风险防范措施

在实施有效的中药安全风险评估基础上，如何进行安全有效的风险防范，是中药长久发展的必经之路。

（一）严格监控中药材种植过程

对于人工种植的中药材，要严格按照《中药材生产质量管理规范》（中药材 GAP）、《农药安全使用规定》《农药安全使用标准》等规定进行操作。特别是高毒、高残留农药不得用于中药材上，施用农药一定在安全间隔期内进行。避免在环境质量差的地方建立中药材生产基地。建立一整套绿色中药材基地环境质量监测及其评价方法、评价标准和绿色中药材的质量标准。

重金属污染多来自土壤母质，所以，改善土壤环境显得尤为重要（黄璐琳，2002）。目前，国际上采用种植超量积累植物治理污染土壤已取得一些进展，如英国通过种植十字花科菥蓂属植物富集 Ni、Zn，种植山龙眼科澳洲坚果属的粗脉叶澳洲坚果（*Macadamia neurophylla*）富集 Mn，然后在处理后的土壤中种植药用植物。此外，我们发现，铅在天然水中以 Pb^{2+} 状态存在，其含量和活性状态受到碳酸根离子、硫酸根离子、氯离子等含量的影响，镉及其化合物除硫化镉外都可以被水溶解出，因此，可利用排水面使其迁移。另外，一些重金属元素在中性或弱碱性环境中成为难溶态，可利用调整土壤酸碱度使部分重金属变为难溶态，从而不被植物吸收。

对一些育苗移栽的中药材，可采用客土育苗的方法，在种植前期减少重金属的吸收，如在黄连的育苗期有目的地选择育苗地，采用异地集中育苗的方式，减少植株对重金属的吸收（张明星等，2006）。

（二）加强对外源污染物的检测

在农药残留检测中待测样本中的农药含量往往很低（包括农药原体及其有毒代谢产物、降解产物、杂质等），因此要求检测的各个步骤都应科学严密，采用的方法灵敏度要高；检测步骤多、流程长，要求操作人员应具有熟练的技术和丰富的经验；待测农药品种和样本种类多，需采用不同的样本前处理和测定方法。选择简洁、有效的样品处理方法，可以达到事半功倍的效果。常用的样品制备方法包括：溶剂萃取法、柱层析法、固相萃取法（SPE）、超临界流体色谱法（SFC）、固相微萃取（SPME）。目前常用的检测方法有薄层色谱法、气相色谱法、毛细管气相色谱法、气相 – 质谱联用法等。

测定药材中重金属元素时，由于特定的仪器往往只对一些特定的元素灵敏度较高，所以研究不同的元素常常选用不同的检测手段，有些元素还需要特殊的处理。重金属元素的（中药中铅、镉、砷、汞、铜残留量测定法已被收录于 2020 年版《中国药典》四部通则）常用检测方法有比色法、紫外分光光度法、原子吸收分光光度法等。另外，一些先进的仪器检测分析方法，如原子荧光光谱法（AFS）、中子活化分析（NAA）、离子色谱法（IC）、微分脉冲极谱法（DPP）、原子发射光谱法（AES）、同位素稀释质谱法（ID-MS）以及电感耦合等离子体质谱法（ICP-MS）等也逐渐应用到中药材重金属的检测中（薛健等，2008）。

提高对中药中黄曲霉毒素的检测水平，可以有效控制中药因霉变而产生的安全性问题。目前，针对黄曲霉毒素的检测方法主要有液相色谱法、液相色谱—串联质谱法、免疫学方法、荧光光度法等（孟繁磊等，2018；张金玲等，2018；毕瑞峰等，2018）。

（三）规范毒性中药材的炮制工艺，研究药理药效与毒理的关系

严格的炮制工艺是临床安全用药的重要保障。古人在治病过程中就发现，炮制可以降低或消除中药的毒性，提高药效。为了使中药更好地为人类健康服务，历代医家进行了不懈的努力，通过炮制、配伍、改变剂型、控制剂量等方法，总结出了一些科学的、被实践证明行之有效的中药材炮制工艺。

目前，我国尚缺乏统一的中药材炮制规范。国内研究者正在对此项目开展研究，并已取得初步成果，2016 年出版的《全国中药饮片炮制规范辑要》一书对全国 29 个省、市、自治区颁布的地方饮片炮制规范以及 2015 年版《中国药典》中收载的饮片炮制方法进行汇集和编研，共收载 1 200 余种饮片的炮制规范。国家重点科技攻关课题"10 种中药饮片炮制规范化研究"由中国中医研究院中药研究所牵头，完成了芫花、补骨

脂、炮天雄、大黄、制南星、白前、延胡索、枳壳、丹皮、赤芍 10 种中药的炮制工艺优选及饮片质量标准等研究。该成果将为修订新版《中国药典》药材及饮片标准提供翔实的技术资料，因此应借鉴上述研究成果，针对含"毒性成分"中药材进行炮制减毒的研究，并建立炮制减毒的综合系统评价方法。

随着对中药研究的深入，科研人员在弄清有效成分、阐明药理机制的同时，亦应注重有毒成分、毒性机制的研究，对一些剧毒中草药不仅要测出急性毒性 LD_{50}，以初步了解该药单次给药的毒性剂量，还要了解长期连续给药产生毒性作用的剂量。用现代药理学、毒理学的方法对有毒中药进行研究，确定治疗量与中毒量之间的关系、急性中毒的剂量、慢性中毒的主要症状，以及靶器官病变、中毒机制和解救的方法，为临床用药的安全监护和药物的毒性防治提供依据。另外，目前中药的药理和毒理研究大多借用化学药品研究的方法思路，大多数化学药品为单一化合物，其有效成分和毒性成分常为同一种化合物，而中药多种成分共同起作用，联合作用于多个靶器官和"靶点"，其有效成分和毒性成分可能是两种完全不同的化合物，所以中药的安全性评价研究思路、方法、处理分析具有特殊性。

（四）重视中药不良反应的总结

对古时有关中药毒性、不良反应、配伍禁忌、饮食宜忌、中毒解救等资料要进行全面系统的整理研究；对新中国成立以来公开发行的中医药期刊、书籍、会议论文、报刊文摘、实验报告中有关中药不良反应等进行系统全面的收集整理，利用合理的分类方法进行分类，建立数据库，供医学研究工作者查询；对国内外研究中药安全性评价思路、方法等的文献进行收集、分类、归纳、研究，探讨目前中药安全性评价的基本方法，总结经验，吸取教训。

对于不良反应出现频率高的药物（包括单味药、中成药、中西合用制剂）进行实验验证，找出发生的原因，重新评价安全性。根据发生的不良反应类型进行实验设计，通过急性毒性实验、长期毒性实验，从功能、形态上了解药物对整体功能状态、局部脏器功能、形态的损害和恢复情况（王欢等，2015）。对新近发生的大样本不良反应人群进行实地调研，收集有关患者个体、药物、干扰因素等方面的信息，把握第一手资料，然后进行实验验证，科学、公正、客观地评价其安全性（陈家仪等，2017）。

（五）采用现代中药安全性评价的模式

现代中药安全性评价应当是将传统中医中药的优势特色与现代科学理论、科学技术相结合，建立具有现代科学内涵的中药材安全性评价体系。现代中药的安全性评价在技术和质量方面受以下几点因素的影响。

（1）中药材质量　中药材非常讲究产地、品种、采集季节及药用部位。同一品种的中药材，若产地不同，其作用、安全会有较大差别；若产地相同，采集季节不同或用药部位不同，对其作用、安全也会有较大的影响。

（2）制剂浓度　在同等条件下（实验条件、环境、试验动物及操作人员）采用同剂量小容量高浓度，可产生明显的毒副反应，甚至引起动物死亡；采用同剂量、大容量、低浓度则不产生任何明显的毒副反应。

（3）给药速度　对一些静脉注射剂，特别要注意给药速度。同一药物、同一剂量、同一给药容量，若给药速度不同，则可以产生截然不同的毒副反应。给药速度快，动物可出现抽搐、呼吸困难、挣扎甚至死亡；若给药速度慢，则不出现任何明显的毒副反应。

（4）纯化程度　中药往往由多种成分组成，纯化困难，对纯化不理想的成分肯定会存在意想不到或一时不表现的毒副反应。

（5）工艺稳定性　包括提取、纯化工艺的稳定性，若工艺稳定，一般得到的化合物的外观颜色、质量控制均较理想，安全性也差异不大；若工艺不稳定，其得到的化合物的外观颜色就不同，质量控制也较难，其安全性也有较大差别。

此外，现代中药的安全性评价还存在以下几方面实际问题。

（1）难以设计合适的长毒剂量　动物显效或有效剂量偏大，大多数超过人临床拟用剂量，动物急性毒性试验又往往显示低毒或无毒，按此为依据制定动物长毒剂量存在一定的难度。若剂量制定高，则给药、药物供应都有困难；若剂量制定低，则可能显示不出毒性或观察不到应有的毒副反应。

（2）给药量　目前我们所做的长毒剂量往往比较高，有的甚至达到了大浓度最大容量的程度仍未显示明显的毒性，而有关学者还认为剂量偏低；有的虽然出现一些毒性，但不是受试物的实质毒性，而是给药容量太多引起的物理反应，如食欲减退，其实是胃内药物太多影响了食欲。

（3）药物供应　低毒的药物需要几千克甚至几十千克，在研究开发阶段往往以小规模实验室提取为主，哪怕试验机构需要研制方一次性提供，也是长时间一批一批积存起来的，若工艺不稳定，势必影响药物的质量，药物质量不保证也就难以保证试验的质量。如同批药物不同包装存在不同颜色，其出现的毒性情况就不同，追及工艺、质量都是符合要求的，像这样的情况难以评价和解释。基于以上种种现象，必须进行系统的基础和应用研究，摸索出既符合实际又能说明问题的技术要求，真正保证中药使用中的安全有效性。

第四节　中药材安全标准

近年来，国内国际发生了多起因中药安全问题引发的公共卫生事件或食品安全事件（很多国家将中药作为膳食补充剂），中药安全也因此成为全球瞩目的焦点。

我国自20世纪初即开始对中药的安全性问题进行研究，有关中药的重金属含量、农药残留及不良反应问题，也逐步引起人们的重视。但是，长期以来，关于中药标准化的研究一直停留在单一指标的定性、定量分析上，难以有效地反映中药的临床指标，造成了中药与国际消费环境的脱节。

在国内国际巨大的市场需求与中药产业发展停滞不前的巨大反差之间，横亘着的是中药的安全性问题——药材本身的安全性及栽培、加工、运输、储存及使用方面的安全性。因此，要促进中药及中药产业的健康发展，促进中药的全球化发展，一项重要而紧迫的任务，就是中药材安全标准的整理、修订、制订以及与国际标准的接轨。

一、中药材标准的特性

标准是对重复性事物和概念所做的统一规定。它以科学、技术和实践经验的综合成果为基础，经有关方面协商一致，由主管机构批准，以特定形式发布，作为共同遵守的准则和依据。

中药的标准化是中药现代化和国际化的基础和先决条件。中药标准化包括中药材标准化、饮片标准化和中成药标准化。其中中药材的标准化是基础，没有中药材的标准化就不可能有饮片及中成药的标准化。

中药作为一种药品，其质量标准是药品标准体系中不可或缺的一部分，而药品标准是根据药物来源、制药工艺等生产及储存过程中的各个环节所制定的，用以检测药品质量是否达到用药要求并衡量其质量是否稳定均一的技术规定。药品应具有安全性、有效性、稳定性和可控性。质量标准在保证上述特性的同时，其本身又具有如下特性：

（一）权威性

《药品管理法》第三十二条明确规定，"药品必须符合国家药品标准"。

（二）科学性

质量标准是对具体对象研究的结果，它有适用性的限制，如牛黄、人工牛黄和体外培育牛黄中胆酸、胆红素的含量要求不同，均有充分的科学依据。又如粉葛和葛根中均有葛根素，粉葛中葛根素含量规定不得少于0.30%，而葛根中葛根素含量规定不得少于2.4%。

（三）进展性

质量标准是对客观事物认识的阶段性小结，即使法定标准也难免有不够全面之处，随着生产技术水平的提高和测试手段的改进，应对药品标准不断进行修订与完善。

我国是中药材资源大国，种类及数量均为世界之首。据调查，全国共有药用植物近万种，药用动物1 500余种，药用矿物80余种，人工栽培药用植物400余种。但是，由于诸多原因，我国中药材生产存在许多问题，如种质不清，种植、加工技术不规范，农药残留超标严重；中药材质量低劣，抽检不合格率居高不下，其质量的安全性面临严重挑战，直接影响饮片和中成药的质量。

近几年来，中药材安全标准受到广泛重视，在制定中药材质量标准时更注重其安全性，如2020年版《中国药典》对18个中药材的重金属及有害元素含量进行控制；对容易发霉变质的蜂房、土鳖虫等5个中药材品种，增加黄曲霉毒素的限量要求，对薏苡仁增加玉米赤霉烯酮的限量要求；除不再收载含马兜铃酸类成分的马兜铃和天仙藤外，还制定了"九味羌活丸"（处方含细辛）的马兜铃酸Ⅰ的限量标准。

中药材安全标准的实施，对于保证中药饮片及中成药的质量，保障广大人民群众的用药安全，提高中药材质量，推进中药走向现代化和国际化，具有深远而重要的影响。

二、中药材标准的分类

由政府制定并颁布的药品标准即为国家药品标准，系国家站在公众立场为保证药品质量而规定的药品所必须达到的最基本的技术要求。国家药品标准属于强制性标准，不能达到国家药品标准要求的药品，即意味着其质量不符合国家对其安全性、有效性或质量可控性的认可，即被视为不符合法定要求的药品，因而不得作为药品销售或使用。目前我国现行中药材法定标准主要有：

（一）国家标准

1.《中华人民共和国药典》（简称《中国药典》）

《中国药典》是国家为保证药品质量所制定的法典，是药品生产、经营、使用、检验和监督管理部门共同遵循的法定依据，也是我国医药行业对外贸易和技术交流不可缺少的准绳，在一定程度上反映了我国在医疗预防、医药工业、医药研究和分析检验等方面的科技发展水平。在2020年版《中国药典》一部中，国家对常用中药材编纂制定了统一的标准，并对其中的共性要求在2020年版《中国药典》四部中做出统一规定。遵循"安全、有效、可控、实用"的原则，在品种数量、检测方法的科学性、专属性及合理性等方面不断发展与完善。同时，1985年版《中国药典》之后的版本均编印了英文版，促进了我国药品标准的国际间交流，扩大了国际影响力。

2.《中华人民共和国卫生部药品标准》（简称"部颁标准"）

中药材品种杂、种类多，同名异物和同物异名的现象极为普遍。为澄清中药材品种混乱问题，卫生部对全国药材二级站所经销的中药材品种进行全面调查和鉴定。除《中国药典》收载的品种外，对其他来源清楚、疗效确切、经营与使用地区较多的中药材品种，本着"一名一物"原则，分期分批研究并制定部颁标准。第一批101个中药材的质量标准《中华人民共和国卫生部药品标准》中药材（第一册）于1992年5月1日起执行。

另外，对于中药成方制剂也进行了整理，汇编成《中华人民共和国卫生部药品标准》中药成方制剂（第1~20册）。

3.《国家食品药品监督管理局药品标准》（简称"局颁标准"）

包括《维药标准》《蒙药标准》《进口药材标准》《藏药标准》等数种。在原有《中华人民共和国卫生部进口药材标准》的基础上，由原中国药品生物制品检定所牵头，组织 10 个口岸药品检验所对进口药材标准进行了全面修订，2004 年 6 月《儿茶等 43 种进口药材质量标准》由国家药品监督管理局正式颁布实施。

《药品进口管理办法》第五条规定，国家对进口药品实行注册制度。凡进口的药品（包括中药材）必须具有卫生部（药品监督部门）核发的《进口药品注册证》。《进口药品注册证》对该证载明的品名和生产国家、厂商有效，进口时每批中药材都要接受药品监督部门的监督。

（二）地方标准

自 2002 年底起，国家废止了药品标准的两级管理，即药典标准、部颁标准和地方标准，全部药品管理实行国家药品标准，包括药典标准和局颁标准。但这只是针对中成药制剂而言，即中成药制剂取消了地方标准。对于中药材标准，除国家标准外还保留有地方标准。

地方中药材标准，指各省、自治区和直辖市经营、使用的中药材，除《中国药典》与局颁标准已收载的品种外另行颁布的标准。如《四川省中药材标准》《江苏省中药材标准》《贵州省中药材标准》《黑龙江省中药材标准》等。

由于地域、历史和文化的原因，我国有所谓的地区性民间习用中药材，为确保其质量和安全有效，同样要加强管理。根据《药品管理法》第十条规定，饮片的加工炮制必须按照国家药品标准炮制，国家药品标准没有规定的，必须按照各省、自治区和直辖市人民政府药品监督部门制定的《地方炮制规范》炮制。

另外，对于中药材生产企业，也有自己的企业标准。一般有两种情况，一种为检验方法尚不够成熟，但能在一定程度上控制质量；一种为高于法定标准要求，主要指增加了检测项目或提高了限度标准，作为保护优质产品、严防假冒等的有效措施。

三、中药材安全标准的制定与实施

制定药品标准，必须坚持质量安全第一，充分体现"安全有效、技术先进、经济合理、择优发展"的原则。质量安全标准的制定和提高是建立在对其内在质量的深入研究基础上的，要吸收各学科的研究成果，将药物基础理论研究、药物代谢及动力学研究以及一些新技术的应用研究等结合起来。产业的现代化，归根结底体现在其产品的现代化上；生产的现代化归根结底体现在产品质量可控的现代化上。由于一些安全性原因，我国中药材目前还很难通过各国的药品管理标准而作为药品进入国际市场。在国际市场上，我国中药材主要还是以保健品和食品添加剂的形式出口，这已严重影响了我国中药产业现代化、国际化的发展。因此制定合理可行的中药材质量安全标准是行业发展的当务之急。

（一）中药外源性污染物的研究与控制

随着人们对保健和治疗安全性的重视，对中药材中各种污染物有了新的认识和更严格的要求，随之而来的技术壁垒提高，各种各样的技术性标准大量涌现或提升，使我国中药污染物的问题不断面临新的挑战，所以，应尽快加强中药外源污染物方面的研究，以保障人们用药的安全，促进中药国际贸易的发展。

中药污染物指的是从中药材种植至最后成为成品的生产全过程中可能引入的外源性有害物质。包括农药残留、重金属污染、某些中药材加工储藏时二氧化硫及其他熏蒸剂的污染、霉菌及其毒素污染、有机溶剂残留、包装可能引入的增塑剂、印刷油墨的污染、动物药养殖过程中摄入的生长激素、抗生素，违规使用的一些着色辅料及添加剂、药材中掺伪成分、中药中违规添加的西药成分等，都能使中药产生潜在的安全风险，都应该加强管理。现在欧美地区以及日本和东南亚一些国家，都把有害元素如砷、汞、铅、铜、铬、镍、镉、农药残留量、限制性微生物等指标作为技术壁垒，限制我国的中药材出口。

中药材农药残留一方面是中药材生长过程中从环境如土壤、水源、空气中摄入的，另一方面是农药的不合理使用引起的。我国规定了中药材生产中可以使用的低毒农药种类，但在中药材种植时，部分从业者为了追求经济利益，频繁使用高毒性、高残留农药，加之施用农药时机和季节不合理等，带来了中药材的农药残留问题。1980年世界卫生组织将农药残留测定单独列为检测项目，并逐步规定了各种农药残留的限量标准。我国从20世纪80年代初逐步开展农残检测研究工作，中药材农药残留研究涉及：①农药总类包括有机氯、有机磷、氨基甲酸酯、拟除虫菊酯等；②研究种类包括常用和贵重药材、饮片、中成药和中药制剂等；③研究工作包括单残留或单类农药残留研究（高情等，2008）。

中药材重金属污染，一是源自环境的污染（包括大气、土壤、水等）；二是中药在采集运输和加工过程中的污染。药材的重金属污染还与药用植物自身的遗传特性、主动吸收功能，对重金属元素的富集能力有关。一些矿物药中含有的重金属元素就是其主要成分，如朱砂中含有的 Hg、雄黄中含有的 As、密陀僧中含有的 Pb 等，入药后都有可能引起重金属超标，但这些是中医理论中以毒攻毒的特殊用法，不属于重金属污染的范畴。

中药材霉菌毒素污染首先主要与品种、产地有关，如火麻仁、郁李仁、益智仁等含油性成分较多、易霉变的中药材容易受到污染；其次与工艺剂型有关，如红曲、豆豉、胆汁类需发酵，极易发生霉变；最后，由于中药材未及时晒干或储存不当，而产生霉变。霉菌毒素种类很多，包括镰刀菌毒素、岛青霉类毒素、黄曲霉毒素、赭曲霉毒素、黄绿青霉素、红色青霉素、青霉酸等，其中，黄曲霉毒素在中药材和食品中存在最广泛且毒性最大，因此近年来对黄曲霉毒素研究得最多。

中药材及饮片在后期储存过程中，常常使用硫黄进行熏蒸以达到便于保存、不被虫蛀或防止霉变的目的，结果导致样品中二氧化硫残留超标，系人为造成的中药材污染问题。随着先进烘干设备的应用、真空包装技术的提高，以及优质优价的市场趋势，硫黄熏蒸中药材这一传统加工方式必将得到有效控制。

对于中药材污染物的检测，农药残留目前主要使用气相色谱、气质联用、液质联用技术，重金属检测主要应用原子吸收光谱和电感耦合等离子体质谱技术；霉菌毒素的测定主要使用高效液相色谱和液质联用技术，二氧化硫残留检测主要应用酸碱滴定法和离子色谱法检测，这些技术设备在国内许多研究院所都有配备，并且各类污染物的检测方法在粮食、水果、水源、地质等方面应用已比较成熟。对于中药材而言，测定前的样品处理远比其他样品复杂得多，但如果样品中的污染成分不能被完全提取出来或干扰杂质较多，将严重影响分析结果的准确性。因此，中药污染物尤其是农药残留和霉菌毒素检测方法研究中，应该针对不同种类的药材，根据其性状、质地、含水情况、油脂含量、所含各种次生代谢产物的种类以及所测定的污染物性质，进行系统、深入的方法研究，才能找到更适合的方法。

中药外源污染物的存在对人体有很大的危害，鉴于此，迫切需要对中药材中污染的来源、途径等进行分析，找到除去、减少或避免中药材受到污染的方法和途径。农药残留和重金属的主要来源之一是土壤本底，所以首先解决的问题是土壤中污染的修复。比如，应用 BHC-A 与 CDS-1 降解菌对六六六和呋喃丹污染的土壤进行修复，在喷施 15 d 后，测定土壤符合农业生产的生态环境标准（黄璐琳，2002）。研究表明，用植物修复技术解决重金属污染问题，不仅能降低土壤中的重金属含量，还能保护生态环境。要减少中药霉菌毒素的含量，就应该特别注意经发酵工艺的曲类药、种子类中药以及南方高温、高湿地区库房中易长霉中药材的储藏状况，采取相应的措施，抑制霉菌生长。在中药材种植期间，尽量使用高效、低毒、低残留的农药和有较高生物活性、广谱、经济安全的植物农药。对化学肥料的杂质含量进行合理控制，以避免重金属超标，影响中药材质量。在中药材运输、炮制、加工和包装过程中，避免器皿和辅料中重金属对药材的污染。尽量少用硫黄熏蒸中药材及饮片，鼓励无硫饮片加工技术，改进中药材的烘干工艺，引进先进设备加工药材。

（二）现代分析检测技术研究

现代分析技术是测定药品组成、含量、结构等化学信息的分析方法及理论的一门科学和进行药品研究及质量监控的重要手段，即是一门建立和应用各种方法、仪器和策略以获取药品在空间和时间的组成和性质的信息科学。

目前用于中药质量控制的技术手段主要有：显微鉴别法、一般理化鉴别法（如显色反应、沉淀反应）、经典分析法（滴定法、重量法等）、色谱法（如薄层色谱法、气相色谱法、液相色谱法等）以及光谱法（紫外－可见分光光度法、红外分光光度法、原子吸收分光光度法）等。随着现代科学技术的发展，更多的新技术、新方法也不断引入中药质量控制研究和应用中，如色谱与光谱等联用技术（GC-MS、HPLC-MS、GC-MS/MS、LC-MS/MS、HPCE-MS、GC-FTIR）、X射线粉末衍射中药材鉴别、DNA指纹图谱鉴别、二维蛋白电泳图像鉴别等，丰富了中药质量控制手段。高效液相色谱－紫外检测器仅限于测定具有紫外吸收特征的成分，近年来，二极管阵列检测器已普遍应用，可快速提供检测物的紫外线光谱，测定色谱峰的纯度。另外蒸发光散射检测器（ELSD）的应用弥补了高效液相色谱－紫外检测器的不足，适用于所有非挥发性组分的检测，与HPLC联用，具有分离效率高、检测范围广的优势，可用于测定中药中树脂、糖类、苷类、氨基酸、脂类及大分子有机酸等成分。毛细管电泳法（CE）、电感耦合等离子体质谱法（ICP-MS）、离子色谱法、电感耦合等离子体原子发射光谱法（ICP-AES）也已收入2020年版《中国药典》附录中。

（三）历史经验的总结与利用

明代李时珍编著的《本草纲目》中将药材分为上、中、下三品，将中药材按毒性大小分为大毒、中毒和小毒。对于有毒中药材的配伍，提出了"十八反""十九畏"的配伍禁忌。《神农本草经·序录》指出"药有阴阳配合，子母兄弟，根茎花实草石骨肉。有单行者，有相须者，有相使者，有相畏者，有相恶者，有相反者，有相杀者。凡此七情和合视之，当用相须相使良者，勿用相恶相反者。若有毒宜制，可用相畏相杀者，勿合用也。"

1. "十八反"与"十九畏"的研究

"十八反"与"十九畏"诸药，有一部分同实际应用有些出入，历代医家也有所论及，引古方为据，证明某些药物仍然可以合用。如感应丸中的巴豆与牵牛同用；甘遂半夏汤以甘草同甘遂并列；散肿溃坚汤、海藻玉壶汤等均合用甘草和海藻；十香返魂丹是将丁香、郁金同用；大活络丹中乌头与犀角同用等。现代这方面的研究工作做得不多，有些实验研究初步表明，甘草、甘遂两种药合用时，毒性的大小主要取决于甘草的用量比例，甘草的剂量若相等或大于甘遂，毒性较大。又如贝母和半夏分别与乌头配伍，毒性未见明显的增强，而细辛配伍藜芦，则可导致实验动物中毒死亡。对"十八反"和"十九畏"还有待进一步作较深入的实验和观察，并研究其机制，因此，目前应采取慎重态度。一般说来，对于其中一些药物，若无充分依据和应用经验，仍须避免盲目配伍应用。

2. 妊娠用药禁忌

某些药物具有损害胎元（胎的别称，也指母体中培育胎儿发育的元气）以致堕胎的副作用，所以应该作为妊娠禁忌的药物。根据药物对于胎元损害程度的不同，一般可分为禁用与慎用两类。禁用的大多是毒性较强或药性猛烈的药物，如巴豆、牵牛、大戟、斑蝥、商陆、麝香、三棱、莪术、水蛭、虻虫等；慎用的包括通经去淤、行气破滞以及辛热等药物，如桃仁、红花、大黄、枳实、附子、干姜、肉桂等。凡禁用的药物，绝对不能使用；慎用的药物，则可根据孕妇患病的情况，酌情使用。但没有特殊必要时，应尽量避免，以防发生事故。

3. 服药时的饮食禁忌

饮食禁忌简称食忌，也就是通常所说的忌口。在古代文献上有常山忌葱，地黄、何首乌忌葱、蒜、萝卜，薄荷忌鳖肉，茯苓忌醋，鳖甲忌苋菜以及蜜反生葱等记载，这说明服用某些药时不可同吃某些食物。另外，由于疾病的关系，在服药期间，凡属生冷、粘腻、腥臭等不易消化及有特殊刺激性的食物，都应根据需要予以避免，高烧患者还应忌油。

四、中药材安全标准举例

（一）国内中药材安全标准

目前，我国新药的研制方面，在《新药审批办法》中明确要求要制定临床研究用质量标准及生产用质量标准。目的是保证临床研究试验的药品质量稳定一致及上市药品的质量，从而保证药品的安全和有效。在新药取得批准文号后，其他研究资料如药效、毒理、临床研究资料均已完成历史使命，可存档备用，但唯有质量标准伴随产品终身。只要有药品生产、销售、使用，就要有质量标准的监测和保证。因此，质量标准的制定，不仅在研制新药中，而且对老药再评价也具有相当重要的地位。

一般认为，传统中药材的本质是：有明确的药性（药效谱），所含化学成分群及各成分的比例相对稳定，整体的变化范围相对较窄，宏观性状质量好，其中最重要的是化学成分整体的稳定性和均一性。评价标准就是现行的各级中药材质量标准。由于中药材本身的复杂性，以及现有技术方法的局限性，目前公认的中药材质量控制标准应是一个包含性状、鉴别、检查和含量测定等多项指标的综合评价体系。随着科学技术的进步，相信会有更多现代化的新技术、新方法不断引入中药质量标准的研究与质量控制中，促进中药材质量控制由定性向定量、由粗放向规范、由片面性向系统性不断转化与完善的方向发展。

我国法定中药材质量标准内容均包括名称、基原、性状、鉴别、检查、浸出物、含量测定及生物效价等。对于中药饮片，还包括炮制、性味与归经、功能与主治、用法与用量、注意事项及储藏等内容。其中，名称、基原、性状和鉴别项为主要反映药品来源和质量的真实性的指标，即真伪鉴别指标；检查、含量测定和生物效价等为主要反映药品药效质量的程度、安全相关物质限量的检测指标，即优劣评价指标。

1. 名称

传统中药材的名称均来源于历代本草记载的名称。对于新发现的中药材，应按中药命名原则要求命名。命名方法一般为植物名加药用部位名，如人参茎叶、牡丹皮等；也可直接采用植物名进行命名，如穿心莲。

2. 基原

基原指中药材原植（动）物的科名、中文名、拉丁学名、药用部位、采收季节和产地加工方法等；原矿物的类、族、矿石名或岩石名、主要成分及加工方法等。

3. 性状

性状指用眼观、鼻闻、手摸、口尝等方法感知的中药材的宏观特征，包括形状、大小、色泽、表面特征、质地、断面颜色与特征、气、味等。近年来还有些品种将溶解性、相对密度、折光率、熔点和沸点等物理常数归入性状项。来源于动植物的中药材其性状特征虽然多为客观存在的感官特征，但也包含既模糊又广义的信息，既含药材的生物特征，又与内在化学成分和疗效具较大的相关性。因此，对中药材进行性状检验时，要注意了解和掌握性状变异规律，尽量利用那些在遗传上稳定、不易受环境因素影响发生变异的性状，如花、果、种子形态构造，花序或叶序，毛被类型等。叶的形态、大小、毛被疏密，根或根茎等地下营养器官的大小，极易变异，只作一般描述，不宜作为性状检验的鉴别要点。

（1）形状 形状是指干燥中药材的形态，与物种特性和用药部位有关。每种中药材的形状一般比较固定，如根类、茎木类或根茎类中药材多为圆柱形、圆锥形、纺锤形等；皮类中药材有卷筒状、板片状等；种子类中药材有球形、椭圆形等。观察时一般不需预处理，如观察很皱缩的全草、叶或花类时，可先浸湿使软化后，展平观察。观察某些果实、种子类时，如有必要可浸软后取下果皮或种皮，以观察内部特征。

（2）大小 大小是指中药材的长短、粗细（直径）和厚度。一般应测量较多的供试品，可允许有少量高于或低于规定的数值。测量时应用毫米刻度尺。对细小的种子或果实类中药材，可将每10粒种子紧密排成一行，以毫米刻度尺测量后求其平均值。

（3）色泽 色泽是指在日光下观察的中药材颜色及光泽度。如用两种色调复合描述颜色时，以后一种色调为主。例如黄棕色，即以棕色为主。色泽是中药材的外观性状之一，每种中药材都有自己的色泽特征。许多中药材本身含有天然色素成分，如紫草色紫，五味子、枸杞子、红花色红等。有些药效成分本身带有一定的色泽特征，如小檗碱、黄酮苷、花色素、某些挥发油等。

（4）表面和断面特征 观察表面特征、质地和断面特征，应配合以手摸、指压、指甲划等方式进行。表面特征包括光滑还是粗糙，有无皱纹、刺、毛茸、气孔等，蕨类中药材的根茎带有叶柄残基和鳞片；质地包括肉质、木质、纤维质、革质、油质等；还有中药材的坚韧程度，质轻、质实、质坚、质硬、质柔、质脆等。断面指易不易折断，有无粉尘散落以及折断面的特征。自然折断面应注意是否平坦，是否呈纤维性、颗粒性或裂片状，断面有无胶丝，是否层层剥离等。有时折断面不易观察到纹理，可削平后进行观察。

（5）气味　含有挥发油的中药材大多具有特殊的气味。检查气味时，可直接嗅闻，或在折断、破碎或搓揉时进行。必要时可用热水湿润后检查。

（6）味感　检查味感时，可取少量直接口尝，或加开水浸泡后尝浸出液。由于中药材（如熊胆、牛黄、大黄、西洋参等）含有化学成分的特殊性，通过咀嚼、尝味获得其口感也是很重要的中药材性状信息。口尝时，要咀嚼足够的时间，让样品味接触到各个部位的味蕾。有毒中药材不可采用此法，如确需尝味时，应注意防止中毒。

4. 鉴别

（1）经验鉴别　经验鉴别是人们在长期实践的基础上形成的一种用简便易行的观察中药材颜色变化、浮沉情况以及爆鸣、色烟等特征的鉴别方法。如秦皮加水浸泡，浸出液在日光下显碧蓝色荧光；葶苈子、车前子加水浸泡，则种子黏滑，体积膨胀。

（2）显微鉴别　显微鉴别系指用动植物细胞、组织学和矿物晶体光学等知识对中药材的切片、粉末、解离组织或表面制片的显微特征进行鉴别的一种方法。显微鉴别包括组织切片、粉末或表面制片、显微化学反应。一般对于直径较小、易于切片的中药材进行组织特征鉴别，而对于直径较大、难于切片的中药材进行粉末特征鉴别。鉴别时，应选择有代表性的供试品，根据该中药材鉴别项的规定制片、观察。应充分利用生药学知识，了解基原动植物的生物学特征以及变异规律，选择稳定的专属特征进行观察与鉴别，还应注意粉末的细度直接关系到制片的质量及其观察结果的判定。因此，药典规定，供试品粉末通常应过80目以上药筛。使用显微测微尺进行显微特征的对照与判断，允许有少量数值略高或略低于药典规定。此外，将样品用水合氯醛试液透化处理后观察，利用某些显微特征的偏光性进行鉴别也是常用且有效的方法；近年来，还有用显微化学方法确定药材中有效成分或特征成分在组织中的分布状况等。

（3）理化鉴别　主要是指显色或沉淀等化学鉴别，常用于中药材中所含某类成分的鉴别，如生物碱的沉淀反应、黄酮的显色反应等，主要有荧光法和微量升华法。

（4）色谱鉴别　系指采用薄层色谱（TLC）、高效液相色谱（HPLC）、气相色谱（GC）等方法对中药材中的成分进行鉴别，最常用的为TLC鉴别。薄层色谱法是一种简便、快速、微量的层析方法，是20世纪50年代从经典色谱法、纸色谱法的基础上发展起来的一种色谱技术。我国在20世纪60年代后期开始发展，1977年版《中国药典》开始收载薄层色谱法。所谓薄层色谱，其实是将柱层析用的吸附剂撒布到平面（如玻璃板）上，形成一薄层进行分析，所以也称为薄层层析。薄层鉴别可以在一块层析板上容纳多个样品并同时出现多个信息（斑点数量、位置、色泽等），因此也可以说它具有分离和鉴定的双重作用，其中那些专属性和重现性好的特征斑点（甚至是未知成分）常常被作为鉴别特征。TLC分析可以鉴别真伪，区别类同品，控制微量成分的限度（如毒性中药材），对某些样品还可以鉴别、检查两项一次完成。总之，TLC 具有适用性广、检测专属性高、样品前处理要求较低、分析时间短、检测成本低等优点。

（5）光谱鉴别　指采用光谱方法对中药材进行鉴别，包括紫外光谱和红外光谱。由于中药材所含成分的复杂性，而光谱方法所提供的信息较少，所以目前在中药材质量标准中很少使用。

5. 检查

包括杂质、水分、总灰分、酸不溶性灰分、重金属、砷盐、农药残留量、二氧化硫残留、有机溶剂残留及有关的毒性成分的检查项目，近几年也增加了色谱指纹图谱检查项目。近年来，我国政府已对此给予了足够重视，在实施的"十五""十一五""十二五"国家科技攻关计划中均有相关的中药材安全性评价课题或安全技术检测平台，对常用的中药材进行重金属及有害元素、各种农药残留等有害物质的检测研究，提高中药材的标准，为规范中药材的安全指标，制定与国际接轨、切实可行的中药材安全标准提供依据。

6. 浸出物

主要针对目前尚无成熟的含量测定方法或所测成分含量低于万分之一的品种，根据该中药材所含主要化学成分的理化性质，结合用药习惯、中药材质地，选择适当的溶剂进行提取，测定其浸出物的含量以控制中药材质量。常用的有水浸出物、乙醇浸出物、挥发性醚浸出物等的测定。

7. 含量测定

含量测定指对药材中某类成分或某一或几个成分进行测定，目前采用的方法包括重量法、滴定法、色谱法和光谱法。重量法指采用溶剂萃取或沉淀剂沉淀等方法，对中药材提取物进行适当的纯化后进行称量的一种测定方法。滴定法指采用滴定的方法对药材中某类成分进行测定的方法，常用于总生物碱、总有机酸等的含量测定。色谱法包括薄层扫描法、高效液相色谱法、气相色谱法、毛细管电泳色谱法等。光谱法目前常用的为紫外可见分光光度法，主要用于测定药材中的某类成分。中药材化学成分复杂，色谱方法兼有分离与测定的功能，是测定中药材含量最常用的方法。

8. 炮制

炮制指根据传统用药习惯需要进行炮制的品种，在遵循炮制通则的基础上，进行的加工工艺。

9. 性味与归经

性味中的性指药性，包括寒、热、温、凉 4 种药性；味指药味，包括辛、甘、酸、苦、咸等。归经指中药材的主要作用部位。

10. 功能与主治

功能与主治指药物的主要功效和临床主治病症。

11. 用法与用量

用法指药物的使用方法，如口服、外用等。用量指一日服用剂量。对于自身有毒性的中药材，如药典收载的 28 种有毒中药材，以及近年来发现的含有马兜铃酸类成分的中药材、致肝毒作用的何首乌等，须制定单次用药的最大安全剂量标准，制定反复用药时的最大限量标准，明确安全用药期限等。

12. 注意事项

注意事项主要说明药物临床使用中应注意的问题，如禁忌证和慎用情况等，尤其对于有毒中药材的使用及配伍禁忌等。主要包括饮食禁忌、妊娠禁忌和特殊禁忌等。

13. 储藏

说明中药材的储藏方法和储藏条件等。

上述各项检测方法具体操作规定详见 2020 年版《中国药典》一部及四部。此外，在进行质量标准研究中，如果属于新增标准或修订标准，应同时提供起草说明。对制定质量标准中各个项目的理由，规定各项目指标的依据、技术条件和注意事项等加以说明，尤其是鉴别试验、杂质定量或限度检查，以及有效成分或指标成分的含量测定等测试方法都应按照《中药质量标准分析方法验证指导原则》作必要的验证试验并记载于起草或修订说明中。总之，既要有理论依据，又要有实践工作的总结以及实验数据。

（二）国际中药材安全标准

国外对中药的认识基本上是基于其来源于植物或动物的角度，尤其是植物类中药，所含有的植物化学成分是质量控制的依据，对该类植物药及其制剂的质量评价方法，则是建立在全面的化学及药理学研究的基础之上，如著名的银杏叶标准制剂 EGB761 的标准，不仅控制总黄酮和总内酯的含量，而且对黄酮中槲皮素、山柰酚和异鼠李素的比例，总内酯中银杏内酯 A、B、C、J 和白果内酯的比例，都规定了较为明确的范围，从而全面地反应出制剂的质量内涵。国际植物药市场中出现的标准植物药制剂的概念，就是基于制剂中可控成分的分析结果来体现的，标准人参制剂、标准西洋参制剂，均由国外公司开发成功，其质量标准中可控成分的种类数量之多，不仅可以全面反映制剂的质量，同时也为消费者提供可靠的质量保证。近年来，国外研究人员已经把目光转移到中药材的质量评价研究上，德国先后研究了人参、黄芪等常用中药的质量评价方法，采用 TLC 和 HPLC 等手段，利用多种分离到的化学成分作为对照品进行定性与定量分析，制定出不同来源中药材的 TLC 和 HPLC 指纹图谱，为品质评价提供了切实可行的科学依据。美国的民间组织美国草药药典（American Herbal Pharmacopoeia，AHP）也已经开始针对美国市场上流通的热点植物药和中药进行全面的整理，提出行业内可资借鉴的标准。到目前为止已经对贯叶连翘、五味子、甘草等发布了质量标准的单行本，在这些标准中，不仅对这些药用植物的植物特性进行了详尽的阐述，同时也对目前药用植物化学成分的研究结果与质量分析结果进行了评判，并确定了比较稳定可靠的 TLC 和 HPLC 分析结果和指纹图谱，为该类中药材的生产与应用提供依据。

2004 年 6 月，FDA 网上发布《美国植物药产业指南》，指南中 FDA 承认植物制品的特殊性，认为有必要采取不同于合成药物、高纯度或化学结构改造药物的政策。对于已在美国和其他国家以食品补充剂或化妆品形式合法上市很久、无任何已知安全问题、适用于某种非处方药适应证的植物制品，可归入某个非处方药专项；经 FDA 确定并被普遍认为安全有效的某些制品可在 FDA 非处方药专项系统中销售。公布为非处方药专项的植物药品，只要标签说明和其他活性组分符合各相关专项和适当法规，任何厂商生产的具有相同物质和用途的制品均可上市。一般此类植物药品初期临床试验不需提供附加的毒理学和化学、生产和控制资料。

以非处方药专项上市植物药品必须按照 CGMP 要求组织生产；其植物原料药必须有公开发表的资料，包括有充分对照临床研究的结果，以使其安全性和有效性得到普遍承认；该原料药质量标准应该入载《美国药典》(USP) 或建议《美国药典》增加申报者提供的原料药质量标准。

《美国药典》第 24 版收载植物药 71 种，其中有重金属限量规定的品种共 17 种，占植物药的 23.9%。美国 FDA 将一些中药列在健康食品范围内，对有害重金属含量控制严格，明确规定了重金属总量限量要求及其中 As、Hg、Pb、Cd 的限量。德国和法国均规定了重金属 Pb、Cd 及 Hg 的限量要求。英国对食品添加剂中重金属及砷盐进行了限量规定，包括 As、Pb、Sn、Cu 和 Zn 等元素。加拿大对重金属及砷盐也进行了限量规定，包括 Pb、Cr、Cd、As、Hg 元素。新加坡规定中药中重金属 Cu、Pb、Hg 及 As 的限量要求。日本厚生省颁布的《日本药局方》第 13 改正版收载植物来源的生药 172 种，其中 3% 的品种有重金属的限量标准，要求重金属含量在 50 mg/kg 以下，砷在 2 mg/kg 以下。

韩国于 2008 年 4 月正式颁布实施了中药材黄曲霉毒素 B_1 许可标准。该项标准涉及甘草、决明子、桃仁、半夏、柏子仁、槟榔、酸枣仁、远志、红花等 9 个中药材品种。按照该标准，上述 9 种中药材黄曲霉毒素 B_1 必须低于 10 mg/kg (10 ppm)。还对葛根等 267 种中药材中二氧化硫残留制定了许可标准。按照该规定，残留二氧化硫必须低于 30 mg/kg (30 ppm)，这一标准已于 2009 年 1 月 7 日正式实施。韩国食品医药品安全厅 (KFDA) 在公布上述标准的同时，还公布了上述指标的检验方法。

2000 年版《英国药典》和 1997~2001 年版《欧洲药典》除墨角藻 (*Fucus vesiculosus*) 和菊粉 (Inulin) 外，对植物药的重金属无具体规定。欧美国家对于植物药的农药残留量，采用的是食品标准。德国农药残留量规定：有机氯农药 ≤0.5 mg/kg，BHC (六六六) ≤0.2 mg/kg，DDT ≤1.0 mg/kg，五氯硝基苯 (PCNB) ≤1.0 mg/kg。

世界卫生组织 (WHO) 对传统药物 (包括中药材) 的安全性也非常重视，其起草的 "植物药安全性指导原则" 规定了部分重金属的限量标准建议，如重金属及砷盐限量规定：铅 (Pb) ≤10 mg/kg、镉 (Cd) ≤0.3 mg/kg。世界卫生组织 (WHO) 与联合国粮食与农业组织（FAO）下属的食品添加剂联合专家委员会（JECFA）提供的毒性数据库也规定了部分有毒元素的最大允许摄入量，各国目前将最大允许摄入量的 1% 作为一般认可的尺度，制定植物药或制剂中相应的有毒元素残留限量标准。

（张萍　马双成）

本章小结

　　随着中药材在国内和国际市场的广泛应用，其安全性受到越来越多的重视。对于中药材安全性的风险评估多次用四步法，即危害识别、危害特征描述、暴露评估和风险特征描述等。对中药材安全风险评估多采用暴露评估法，利用暴露评估模型即确定性模型（点评估）和概率模型进行暴露评估。中药材标准可分为国家标准和地方标准，国家标准包括《中华人民共和国药典》和《中华人民共和国卫生部药品标准》中药材标准及国家食品药品监督管理局药品标准（局颁标准）；地方中药材标准，指各省、自治区、直辖市经营、使用的中药材，除《中国药典》与《部颁标准》已收载的品种外，为行颁布的标准，也包括企业标准。我国中药材的安全性在其质量标准中已经得到体现，检查项强调外源性污染物如重金属、农药残留、真菌类微生物、二氧化硫、放射性物质和其他残留物质以及相关的毒性成分的检查。中药饮片炮制方法及用法与用量、注意事项中均应考虑到药材的安全性。

复习思考题

1. 何谓"十八反"、"十九畏"？
2. 毒性中药材有哪些？
3. 中药材风险评估方法有哪些？
4. 简述现代中药安全性评价面临哪些挑战？
5. 外源性污染物的检测方法有哪些？
6. 中药指纹图谱具有哪些特性？
7. 用于中药质量控制的技术手段有哪些？
8. 简述中药材标准的分类。
9. 论述国内外中药安全标准的内容。

数字课程资源

📖 本章推荐阅读书目　　　　　📖 参考文献

第七章

中药材生产安全监控与认证

  中药材的生产过程包括基地选择、品种选择、种植技术、田间管理以及采收、加工、储藏等相互联系的环节，每一个生产环节都直接关系到中药材的安全。比如，土壤中过高的重金属含量可能造成其在药材中的蓄积，所使用的杀虫剂可能残留在药材中从而构成潜在的危险。因此，必须加强对中药材生产的管理和监控，通过科学、有效、可行的生产管理规范和监控措施实现中药材生产的规模化、科学化和现代化，为市场提供安全、有效、质量稳定的药物原料。目前国内外对中药材（或植物药）的生产都非常重视，许多国家和地区制定了相应的生产管理规范和安全控制标准。

  作为中药产业的原材料，中药材的质量优劣直接关系到整个中药产业的生命。而中药材质量是由其生产原料、生产过程等因素所决定，加强中药材生产安全体系建设，提高中药材生产安全水平，对保障中药材质量具有极其重要的意义。由于中药材生产主体是企业，为保障中药材质量，有必要对中药材生产企业的生产体系进行安全认证。通过中药材安全生产认证体系的建设和实施，将中药材生产安全认证与市场准入相结合，促进生产企业提高中药材生产安全水平，为整个中药产业的积极健康有序发展提供优质的原材料，也对促进中医理论的实践与发展，稳定和提高其在世界医疗保健体系中的地位具有关键性的作用和现实意义。另外，药材是特殊的农产品，有些中药材也是特殊食品，由于中药材生产安全认证体系的建设和发展落后于食品相关产业，本章在对现有的中药材生产安全认证体系进行介绍的同时也对其他食品相关安全生产认证体系进行了介绍，为中药材生产安全认证体系的建立和完善提供参考。

第一节　中药材生产过程安全监控

  中药材生产过程安全监控指为保障中药材安全，对中药材生产全过程各环节开展的监督与控制，是中药材安全监控的主要部分和核心内容。

一、生产过程安全监控的主体

生产过程安全监控工作的主体是生产企业，必要时，有关行政监管部门对关键环节进行监管检查或对全过程进行追溯检查。

（一）企业应建立健全安全监控体系

企业应建立完善的质量安全管理部门，设置相应机构，配备专门的场所和所需仪器设备、配置合格的监管检验人员，明确任务与责任，开展质量安全的监控。对中药材生产过程的安全监控负主要责任。

根据《中药材生产质量管理规范》，质量安全管理部门与生产部门协同制定生产技术规程、各环节操作规程和标准等技术性文件，这既是生产管理的依据，也是监控的依据。

根据生产过程和技术性文件，质量管理部应制定切实可行的管理方法、监控规范、监控规程和安全检查标准，并具体负责落实到人。

根据风险分析和控制点情况，确定全过程的监控环节与时间节点、各环节监控内容与要求、监控所依据的标准或规范、监控人员与责任、监控记录与文件档案、监控问题追查整改程序与规范等。生产企业在安全监控过程中可以采用关键控制点分析等方法进行确定安全监控的主要方面和次要方面，以实现有效和高效的监控。有关人员负责履行日常安全监控工作，并出具监控检验检查报告，出现问题及时纠正。

企业有关部门和人员按照监控规范对生产全过程各环节实施监督和控制，安全监控要与生产管理有机配合，切实监控到位，确保生产体系按照规范操作，以使生产各环节全过程符合生产技术规程和标准，达到生产技术标准要求，从而保障中药材安全。

（二）生产过程的行政监管

根据《中华人民共和国中医药法》《中华人民共和国农产品质量安全法》《中华人民共和国环境保护法》《中华人民共和国农药管理条例》《农药安全使用规定》《肥料管理条例》《农作物病虫害防治条例》等，药品、农业、农药和环境等行政管理部门负责相关环节的监督检查。

（三）安全监控人员的要求

中药材安全监控包含管理性与技术性工作，安全问题能否解决根本在于人，中药材安全监控说到底是人的工作。企业技术负责人、质量管理负责人、生产监控人员需具备一定知识和能力，在学历、工作经验、技术等方面有明确要求。有关人员还要进行岗前培训和定期培训，提高其技术水平和管理水平，加强安全责任意识。对人员的管理应制定具体规范，并严格执行，以约束操作人员的行为，明确违反操作的责任。

二、生产过程安全监控内容

中药材安全包括内源性和外源性因素。中药材安全监控重点是监控外源性因素，包括重金属、农药残留、化学污染物、二氧化硫等非法添加物、有害微生物及其毒素等。外源性因素主要与外界环境和人为操作有关，比如野生中药材由于环境污染而导致其质量和安全性降低，人们在生产、保存或运输过程中使用了违规产品或操作不当等导致中药材受到危险因素的污染。通过对外源性因素进行监控，从而控制（减少或消除）自然因素和人为因素导致的不安全因子进入中药材和在药材中积累。

在外源性因素中，自然因素在一定程度上是可知进而可控的，人为因素更是可控，甚至是完全可以避免的，因此，通过科学的管理和操作，完全可以降低或消除其危害。实施中药材生产管理规范，规范各生产环节的操作，为中药材的安全提供了法律的、管理的和技术的保证，有力地促进了中药材安全的提高。

内源性因素是由中药材种类决定的，要保证其安全，重要的是加强使用管理和科学研究，以促进临床合理用药，减少对机体造成的危害。

中药材生产过程大致分为选地整地与环境管理、种质鉴定与品种选择、繁殖繁育与种子种苗、田间管理、采收与初加工、储藏与运输等环节，与中药材安全有关监控内容主要如下。

（一）环境监控

土壤、水质、大气等是中药材生产过程的主要环境条件，是中药材外源性有害物质的主要来源和影响中药材安全的重要因素。如土壤中重金属含量高低与中药材中的重金属含量相关，污染的灌溉用水中是否含有有害微生物，大气中是否含有大量有毒气体等。并且这些环境条件在不断变化，如土壤、灌溉水等在生产过程中受到污染，从而对中药材质量和安全造成影响。因此对土壤、水质、大气等环境条件的科学和及时监控非常重要。

1. 土壤的检测监控

种植地块的土壤应符合国家《土壤环境质量 农用地土壤污染风险管控标准（试行）》（GB 15618—2018），并每4年且至少对土壤进行一次检测。

（1）监测点位和土壤样品采集 监测点位布设和样品采集执行 HJ/T 166 等相关技术规定要求。

（2）检测项目 检测项目包括基本项目和其他项目。基本项目包括镉、汞、砷、铅、铬、铜、镍和锌，其他项目是指根据实际和需求选择，包括六六六、滴滴涕和苯并［a］芘。

（3）分析方法 根据 GB 15618—2018，土壤污染物的分析方法见表 7-1。

表 7-1　土壤污染物分析方法

序号	污染物项目	分析方法	标准编号
1	镉	土壤质量　铅、镉的测定　石墨炉原子吸收分光光度法	GB/T 17141
2	汞	土壤和沉积物　汞、砷、硒、铋、锑的测定　微波消解/原子荧光法	HJ 680
		土壤质量　总汞、总砷、总铅的测定　原子荧光法　第1部分：土壤中总汞的测定	GB/T 22105.1
		土壤质量　总汞的测定　冷原子吸收分光光度法	GB/T 17136
		土壤和沉积物　总汞的测定　催化热解-冷原子吸收分光光度法	HJ 923
3	砷	土壤和沉积物　12种金属元素的测定　王水提取-电感耦合等离子体质谱法	HJ 803
		土壤和沉积物　汞、砷、硒、铋、锑的测定　微波消解/原子荧光法	HJ 680
		土壤质量　总汞、总砷、总铅的测定　原子荧光法　第2部分：土壤中总砷的测定	GB/T 22105.2
4	铅	土壤质量　铅、镉的测定　石墨炉原子吸收分光光度法	GB/T 17141
		土壤和沉积物　无机元素的测定　波长色散X射线荧光光谱法	HJ 780
5	铬	土壤　总铬的测定　火焰原子吸收分光光度法	HJ 491
		土壤和沉积物　无机元素的测定　波长色散X射线荧光光谱法	HJ 780
6	铜	土壤质量　铜、锌的测定　火焰原子吸收分光光度法	GB/T 17138
		土壤和沉积物　无机元素的测定　波长色散X射线荧光光谱法	HJ 780
7	镍	土壤质量　镍的测定　火焰原子吸收分光光度法	GB/T 17139
		土壤和沉积物　无机元素的测定　波长色散X射线荧光光谱法	HJ 780
8	锌	土壤质量　铜、锌的测定　火焰原子吸收分光光度法	GB/T 17138
		土壤和沉积物　无机元素的测定　波长色散X射线荧光光谱法	HJ 780
9	六六六总量	土壤和沉积物　有机氯农药的测定　气相色谱-质谱法	HJ 835
		土壤和沉积物　有机氯农药的测定　气相色谱法	HJ 921
		土壤质量　六六六和滴滴涕的测定　气相色谱法	GB/T 14550
10	滴滴涕总量	土壤和沉积物　有机氯农药的测定　气相色谱-质谱法	HJ 835
		土壤和沉积物　有机氯农药的测定　气相色谱法	HJ 921
		土壤质量　六六六和滴滴涕的测定　气相色谱法	GB/T 14550
11	苯并[a]芘	土壤和沉积物　多环芳烃的测定　气相色谱-质谱法	HJ 805
		土壤和沉积物　多环芳烃的测定　高效液相色谱法	HJ 784
		土壤和沉积物　半挥发性有机物的测定　气相色谱-质谱法	HJ 834
12	pH	土壤　pH的测定　电位法	HJ 962

（4）土壤环境质量判断与种植地块选择　根据 GB 15618—2018，土壤质量按照表7-2、表7-3 和表7-4 判定，根据实际选择种植田。表7-2 和表7-3 给出了农用地土壤污染风险筛选值，其中表7-2 为基本项目筛选值，表7-3 为其他项目筛选值。表7-4 给出了农用地土壤污染风险管制值。

表7-2　农用地土壤污染风险筛选值（基本项目）　　单位：mg/kg

序号	污染物项目 [a, b]		风险筛选值			
			pH≤5.5	5.5<pH≤6.5	6.5<pH≤7.5	pH>7.5
1	镉	水田	0.3	0.4	0.6	0.8
		其他	0.3	0.3	0.3	0.6
2	汞	水田	0.5	0.5	0.6	1.0
		其他	1.3	1.8	2.4	3.4
3	砷	水田	30	30	25	20
		其他	40	40	30	25
4	铅	水田	80	100	140	240
		其他	70	90	120	170
5	铬	水田	250	250	300	350
		其他	150	150	200	250
6	铜	果园	150	150	200	200
		其他	50	50	100	100
7	镍		60	70	100	190
8	锌		200	200	250	300

注：a 重金属和类金属砷均按元素总量计。
　　b 对于水旱轮作地，采用其中较严格的风险筛选值。

表7-3　农用地土壤污染风险筛选值（其他项目）　　单位：mg/kg

序号	污染物项目	风险筛选值
1	六六六总量 [a]	0.10
2	滴滴涕总量 [b]	0.10
3	苯并［a］芘	0.55

注：a 六六六总量为 α- 六六六、β- 六六六、γ- 六六六、δ- 六六六四种异构体的含量总和。
　　b 滴滴涕总量为 p,p'- 滴滴伊、p,p'- 滴滴滴、o,p'- 滴滴涕、p,p'- 滴滴涕四种衍生物的含量总和。

表 7-4 农用地土壤污染风险管制值 单位：mg/kg

序号	污染物项目	风险管制值			
		pH≤5.5	5.5<pH≤6.5	6.5<pH≤7.5	pH>7.5
1	镉	1.5	2.0	3.0	4.0
2	汞	2.0	2.5	4.0	6.0
3	砷	200	150	120	100
4	铅	400	500	700	1 000
5	铬	800	850	1 000	1 300

土壤中污染物含量等于或低于风险筛选值时，农用地土壤污染风险低，一般情况下可以忽略；土壤中污染物含量高于风险筛选值时，可能存在农用地土壤污染风险，应加强土壤环境检测和农产品协同检测。当土壤中镉、汞、砷、铅、铬的含量高于风险筛选值并等于或低于风险管制值时，可能存在药材不符合质量安全标准等土壤污染风险，原则上应当采取农艺调控、替代种植等安全利用措施。当土壤中镉、汞、砷、铅、铬的含量高于风险管制值时，中药材不符合质量安全标准等农用地土壤污染风险高，且难以通过安全利用措施降低农用地土壤污染风险，原则上应当禁止种植中药材。

根据以上标准，应选择土壤中污染物含量等于或低于风险筛选值的地块作为中药材种植基地，不得选择土壤中镉、汞、砷、铅、铬的含量高于风险管制值的地块作为基地，不建议选择土壤中镉、汞、砷、铅、铬的含量高于风险筛选值但等于或低于风险管制值的地块作为基地，若在生产过程中发现这个问题，必须采取农艺调控措施和加强中药材产品的检测，否则存在超出药材污染物规定标准的风险。

2. 水质的检测监控

（1）农田水质检测项目及限值 药材基地灌溉水质量应符合国家《农田灌溉水质标准》（GB 5084—2021）。农田灌溉用水水质控制项目分为基本控制项目和选择控制项目。基本控制项目为必测项目，应符合表 7-5 的规定。选择控制项目由地方生态环境部门会同农业农村、水利等部门根据农田灌溉用水类型和作物种类要求选择执行，应符合表 7-6 的规定。

表 7-5 农田灌溉用水水质基本控制项目限值

序号	项目类别		作物种类		
			水田作物	旱地作物	蔬菜
1	pH		5.5~8.5		
2	水温 /℃	≤	35		
3	悬浮物 /（mg/L）	≤	80	100	60[a], 15[b]
4	五日生化需氧量（BOD$_5$）/（mg/L）	≤	60	100	40[a], 15[b]

续表

序号	项目类别		作物种类		
			水田作物	旱地作物	蔬菜
5	化学需氧量（COD$_{Cr}$）/（mg/L）	≤	150	200	100[a], 60[b]
6	阴离子表面活性剂 /（mg/L）	≤	5	8	5
7	氯化物 /（mg/L）	≤	350		
8	硫化物 /（mg/L）	≤	1		
9	全盐量 /（mg/L）	≤	1 000（非盐碱土地区），2 000（盐碱土地区）		
10	总铅 /（mg/L）	≤	0.2		
11	总铬 /（mg/L）	≤	0.01		
12	铬（六价）/（mg/L）	≤	0.1		
13	总汞 /（mg/L）	≤	0.001		
14	总砷 /（mg/L）	≤	0.05	0.1	0.05
15	粪大肠菌群数 /（MPN/L）	≤	40 000	40 000	20 000[a], 10 000[b]
16	蛔虫卵数 /（个 /10 L）	≤	20		20[a], 10[b]

注：a 加工烹调及去皮蔬菜。
　　b 生食类蔬菜、瓜类和草本水果。

表 7-6　农田灌溉用水水质选择控制项目限值

序号	项目类别		作物种类		
			水田作物	旱地作物	蔬菜
1	氰化物（以 CN 计）/（mg/L）	≤	0.5		
2	氟化物（以 F 计）/（mg/L）	≤	2（一般地区），3（高氟区）		
3	石油类 /（mg/L）	≤	5	10	1
4	挥发酚 /（mg/L）	≤	1		
5	总铜 /（mg/L）	≤	0.5	1	
6	总锌 /（mg/L）	≤	2		
7	总镍 /（mg/L）	≤	0.2		
8	硒 /（mg/L）	≤	0.02		
9	苯 /（mg/L）	≤	1[a]（对硼敏感作物），2[b]（对硼耐受性较强的作物），3[c]（对硼耐受性强的作物）		
10	硼 /（mg/L）	≤	0.02		
11	甲苯 /（mg/L）	≤	0.7		
12	二甲苯 /（mg/L）	≤	0.5		
13	异丙苯 /（mg/L）	≤	0.25		
14	苯胺 /（mg/L）	≤	0.5		
15	三氯乙醛 /（mg/L）	≤	1	0.5	

续表

序号	项目类别		作物种类		
			水田作物	旱地作物	蔬菜
16	丙烯醛 /（mg/L）	≤	0.5		
17	氯苯 /（mg/L）	≤	0.3		
18	1，2- 二氯苯 /（mg/L）	≤	1.0		
19	1，4- 二氯苯 /（mg/L）	≤	0.4		
20	硝基苯 /（mg/L）	≤	2.0		

注：a 对硼敏感作物，如黄瓜、豆类、马铃薯、竿瓜、韭菜、洋葱、柑橘等。
　　b 对硼耐受性较强的作物，如小麦、玉米、青椒、小白菜、葱等。
　　c 对硼耐受性强的作物，如水稻、萝卜、油菜、甘蓝等。

（2）布点与采样方法　农田灌溉用水水质基本控制项目和选择控制项目的监测布点和采样方法应符合 NY/T 396 的要求。水样的采集应有代表性，并能反映时间和空间上的变化，因此采集水样应合理布点，并设定采集时间和频率。检测重点应是对药材生产有直接影响的水源，灌溉期至少采样检验一次。

（3）监测分析方法　标准 GB5084 控制项目分析方法按表 7-7 执行。

表 7-7　农田灌溉水质控制项目分析方法

序号	分析项目	标准名称	标准编号
1	pH	水质　pH 的测定　电极法	HJ 1147
2	水温	水质　水温的测定　温度计或颠倒温度计测定法	GB 13195
3	悬浮物	水质　悬浮物的测定　重量法	GB 11901
4	五日生化需氧量（BOD$_5$）	水质　五日生化需氧量（BOD$_5$）的测定　稀释与接种法	HJ 505
5	化学需氧量（COD$_{Cr}$）	水质　化学需氧量的测定　快速消解分光光度法	HJ/T 399
		水质　化学需氧量的测定　重铬酸盐法	HJ 828
6	阴离子表面活性剂	水质　阴离子表面活性剂的测定　亚甲蓝分光光度法	GB 7494
		水质　阴离子表面活性剂的测定　流动注射 - 亚甲基蓝分光光度法	HJ 826
7	氯化物	水质　氯化物的测定　硝酸银滴定法	GB 11896
		水质　无机阴离子（F⁻、Cl⁻、NO$_2^-$、Br⁻、NO$_3^-$、PO$_4^{3-}$、SO$_3^{2-}$、SO$_4^{2-}$）的测定　离子色谱法	HJ 84
		水质　氯化物的测定　硝酸汞滴定法（试行）	HJ/T 343
8	硫化物	水质　硫化物的测定　亚甲基蓝分光光度法	GB/T 16489
		水质　硫化物的测定　气相分子吸收光谱法	HJ/T 200
		水质　硫化物的测定　流动注射 - 亚甲基蓝分光光度法	HJ 824
9	全盐量	水质　全盐量的测定　重量法	HJ/T 51

序号	分析项目	标准名称	标准编号
10	总铅	水质　铜、锌、铅、镉的测定　原子吸收分光光度法	GB 7475
		水质　65 种元素的测定　电感耦合等离子体质谱法	HJ 700
		水质　32 种元素的测定　电感耦合等离子体发射光谱法	HJ 776
11	总镉	水质　65 种元素的测定　电感耦合等离子体质谱法	HJ 700
		水质　32 种元素的测定　电感耦合等离子体发射光谱法	HJ 776
12	铬（六价）	水质　六价铬的测定　二苯碳酰二肼分光光度法	GB 7467
		水质　六价铬的测定　流动注射 – 二苯碳酰二肼分光光度法	HJ 908
13	总汞	水质　总汞的测定　冷原子吸收分光光度法	HJ 597
		水质　汞、砷、硒、铋和锑的测定　原子荧光法	HJ 694
14	总砷	水质　汞、砷、硒、铋和锑的测定　原子荧光法	HJ 694
		水质　65 种元素的测定　电感耦合等离子体质谱法	HJ 700
15	总镍	水质　镍的测定　火焰原子吸收分光光度法	GB 11912
		水质　65 种元素的测定　电感耦合等离子体质谱法	HJ 700
		水质　32 种元素的测定　电感耦合等离子体发射光谱法	HJ 776
16	粪大肠菌群数	水质　粪大肠菌群的测定　多管发酵法	HJ 347.2
17	蛔虫卵数	水质　蛔虫卵的测定　沉淀集卵法	HJ 775
18	氰化物	水质　氰化物的测定　容量法和分光光度法	HJ 484
		水质　氰化物的测定　流动注射 – 分光光度法	HJ 823
19	氟化物	水质　氟化物的测定　离子选择电极法	GB 7484
		水质　无机阴离子（F^-、Cl^-、NO_2^-、Br^-、NO_3^-、PO_4^{3-}、SO_3^{2-}、SO_4^{2-}）的测定　离子色谱法	HJ 84
		水质　氟化物的测定　茜素磺酸锆目视比色法	HJ 487
		水质　氟化物的测定　氟试剂分光光度法	HJ 488
20	石油类	水质　石油类和动植物油类的测定　红外分光光度法	HJ 637
		水质　石油类的测定　紫外分光光度法（试行）	HJ 970
21	挥发酚	水质　挥发酚的测定　4– 氨基安替比林分光光度法	HJ 503
		水质　挥发酚的测定　流动注射 –4– 氨基安替比林分光光度法	HJ 825
22	硼	水质　硼的测定　姜黄素分光光度法	HJ/T 49
		水质　65 种元素的测定　电感耦合等离子体质谱法	HJ 700
23	总铜	水质　铜、锌、铅、镉的测定　原子吸收分光光度法	GB 7475
		水质　铜的测定　二乙基二硫代氨基甲酸钠分光光度法	HJ 485
		水质　铜的测定　2，9– 二甲基 –1，10 菲啰啉分光光度法	HJ 486

续表

序号	分析项目	标准名称	标准编号
23	总铜	水质 65种元素的测定 电感耦合等离子体质谱法	HJ 700
		水质 32种元素的测定 电感耦合等离子体发射光谱法	HJ 776
24	总锌	水质 铜、锌、铅、镉的测定 原子吸收分光光度法	GB 7475
		水质 65种元素的测定 电感耦合等离子体质谱法	HJ 700
		水质 32种元素的测定 电感耦合等离子体发射光谱法	HJ 776
25	硒	水质 硒的测定 石墨炉原子吸收分光光度法	GB/T 15505
		水质 汞、砷、硒、铋和锑的测定 原子荧光法	HJ 694
		水质 65种元素的测定 电感耦合等离子体质谱法	HJ 700
		水质 总硒的测定 3,3′-二氨基联苯胺分光光度法	HJ 811
26	苯	水质 挥发性有机物的测定 吹扫捕集/气相色谱-质谱法	HJ 639
		水质 挥发性有机物的测定 吹扫捕集/气相色谱法	HJ 686
		水质 挥发性有机物的测定 顶空/气相色谱-质谱法	HJ 810
		水质 苯系物的测定 顶空/气相色谱法	HJ 1067
27	甲苯	水质 挥发性有机物的测定 吹扫捕集/气相色谱-质谱法	HJ 639
		水质 挥发性有机物的测定 吹扫捕集/气相色谱法	HJ 686
		水质 挥发性有机物的测定 顶空/气相色谱-质谱法	HJ 810
		水质 苯系物的测定 顶空/气相色谱法	HJ 1067
28	二甲苯	水质 挥发性有机物的测定 吹扫捕集/气相色谱-质谱法	HJ 639
		水质 挥发性有机物的测定 吹扫捕集/气相色谱法	HJ 686
		水质 挥发性有机物的测定 顶空/气相色谱-质谱法	HJ 810
		水质 苯系物的测定 顶空/气相色谱法	HJ 1067
29	异丙苯	水质 挥发性有机物的测定 吹扫捕集/气相色谱-质谱法	HJ 639
		水质 挥发性有机物的测定 吹扫捕集/气相色谱法	HJ 686
		水质 挥发性有机物的测定 顶空/气相色谱-质谱法	HJ 810
		水质 苯系物的测定 顶空/气相色谱法	HJ 1067
30	苯胺	水质 苯胺类化合物的测定 N-(1-萘基)乙二胺偶氮分光光度法	GB 11889
		水质 苯胺类化合物的测定 气相色谱-质谱法	HJ 822
		水质 17种苯胺类化合物的测定 液相色谱-三重四极杆质谱法	HJ 1048
31	三氯乙醛	水质 三氯乙醛的测定 吡唑啉酮分光光度法	HJ/T 50
32	丙烯醛	水质 丙烯腈和丙烯醛的测定 吹扫捕集/气相色谱法	HJ 806
33	氯苯	水质 氯苯的测定 气相色谱法	HJ/T 74
		水质 氯苯类化合物的测定 气相色谱法	HJ 621

续表

序号	分析项目	标准名称	标准编号
33	氯苯	水质 挥发性有机物的测定 吹扫捕集/气相色谱–质谱法	HJ 639
		水质 挥发性有机物的测定 顶空/气相色谱–质谱法	HJ 810
34	1,2–二氯苯	水质 氯苯类化合物的测定 气相色谱法	HJ 621
		水质 挥发性有机物的测定 吹扫捕集/气相色谱–质谱法	HJ 639
		水质 挥发性有机物的测定 顶空/气相色谱–质谱法	HJ 810
35	1,4–二氯苯	水质 氯苯类化合物的测定 气相色谱法	HJ 621
		水质 挥发性有机物的测定 气相色谱–质谱法	HJ 639
		水质 挥发性有机物的测定 顶空/气相色谱–质谱法	HJ 810
36	硝基苯	水质 硝基苯类化合物的测定 气相色谱法	HJ 592
		水质 硝基苯类化合物的测定 液液萃取/固相萃取–气相色谱法	HJ 648
		水质 硝基苯类化合物的测定 气相色谱–质谱法	HJ 716

3. 环境空气质量的监控

（1）农田环境空气检测项目及限值　药材基地空气质量应符合国家《环境空气质量标准》（GB 3095-2012）的二级浓度限制，环境空气污染物基本项目浓度限值见表7-8，其他项目浓度限值见表7-9，基本项目为必测项目，其他项目根据实际需要选择测定。

（2）监测点位布设与样品采集　监测点位的设置应按照《环境空气质量监测规范（试行）》的要求。采样环境、采样高度及采样频率等要求，按《环境空气质量自动监测技术规范》（HJ/T 193—2005）或《环境空气质量手工监测技术规范》（HJ/T 194—2005）的要求执行。检测点位置的确定应先进行调查研究，在收集大量大气污染危害现状和历史资料的基础上，根据基地空气污染源的时空分布特征及状况，采用网络布点法。生产基地大气监测最好安排在大气污染对中药材质量影响较大的时期。根据基地具体情况，设置合理的采样时间和频率，以满足监测的需要和保证监测的有效性。

（3）监测分析方法　采用表7-10相应的方法分析各项污染物的浓度。

表7-8　环境空气污染物基本项目浓度限值

序号	污染物项目	平均时间	浓度限值		单位
			一级	二级	
1	二氧化硫（SO_2）	年平均	20	60	$\mu g/m^3$
		24 h 平均	50	150	
		1 h 平均	150	500	
2	二氧化氮（NO_2）	年平均	40	40	
		24 h 平均	80	80	
		1 h 平均	200	200	

续表

序号	污染物项目	平均时间	浓度限值 一级	浓度限值 二级	单位
3	一氧化碳（CO）	24 h 平均	4	4	mg/m³
		1 h 平均	10	10	
4	臭氧（O₃）	日最大 8 h 平均	100	160	
		1 h 平均	160	200	μg/m³
5	颗粒物（粒径≤10 μm）	年平均	40	70	
		24 h 平均	50	150	
6	颗粒物（粒径≤2.5 μm）	年平均	15	35	
		24 h 平均	35	75	

表 7-9 环境空气污染物其他项目浓度限值

序号	污染物项目	平均时间	浓度限值 一级	浓度限值 二级	单位
1	总悬浮颗粒物（TSP）	年平均	80	200	
		24 h 平均	120	300	
2	氮氧化物（NO$_x$）	年平均	50	50	
		24 h 平均	100	100	
		1 h 平均	250	250	μg/m³
3	铅（Pb）	年平均	0.5	0.5	
		季平均	1	1	
4	苯并［a］芘（BaP）	年平均	0.001	0.001	
		24 h 平均	0.002 5	0.002 5	

表 7-10 各项污染物分析方法

序号	污染物项目	手工分析方法 分析方法	手工分析方法 标准编号	自动分析法
1	二氧化硫（SO₂）	环境空气 二氧化硫的测定 甲醛吸收–副玫瑰苯胺分光光度法	HJ 482	紫外荧光法、差分吸收光谱分析法
		环境空气 二氧化硫的测定 四氯汞盐吸收–副玫瑰苯胺分光光度法	HJ 483	
2	二氧化氮（NO₂）	环境空气 氮氧化物（一氧化氮和二氧化氮）的测定 盐酸萘乙二胺分光光度法	HJ 479	化学发光法、差分吸收光谱分析法
3	一氧化碳（CO）	空气质量 一氧化碳的测定 非分散红外法	GB 9801	气体滤波相关红外吸收法、非分散红外吸收法

续表

序号	污染物项目	手工分析方法		自动分析法
		分析方法	标准编号	
4	臭氧（O₃）	环境空气　臭氧的测定　靛蓝二磺酸钠分光光度法	HJ 504	紫外荧光法、差分吸收光谱分析法
		环境空气　臭氧的测定　紫外光度法	HJ 590	
5	颗粒物（粒径≤10 μm）	环境空气　PM₁₀和PM₂.₅的测定　重量法	HJ 618	微量振荡天平法、β射线法
6	颗粒物（粒径≤2.5 μm）	环境空气　PM₁₀和PM₂.₅的测定　重量法	HJ 618	微量振荡天平法、β射线法
7	总悬浮颗粒物（TSP）	环境空气　总悬浮颗粒物的测定　重量法	GB/T 15432	—
8	氮氧化物（NOₓ）	环境空气　氮氧化物（一氧化氮和二氧化氮）的测定　盐酸萘乙二胺分光光度法	HJ 479	化学发光法、差分吸收　光谱分析法
9	铅（Pb）	环境空气　铅的测定　石墨炉原子吸收分光光度法（暂行）	HJ 539	—
		环境空气　铅的测定　火焰原子吸收分光光度法	GB/T 15264	—
10	苯并［a］芘（BaP）	空气质量　飘尘中苯并［a］芘的测定　乙酰化滤纸层析荧光分光光度法	GB 8971	—
		环境空气　苯并［a］芘的测定　高效液相色谱法	GB/T 15439	—

（二）种质与种子种苗的监控

种是生物分类上的基本单位。凡能够决定生物的"种性"，并将其遗传信息从亲代传递给后代的遗传物质总称为种质。一个种就是一个特定的种质。凡可供利用和研究的一切具有一定种质或基因的生物类型统称为种质资源。优良种质是指具有优良的遗传物质基础，且能够表现出种子和种苗质量好、抗逆性强、优质高产等优良性状的种质。对于中药材而言，种质的差别导致中药材质量的差别，如有效成分的含量、毒性成分的含量、药理作用等会存在差异。因此，按照中药材 GAP 要求，对于养殖、栽培或野生采集的动植物，应准确鉴定其物种，包括亚种、变种或品种；种子、种苗、菌种等繁殖材料应制定检验及检疫制度，防止伪劣种子、种苗、菌种等繁殖材料的交易和传播。

1. 物种鉴定

应在田间采集标本，由植物分类和中药资源领域的专家鉴定。中药材基原不得有误。

2. 种子质量检测

种子质量检测的内容包括种子净度、纯度、含水量、千粒重、发芽率、生活力等。具体检测可参考《农作物种子检验规程》和有关药用植物种子种苗标准等执行。

3. 苗木质量检测

许多中药材以苗木进行栽植，苗木的质量对产量质量具有重要影响。苗木的质量指标主要有生理指标和形态指标，如大小、直径、轻重、高低长短、月龄或年龄、根条数、生长力、抗逆性、移栽成活率、病虫状况等常作为具体的评价指标。

（三）田间管理过程的监控

1. 施肥

施肥会影响中药材安全质量，不良肥料会增加重金属含量，不良肥料和不合理施肥会引起病虫害多发，进而增加农药的使用。实施中药材 GAP 必须进行合理施肥，要根据植物营养的特点及土壤肥力，制定施肥标准操作规程。施肥应以有机肥为主，施用农家肥应经过充分腐熟达到无害化卫生标准，禁止使用城市生活垃圾、工业垃圾、医院垃圾和粪便。由于饲料添加和防疫，一些动物粪便存在重金属和抗生素超标风险，须引起重视。

2. 灌溉

在灌溉水符合国家标准的要求基础上，还应严格监控水源，避免污染物进入水体。

3. 病虫害防治

病虫害防治是中药生产过程中的重要环节，使用农药易造成农药残留问题，有时也会有重金属等其他污染物发生。实施中药材 GAP 应从生物与环境的整体观点出发，从有效、安全和经济的角度，因地制宜运用农业、生物、化学、物理等方法综合防治，尽量减少化学农药的使用。在施用农药时应按照《中华人民共和国农药管理条例》的规定，采用最小有效剂量原则，并选用高效、低毒、低残留农药，严禁使用禁止使用的农药，以降低农药残留和重金属污染，保证药品安全和保护生态环境。使用农药的人员应经过专门的知识和技术培训。

4. 其他投入品

避免使用植物生长调节剂促进果实、根或根茎的膨大和茎叶的生长。生产工具和设备也要符合要求，避免重金属污染。严格使用除草剂，避免对植物生长造成危害和产品农残超标。农田不允许乱扔农药、化肥等包装物。

（四）采收、加工过程的监控

1. 采收过程的安全监控

采收过程涉及的中药材安全监控包括：①采收机械、器具等应清洁、无污染，不用时应存放在无虫鼠害和畜禽的干燥场所；②采收及初加工应剔除杂物、分离药用部位和非药用部位，避免混入有毒物质，破损、腐烂的部分应剔除。如采收麻黄时应将根与茎充分分离，避免混杂，以防临床应用时产生不良后果；因为麻黄以发汗为主，麻黄根却具有敛汗的功效，如果两者混用，不但治疗效果不佳，有时甚至贻误病情，产生不良后果；③中药材采收后应立即运送至加工场所，不得在土地中长期存放，以免腐烂或污染。

2. 加工过程的安全监控

加工过程涉及的中药材安全监控包括：①加工场地应清洁无污染，并且具有防雨、防鼠、防尘等设施；②需干燥的中药材应及时干燥，防止霉烂变质；防止加工过程设备等污染；③中药材应按规定方法进行初加工，包括挑选、筛选、分离非药用部位等，如金樱子、枇杷叶等含有较多绒毛，煎煮服用时易引起刺激性咳嗽等不良反应，加工时应尽量除去绒毛；传统认为人参芦头有催吐作用，加工时应去芦；有些药物，木心可能具有一定的副作用，应将其除去，如《雷公炮炙论》记载："远志，若不去心，服之令人闷"；④严禁二氧化硫熏蒸，严禁非法添加，如用于增重、染色等。

（五）包装、储存、运输过程的监控

1. 包装过程

根据《中华人民共和国药品管理法实施条例》（以下简称《药品管理法》），国家鼓励培育中药材，对集中规模化栽培养殖、质量可以控制并符合国务院药品监督管理部门规定条件的中药材品种，实行批准文号管理。随着中药材 GAP 的发展，中药材将逐步实行批准文号管理，中药材的包装也将逐步规范化。中药材的包装应按照《药品管理法》执行，并可参照《药品包装、标签和说明书管理规定》。根据中药材 GAP 的要求，中药材的包装应注明品名、规格、产地、批号、包装日期、生产单位、采收日期、储藏条件、注意事项等内容，并有质量合格标志。毒性中药材、按麻醉药品管理的中药材的包装应按相关的法规和管理办法执行，麻醉药品的标签应统一用蓝色字标明"麻"字的明显标志，毒性药品的包装容器上必须印有毒药标志。包装材料严禁使用农药、化肥等包装袋，包装材料不得对中药材产生污染。

2. 储存、运输过程

中药材的储存过程中应保证中药材无变质、无污染。首先应具备一定的储存条件，并采用科学的储存方法和储存技术。在操作和管理上，应制定仓储养护规程和管理制度。储存过程应严格控制温度、湿度，避免发生霉变，管理不当容易造成黄曲霉毒素等超标。储存过程应加强防控病虫鼠害措施，尽可能减少病虫鼠害发生，尽可能不用农药、少用农药。中药材的运输不得与其他有毒、有害的物质混装。麻醉药品、毒性药品的储存应有专柜保存，专人管理。运输麻醉药品时，生产和供应单位应在运单货物名称栏内明确填写麻醉药品，并在发货人记事栏加盖"麻醉药品专用章"，凭此办理运输手续；运输单位必须加强管理，缩短在车站、码头、机场的存放时间，铁路运

输不得使用敞车，水路运输不得配装仓面，公路运输应严密封存；运输途中如有丢失，承运单位必须认真查找，并立即报告当地公安机关和卫生行政部门。

总之，中药材安全质量是生产过程产生的，因此必须严控生产过程各环节，防控污染以保证安全质量。此外，还要结合产品安全质量检验，共同把好安全质量关。

第二节 中药材生产质量管理规范

中药是祖国医药传统文化的组成部分，它不仅要为我国医疗事业服务，还应对世界医学做出贡献。随着我国制药工业的发展，不少企业试图打入国际医药市场，同时，不少外国制药企业也要求供应标准化的中药原料。中药材的标准化有赖于中药材生产的规范化。中药材是通过一定的生产过程而形成的，种质、生长环境、种养技术及采收加工方法等都会影响中药材的产量和质量。中药材的生产是中药药品研制、生产、开发和应用整个过程的源头，只有首先抓住源头，才能从根本上解决中药的质量、标准化和现代化问题。

我国是中药材资源大国，其种类及数量均居世界之首。据调查，全国共有药用植物近万种，药用动物 1 500 余种，药用矿物 80 余种。人工成功栽培药用植物 400 余种。但是，由于诸多原因，我国中药材生产还存在许多问题，如种质不清，种植、加工技术不规范，农药残留量超标，野生资源破坏严重等。目前，企业为了获得来源稳定、质量高、农药残留少的中药材而要求在中药材产地建立中药材生产基地的呼声日益强烈，为了加强对中药材生产全过程的管理，确保中药材的质量，必须制定《中药材生产质量管理规范》。

中药材生产质量管理规范（Good Agricultural Practice for Chinese Crude Drugs，简称中药材 GAP）认证是国家级食品药品监管部门依照《中药材生产质量管理规范（试行）》，对中药材生产企业的规范化生产行为所给予的认证。制定及实施 GAP 是促进农业产业化的重要措施。目前，我国农业结构正在调整，中药材生产也是其中的组成部分。使中药材生产走向产业化，不仅是制药企业和医疗保健事业的需要，也是农业结构调整的一条必经之路。我国具有悠久的中医药文化，我们应在传统药物的研究与开发，特别是中药的现代化方面建立完整的标准化体系，为国际传统药物树立典范。实施中药材 GAP 的目的是规范中药材生产全过程，从源头上控制中药材的质量，并与国际接轨，以实现中药材"真实、优质、稳定、可控"的目的。

国家药品监督管理局于 2002 年 4 月发布《中药材生产质量管理规范（试行）》（以下简称《规范（试行）》），2003 年 9 月印发《中药材生产质量管理规范认证管理办法（试行）》及《中药材 GAP 认证检查评定标准（试行）》。2003—2016 年，共公告了 177 个中药材 GAP 基地，涉及企业 110 家，中药材 71 种，分布于 26 个省、市、自治区。

《规范（试行）》的实施，推动了我国中药材生产的规范化、规模化和现代化进程，使我国中药工业现代化水平得到了极大提升。《规范（试行）》于 2018 年修订。修订工作列入国家药品监督管理局 2018 年立法计划，并于 2018 年 7 月 23 日公布新版《中药材生产质量管理规范》（征求意见稿）。

一、实施中药材生产质量管理规范的意义

通过实施中药材生产质量管理规范，能够提升中药材生产的标准化水平，生产出优质、安全的中药材产品，有利于提高我国中药材的质量安全水平。通过中药材生产质量管理规范，将成为我国中药材产品出口的一个重要条件。中药材生产质量管理规范认证已在国际上得到广泛认可，实施良好中药材生产质量管理规范正在成为中药材产品国际贸易中增强国际互信、消除技术壁垒的一项重要措施。通过 GAP 备案的产品，可以形成品牌效应，从而增加认证企业和生产者的收入。通过 GAP 备案，有利于增强生产者的安全意识和环保意识，保护劳动者的身体健康，保护生态环境和增加自然界的生物多样性，促进自然界的生态平衡和中药材生产的可持续发展。

二、中药材生产质量管理规范备案制

1. 法定依据

《中华人民共和国药品管理法》（2001 年 2 月 28 日中华人民共和国主席令第 45 号公布，自 2001 年 12 月 1 日起施行）"第一百零三条　中药材的种植、采集和饲养的管理办法，由国务院另行制定。"

《中华人民共和国药品管理法实施条例》（2002 年 8 月 4 日中华人民共和国国务院令第 360 号公布，自 2002 年 9 月 15 日起施行）"第四十条　国家鼓励培育中药材。对集中规模化栽培养殖、质量可以控制并符合国务院药品监督管理部门规定条件的中药材品种，实行批准文号管理。"

2016 年 3 月 18 日，为适应国家政府职能转变的改革，落实国务院要求，原国家食品药品监督管理总局（以下简称原食药监总局）发布了《关于取消中药材生产质量管理规范认证有关事宜的公告》（2016 年第 72 号），明确不再开展中药材 GAP 认证，改为实施备案管理。

2. 申请条件

申请 GAP 备案的企业，必须具备以下条件：

① 持有营业执照；

② 配备符合中药材生产质量管理规范要求的相关专业技术人员；

③ 必须严格执行中药材生产质量管理规范，具有能够保证中药材质量的生产场地、设施、管理制度、检验仪器和卫生条件。

3. 申报资料

申请中药材 GAP 备案的中药材生产企业，其申报的品种至少完成一个生产周期。申报时需填写"中药材 GAP 备案申请表"，并向所在省、自治区、直辖市食品药品监管部门提交以下资料：

① "中药材 GAP 备案申请表"原件；

② 证明性文件彩色影印件，包括有效的营业执照等；

③ 所生产中药材国家或地方药品标准复印件；

④ 申报品种的种植（养殖）历史和规模、产地生态环境、品种来源及鉴定、种质来源，野生资源分布情况和中药材动植物生长习性资料、良种繁育情况、适宜采收时间（采收年限、采收期）及确定依据、病虫害综合防治情况、中药材质量控制及评价情况等；

⑤ 中药材生产企业概况，包括组织形式并附组织机构图（注明各部门名称及职责）、运营机制、人员机构，企业负责人、生产和质量部门负责人背景资料（包括专业、学历和经历）、人员培训情况等；

⑥ 种植（养殖）流程图及关键技术控制点；

⑦ 种植（养殖）区域布置图（标明规模、产量、范围）；

⑧ 种植（养殖）地点选择依据及标准；

⑨ 产地生态环境检测报告（包括土壤、灌溉水、大气环境）、品种来源鉴定报告、法定及企业内控质量标准（包括质量标准依据及起草说明）、取样方法及质量检测报告书，历年来质量控制及检测情况；

⑩ 生产基地配套设施信息，包括生产工具、设备、生产资料存放设施，中药材初加工、仓储设施，中药材质量检测设施等；

⑪ 中药材生产管理、质量管理文件目录；

⑫ 年底中药材销售信息；

⑬ 企业自查符合中药材 GAP 并持续实施的保证声明；

⑭ 其他资料。如第三方评估单位及评估结果等信息。

4. 备案程序

① 登录中药材 GAP 备案信息平台，填写"中药材 GAP 备案申请表"；

② 向所在地省、自治区、直辖市食品药品监督管理部门提交完整的资料（PDF 格式电子版），并对资料真实性负责；

③ 相关纸质材料由企业留存，监督部门检查时以企业上报的资料为准。

目前阶段拟先对中药材生产企业实施单备案，条件成熟后，过渡到中药材生产企业和使用 GAP 基地中药材的成药企业或商业企业的双备案。

5. 备案基本信息的公开与保密

① 中药材名称、生产企业、备案时间、生产备案号，生产基地信息等应该公开；

② 中药材生产基地配套设施信息、种源信息、关键生产过程资料、内控质量标准、质量评估报告等资料可以不予公开。

三、《中药材生产质量管理规范》

（一）《中药材生产质量管理规范》修订的思路

中药材是中药饮片、中成药生产的基础原料。实施中药材 GAP，对中药材生产全过程进行有效的质量控制，是保证中药材质量稳定、可控，保障中医临床用药安全有效的重要措施；有利于中药资源保护和持续利用，促进中药材种植（养殖）的规模化、规范化和产业化发展。为贯彻执行《中华人民共和国药品管理法》及《中华人民共和国药品管理法实施条例》，规范《中药材生产质量管理规范（试行）》（以下简称《规范（试行）》）认证工作，保证中药材 GAP 认证工作的顺利进行，进一步加强药品的监督管理，促进中药现代化，原国家食品药品监督管理局于 2003 年 9 月 19 日发布并于 2003 年 11 月 1 日起实施了《中药材生产质量管理规范认证管理办法（试行）》，并于 2018 年进行修订。修订后的《中药材生产质量管理规范（征求意见稿）》共 14 章 146 条，较《规范（试行）》的 10 章 57 条，增加了 4 章 89 条。除增加的章节外，其他章节结构基本没有改变，但标题和内容作了较大修改。主要遵从下述五个方面的思路进行修订：

1. 强调对中药材质量有重大影响的关键环节实施重点管理，同时，重视全过程细化管理、呼应社会关切，树立风险管控理念

借鉴 GMP 思路和世界各国、世界卫生组织等 GACP（药用植物种植和采集质量管理规范）好的做法，对影响中药材质量的各环节尽可能进行细化和做出明确规定，突出关键环节的管、控、防、禁、建，如产地和地块的选择，种子种苗或其他繁殖材料的选择，农药、兽药的使用，采收期的确定，产地初加工特别是中药材的干燥、熏蒸、储藏条件等。

《规范（试行）》中，质量管理只有 1 章 5 条，过于笼统，很难规范企业的质量管理行为，企业也难以据此实施。修订后调整为 3 章，"质量管理"一章提出了要从整体上树立全过程关键环节质量管理理念，同时强化风险管控；新设"质量检验"一章明确了检验资质和留样等要求，突出检验的可操作性和规范性；新设"自检"一章提出企业要开展自我的质量监控和审计。首次明确提出要求中药材生产全过程实行可追溯。

2. 以高标准、严要求作为《规范》修订的出发点，兼顾中药材生产的现实情况和当前技术水平

《规范（试行）》整体要求偏低，修订后高标准严要求贯穿整个《规范》，特别是重

大质量环节。如产地一般应选择传统道地产区，对可能影响中药材质量而数据不明确的种质如转基因品种、多倍体品种等不允许使用，禁止使用壮根灵、膨大素等生长调节剂，在产地初加工和储藏环节禁止硫黄熏蒸，不得使用国家禁用的高毒性熏蒸剂等。对于《规范（试行）》中规定的、但受技术或经济条件限制无法实现的环节，进行了实事求是的调整。比如除草剂未禁用，用"尽量避免使用"；中药材生产以"公司＋基地＋农户"方式建基地居多，农场式基地仍然较少，但要求企业明确基地建设方式；肥料规定以有机肥为主，化学肥料有限度使用。

3. 将技术规程和质量标准制定前置，作为实施基地建设和管理的前提和依据

中药材 GAP 推进，《规范（试行）》没有明确企业应先制定技术规程和标准，对技术规程和标准制定的相关要求也很少，没有严格区分技术规程与操作规程。修订后的《规范》不仅提出了企业应先制定中药材生产的技术规程和中药材企业内控质量标准，而且详细界定了需要制定哪些技术规程、哪些标准，技术规程和标准包含哪些内容，并对技术规程与操作规程做了明确的区分和界定。

4. 立足中医药的特色和传承，鼓励采用适用的新技术

修订版《规范》充分体现了传承和创新这个中医药发展的基本路径。比如：种间嫁接材料如是传统习惯则允许使用；采收期和采收方法的确定要参考传统采收经验，产地初加工方法的确定也要借鉴优良的传统方法。另外，鼓励新技术设备使用，提高中药材生产现代化水平，如修订版《规范》明确鼓励企业运用现代信息技术建设追溯体系，鼓励采用高效机械化采收技术、现代储藏保管新技术、新设备、高效干燥技术、集约化干燥技术、现代包装方法、工具等。

5. 强调生态环境保护和动物保护

《规范》一方面强调要考虑环境条件对中药材生产和质量的影响，另一方面根据国家生态文明建设和生态环境保护要求，多处明确要避免种植养殖对生态环境的不良影响，如生产基地的选址和建设、农药的使用、肥料的使用、药材的采收、药材的初加工等。另外明确提出药用动物的养殖要关注动物权益。

（二）《中药材生产质量管理规范》的主要内容

《中药材生产质量管理规范（征求意见稿）》共 14 章 146 条，从内容设置上更接近于 GMP 的理念，将将技术规程和质量标准制定前置，针对相应的质量标准建立独立的技术规程。《规范》内容上包含以下方面：

1. 总则

《规范》是为规范中药材生产，保证中药材质量，依据《中华人民共和国药品管理法》和《中华人民共和国中医药法》而制定。《规范》是优质中药材生产和质量管理的基本要求，适用于中药材生产企业（以下简称"企业"）采用种植、养殖方式生产中药材的全过程管理。《规范》的发展理念是企业应当按照本规范要求组织中药材生产，保

护野生中药材资源和生态环境，促进中药材资源的可持续发展。同时，企业应当坚持诚实守信，禁止任何虚假、欺骗行为。

2. 质量管理

从质量管理体系的层面，企业应当根据中药材生产的特点，明确影响中药材质量的关键环节，开展质量风险评估，制定有效的生产管理与质量控制、预防措施。同时要做到"六统一"：统一规划生产基地，统一供应种子种苗或其他繁殖材料，统一供应化肥、农药或饲料、兽药等投入品，统一种植或养殖技术规程，统一采收与产地初加工技术规程，统一包装与储藏技术规程。

从基本生产条件上，企业应当配备与生产基地规模相适应的人员、设施、设备等，确保生产和质量管理顺利实施。企业应当明确中药材生产批，保证每批中药材质量的一致性和可追溯。企业应当建立文件管理系统，保证全过程关键环节记录完整。内部质量保证机制要求企业对基地生产单元主体应当建立有效的监督管理机制，实现关键环节的现场指导、监督和记录。更加突出的一点是，企业应当建立中药材生产质量追溯体系，保证从生产地块、种子种苗或其他繁殖材料、种植养殖、采收和产地初加工、包装、储运到发运全过程关键环节可追溯；鼓励企业运用现代信息技术建设追溯体系。要求企业建立变更控制系统，对影响中药材质量的重大变更进行评估和管理；建立质量控制体系，包括相应的组织机构、文件系统以及取样、检验等，确保中药材放行前完成必要检验，质量符合要求。针对自检的要求，企业应当定期组织对本规范实施情况的自检，对影响中药材质量的关键数据定期进行趋势分析和风险评估，确认是否符合本规范要求，采取必要改进措施。

企业应当按照本规范要求，结合生产实践和科学研究情况，制定相应的中药材生产技术规程，包括：①生产基地选址技术规程；②种子种苗与其他繁殖材料要求；③种植、养殖或者野生抚育技术规程；④采收与产地初加工技术规程；⑤包装、放行与储运技术规程。

企业应当制定中药材销售的质量标准，标准不能低于现行法定标准。①原则上应当包含中药材性状、检查项、理化鉴别、浸出物、指纹或特征图谱、指标或有效成分的含量等；②原则上应当有中药材农药残留或兽药残留、重金属及有害元素、真菌毒素等有毒有害物质的控制标准；③必要时应当制定采收、初加工、收购等中间环节中药材的质量标准。

另外，企业应当制定中药材种子种苗或其他繁殖材料的标准。

3. 机构与人员

企业应当明确中药材生产基地的组织方式，如农场、"公司＋基地＋农户"或合作社等。企业应该建立对应的管理机构、配备具备相应资质要求的管理人员，明确管理职责，有计划开展全面的人员培训，并实行相应的健康管理制度。

4. 设施、设备与工具

针对《规范》的要求和规划，针对对应的功能区域和生产用途建设相应的设施，以及配备相应的设备和工具，包括种植或养殖场地、产地初加工设施、中药材储藏仓库、质量控制区、临时包装场所、暂存库及生态环境保护设施等；可以集中在一个区域或分散建设不同设施。这些设施、设备与工具需有相应的管理方案和措施。

5. 生产基地

生产基地选址和建设应当符合国家和地方生态环境保护要求。企业应当根据种植中药材的生长发育习性和对环境条件的要求，制定产地和种植地块或养殖场所的选址技术规程。基地一般应当选址于传统道地产区，在非传统道地产区选址时，应当提供充分的文献依据或科学数据证明其适宜性。种植地块应当能满足药用植物对气候、土壤、光照、水分、前茬作物、轮作等的要求；养殖场所应当能满足药用动物对环境条件的各项要求。另外，在基地选址范围内，企业至少完成一个生长周期的中药材种植或养殖，有两个收获期的中药材质量检测数据并符合企业内控质量标准。

生产基地周围应当无污染源，远离市区；生产基地环境应当符合国家最新标准，并持续符合标准要求：①空气符合国家《环境空气质量标准》；②土壤符合国家《土壤环境质量农用地土壤污染风险管控标准（试行）》；③灌溉水符合国家《农田灌溉水质标准》，产地初加工用水和药用动物饮用水符合国家《生活饮用水卫生标准》。

生产基地管理上要求企业应当按照生产基地选址技术规程确定产地，明确生产基地规模、种植地块或养殖场所的布局。布局上，生产基地应当规模化，种植地块或养殖场所可成片集中或相对分散，鼓励集约化生产。产地地址应当明确至乡级行政区划；每一个种植地块或养殖场所应当有明确记载和边界定位。种植地块或养殖场所可在生产基地选址范围内更换、扩大或缩小规模。

6. 种子种苗与其他繁殖材料

使用种子种苗或其他繁殖材料的基原及种质，包括种、亚种、变种或变型、农家品种或选育品种；使用的种植或养殖物种的基原应当符合法定标准。鼓励企业开展中药材优良品种选育，但应当符合以下规定：①禁用人工选育的多倍体或单倍体品种、种间杂交品种和转基因品种；②如需使用非传统习惯使用的种间嫁接材料、人工诱变品种（包括物理、化学、太空诱变等）和其他生物技术选育品种等，企业应当提供充分的风险评估和实验数据证明新品种安全、有效和质量可控。只用于提取单体成分的中药材除外。

中药材种子种苗或其他繁殖材料应当符合国家、行业或团体标准；没有标准的，企业应当制定标准，明确生产基地使用种子种苗或其他繁殖材料的等级，并建立相应的检测方法。企业应当建立中药材种子种苗或其他繁殖材料的良种繁育规程，保证繁殖的种子种苗或其他繁殖材料符合质量标准。种子种苗等繁殖材料的运输与保存应当也有相应的保障措施。

种子种苗与其他繁殖材料的管理上，种质使用上应当只使用一种经鉴定符合要求的物种，鼓励使用性状整齐、稳定、优良的新品种。要求企业对种质进行鉴定，明确种子产地，匹配基地规模与保障种子质量，并做好检疫和存放工作。

针对动物种源，应当按药用动物习性进行药用动物繁殖材料引进；捕捉和运输时应避免药用动物机体损伤和应激反应。

7. 种植与养殖

企业应当根据药用植物生长发育习性和对环境条件的要求制定种植技术规程，包括：①种植制度；②农田基础设施建设与维护；③土地整理要求；④繁殖方法要求；⑤田间管理要求；⑥病虫害、草害等的防治；⑦肥料、农药使用技术规程等。

按野生抚育方式生产中药材，应当制定野生抚育技术规程，如年允采收量、种群补种和更新措施、田间管理措施、病虫草害等的管理措施等。

企业应当根据药用动物生长发育习性、对环境条件及药用动物福利要求制定养殖技术规程，主要包括以下环节：①种群管理制度；②养殖场地设施要求；③繁育方法；④饲养管理要求，如饲料、饲喂、饮水、卫生管理等；⑤疾病防控要求，如主要疾病预防、诊断、治疗等；⑥药物使用技术规程。

8. 采收与产地初加工

企业应当制定种植、养殖或野生抚育中药材的采收与产地初加工技术规程，主要包括以下环节：①采收期要求，包括采收年限、采收时间等；②采收方法要求，包括采收器具、具体采收方法等；③采收后中药材临时保存的方法要求；④产地初加工流程和方法要求等。原则上应当按照统一的产地初加工技术规程开展产地初加工管理，保证加工过程方法的一致性，避免品质下降或外源污染；避免造成生态环境污染。

9. 包装、放行与储运

企业应当制定包装、放行和储运技术规程，主要包括以下环节：①包装材料及包装方法要求，包括采收、加工、储藏各阶段的包装材料要求及包装方法；②标签要求，包括标签的样式、标识的内容等；③中药材放行制度，包括放行检查的内容、放行程序、放行人等；④储藏场所及要求，包括采收后临时存放、加工过程中存放、成品存放等对环境条件的要求；⑤运输及装卸要求，包括对车辆、工具、覆盖等的要求及操作要求；⑥发运要求。

应当执行中药材放行制度，对每批中药材进行质量评价，审核批生产、检验等相关记录；由质量管理负责人签名批准放行，确保每批中药材生产、检验符合标准和技术规程要求；不合格中药材应单独处理，并记录。发运应当有产品发运的记录，可追查每批产品销售情况；防止发运过程中的破损、混淆和差错等。

10. 文件

文件包括管理制度、标准、技术规程（要求）、记录、标准操作规程等。文件过程管理应当制定规程，规范文件的起草、修订、变更、审核、批准、替换或撤销、保存和存档、发放和使用。记录原则与要求上，记录应当简单易行、清晰明了；不得撕毁和任意涂改；记录更改应签注姓名和日期，并保证原信息清晰可辨；记录重新誊写，原记录不得销毁，作为重新誊写记录的附件保存；电子记录应当符合相关规定；记录保存至该批中药材销售后三年以上。

11. 质量检验

企业应当制定质量检验规程，对该企业繁育并在生产基地使用的种子种苗或其他繁殖材料、生产的中药材实行按批检验。购买的种子种苗、农药、商品肥料、兽药或生物制品、饲料及添加剂等，企业可不检测，但应当向供应商索取合格证或质量检验报告。

检验可以在企业或其集团公司的质量检测实验室进行，或委托其他具有检验资质的单位检验。质量检测实验室人员、设施、设备应当与产品性质和生产规模相适应；用于质量检验的主要设备、仪器，应当按规定要求进行性能确认和校验。委托检验时，委托方可对受托方进行检查或现场质量审计，调阅或检查记录和样品。

检验用的中药材、种子种苗或其他繁殖材料，应当按批次取样和留样：①保证取样和留样的代表性；②中药材留样包装和存放环境应与中药材储藏条件一致，并保存至该批中药材全部销售后三年；③中药材种子留样环境应当能保持其活力，保存至生产基地中药材收获后三年；种苗或药用动物繁殖材料依实际情况确定留样时间；④检验记录应当保留至该批中药材销售后三年。

12. 自检

企业应当制定自检计划，对质量管理、机构与人员、设施设备与工具、生产基地、种子种苗或其他繁殖材料、种植与养殖、采收与产地初加工、包装放行与储运、文件、质量检验等项目进行检查。企业应当指定人员定期进行独立、系统、全面的自检，或由第三方依据本规范进行独立审计。自检应当有记录和自检报告；针对影响中药材质量的重大偏差，提出必要的纠正、预防建议及措施。

13. 投诉与召回

企业应当建立标准操作规程，规定投诉登记、评价、调查和处理的程序；规定因中药材缺陷发生投诉时所采取的措施，包括从市场召回中药材等。投诉调查和处理应当有记录，并注明所调查批次中药材的信息。

企业应当建立召回制度，指定专人负责组织协调召回工作，确保召回工作有效实施。因质量原因退货或召回的中药材，应当清晰标识，按照规定监督销毁，有证据证明退货中药材质量未受影响的除外；从市场召回存在质量和安全隐患的中药材后，应当立即向当地药品监督管理部门报告。应当有召回记录，并有最终报告；报告应对产品发运数量、已召回数量以及数量平衡情况予以说明。

14. 附则

附则中主要定义《规范》所用术语的含义，包括：

① 中药材：指来源于药用植物、药用动物等资源，经产地初加工后用于中药饮片和中成药生产的原料。

② 企业：具有一定生产规模、按一定程序进行药用植物种植、药用动物养殖或野生抚育、产地初加工、包装和储藏等生产过程，在工商管理部门登记，具备独立法人资质的单位。

③ 技术规程：指为实现中药材生产顺利、有序开展，保证中药材质量，对中药材生产过程的主要行为、使用的设施和设备工具等进行的规定和要求。

④ 道地产区：该产区所产的中药材经过中医临床长期应用优选，与其他地区所产同种中药材相比，品质和疗效更好，且质量稳定，具有较高知名度。

⑤ 种子种苗：药用植物的种植材料或繁殖材料，包括籽粒、果实、根、茎、苗、芽、叶、花等，以及菌物的菌丝、子实体等。

⑥ 其他繁殖材料：除种子种苗之外的繁殖材料，包括药用动物供繁殖用的仔、卵等。

⑦ 种质：生物体亲代传递给子代的遗传物质。

⑧ 农业投入品：生产过程中所使用的农业生产物资，包括种子种苗或其他繁殖材料、肥料、农药、农膜、兽药、饲料及饲料添加剂等。

⑨ 综合防治：指有害生物的科学管理体系，是从农业生态系统的总体出发，根据有害生物和环境之间的关系，充分发挥自然控制因素的作用，因地制宜、协调应用各种必要措施，将有害生物控制在经济允许的水平以下，以获得最佳的经济效益、生态效益和社会效益。

⑩ 产地初加工：指在中药材收获后，在中药材产地就地进行拣选、清洗、剪切、干燥及特殊加工等的处理过程。

⑪ 野生抚育：根据中药材生长发育习性及对环境条件的要求，在其原生或相类似的环境中，通过人工更新或自然更新的方式增加种群数量，使其资源量能为人们持续采集利用并继续保持群落稳定的中药材生产方式；包括半野生栽培、仿野生栽培、围栏养护等。

⑫ 批：种植地或养殖地或野生抚育地环境条件基本一致、生产周期相同、生产管理措施一致、采收和产地初加工也基本一致、中药材质量基本均一的一批中药材。

⑬ 放行：指对一批物料或产品进行质量评价后，作出批准使用、投放市场或其他决定的操作。

⑭ 储运：包括中药材的储藏、运输、发运等。

⑮ 发运：指企业将产品发送到经销商或用户的一系列操作，包括配货、运输等。

⑯ 标准操作规程：也称标准作业程序，是依据技术规程将某一操作的步骤和标准，以统一的格式描述出来，用以指导日常的生产工作。

第三节　危害分析与关键控制点认证

HACCP 是危害分析与关键控制点（Hazard Analysis and Critical Control Point）的简称，是国际食品法典委员会 1997 年公布的食品安全卫生的管理规则，主要由危害分析（Hazard Analysis，HA）和关键控制点（Critical Control Point，CCP）两部分组成。HACCP 是一个国际认可的、保证食品免受生物、化学及物理污染的预防体系。它通过预计哪些环节最有可能出现问题，或一旦出了问题对人危害较大，来建立防止这些问题出现的有效措施以保证食品的安全。通过对食品全过程的各个环节进行危害分析，找出关键控制点，采用有效的预防措施和监控手段，使危害因素降到最低程度，并采取必要的验证措施，使产品达到预期的要求，从而确保产品的安全卫生质量。

一、HACCP 认证的意义

（一）HACCP 认证的重要性

在食品生产过程中，控制潜在危害的先期觉察决定了 HACCP 的重要性。通过对主要的食品危害，如微生物、化学和物理污染的控制，使食品工业可以更好地向消费者提供消费方面的安全保证，降低食品生产过程中的危害，从而提高人们的健康水平。

HACCP 是产品安全性的基础，食品生产者利用 HACCP 控制产品的安全性比利用传统的最终产品检验法更为可靠，实施时也可作为谨慎防御的一部分。HACCP 作为控制食源性疾患最为有效的措施已经得到了国际和国内认可。

HACCP 可以加强中药质量监管的风险点识别，中药产品在生产过程中所面临的复杂性和不确定性较大，因此需针对不同产品，充分考虑生产环节的特殊性，全面梳理生产过程中各环节可能出现的潜在风险，并以此作为过程控制的关键节点，构建以风险为导向的全过程监控的关键点系统。

HACCP 体系有助于中药在国际药品管理领域搭建对话平台。HACCP 体系源自美国，目前已在世界各国得到推广和普及。以 HACCP 体系为核心所构建的中药质量可追溯系统可以作为中药走向世界的工具，为中药的国际化提供科学参考。

（二）HACCP 认证的优越性

（1）强调识别并预防食品污染的风险，克服食品安全控制方面传统方法（通过检测，而不是预防食物安全问题）的限制；

（2）有完整的科学依据；

（3）保存了公司在很长一段时间内符合食品安全法的记录，使政府部门的调查员效率更高，结果更有效，有助于法规方面的权威人士开展调查工作；

（4）使可能的、合理的潜在危害得到识别，即使以前未经历过类似的失效问题。因而，对新操作人员有特殊的用处；

（5）有更充分的允许变化的弹性，如设备设计的改进、产品加工程序和技术开发的提高等；

（6）与质量管理体系更能协调一致；

（7）有助于提高食品企业在全球市场上的竞争力，提高食品安全的信誉度，促进贸易发展。

（三）HACCP认证的实际益处

1. 对食品企业的实际益处

（1）增强消费者和政府的信心　食用不洁食品将对消费者的消费信心产生沉重的打击，而食品事故的发生将同时动摇政府对企业食品安全保障的信心，HACCP认证有助于加强对企业的监管。

（2）减少法律和保险支出　若消费者因食用食品而致病，可能向企业投诉或向法院起诉该企业，既影响消费者信心，也增加企业的法律和保险支出。

（3）增加市场机会　良好的产品质量将不断增强消费者信心，特别是在政府的不断抽查中总是保持良好的企业，更易受到消费者的青睐，形成良好的市场机会。

（4）降低生产成本（减少回收/食品废弃）　因产品不合格，使企业产品的保质期缩短，使企业频繁回收其产品，提高企业生产费用。如美国的肉制品生产厂家在实施HACCP体系认证后，沙门氏菌在牛肉上降低了40%，在猪肉上降低了25%，在鸡肉上降低了50%，所带来的经济效益不言而明。

（5）提高产品质量的一致性　HACCP认证的实施使生产过程更规范，在提高产品安全性的同时，也大大提高了产品质量的均匀性。

（6）提高员工对食品安全的参与度　HACCP的实施使生产操作更规范，并促进员工对提高公司产品安全的全面参与。

（7）降低商业风险　日本雪印牛奶金黄色葡萄球菌中毒事件使全球牛奶巨头日本雪印乳业公司蒙受巨大损失，充分说明了食品安全是食品生产企业的生存保证。

2. 对消费者的实际益处

（1）减少食源性疾病的危害　良好的食品质量可显著提高食品安全的水平，更充分地保障公众健康。

（2）增强卫生意识　HACCP认证的实施和推广，可提高公众对食品安全体系的认识，并增强自我卫生和自我保护的意识。

（3）增强对食品供应的信心 HACCP认证的实施，使公众更加了解食品企业所建立的食品安全体系，对社会的食品供应和保障更有信心。

（4）提高生活质量（健康和社会经济） 良好的公众健康对提高大众生活质量，促进社会经济的良性发展具有重要意义。

3. 对政府的实际益处

（1）改善公众健康 HACCP认证的实施可使政府在改善公众健康方面，能发挥更积极的影响。

（2）更有效和有目的的食品监控 HACCP认证的实施将改变传统的食品监管方式，使政府从被动的市场抽检变为主动地参与企业食品安全体系的建立，促进企业更积极地实施安全控制。并将政府对食品安全的监管，从市场转向企业。

（3）减少公众健康支出 公众良好的健康将减少政府在公众健康上的支出，使资金能流向更需要的地方。

（4）确保贸易畅通 非关税壁垒已成为国际贸易中的重要手段。为保障贸易的畅通，对国际上其他国家已强制性实施的管理规范须学习和掌握，并灵活地加以应用，避免其成为国际贸易的障碍。

二、HACCP 认证相关规定的主要内容

为了提高食品生产企业的安全卫生质量的管理水平，规范HACCP认证工作，扩大食品出口，保护消费者的健康安全，经国家认证认可监督管理委员会（以下简称"国家认监委"）主任办公会发布并于2002年5月1日起执行《食品生产企业危害分析与关键控制点（HACCP）管理体系认证管理规定》（以下简称《HACCP管理体系认证管理规定》）。其主要内容如下。

1. 制定目的和依据

《HACCP管理体系认证管理规定》第一条阐明，制定该规定的目的是为了规范HACCP管理体系的建立、实施、验证以及HACCP的认证工作，提高食品的安全卫生质量，扩大食品出口。《HACCP管理体系认证管理规定》是依据《中华人民共和国食品卫生法》《中华人民共和国进出口商品检验法》《中华人民共和国进出口商品检验法实施条例》和国务院的有关规定而制定的。

2. 实施对象

《HACCP管理体系认证管理规定》第二条规定，HACCP管理体系的实施对象分为强制性和鼓励性，对于列入《出口食品卫生注册需要评审HACCP管理体系的产品目录》（以下简称《目录》）的企业，必须建立和实施HACCP管理体系，同时鼓励其他未列入《目录》的从事生产、加工出口食品的企业（以下简称企业）建立并实施HACCP管理体系。

3. 工作分工

《HACCP 管理体系认证管理规定》第三条和第四条规定，国家认监委负责全国 HACCP 管理体系认证认可工作的统一管理、监督和综合协调，监督管理 HACCP 管理体系的实施和出入境检验检疫机构的验证工作，负责调整和公布《目录》。各地出入境检验检疫机构负责所辖区域内企业 HACCP 管理体系的验证工作，并根据国外食品卫生管理机构的要求，出具 HACCP 验证证书。

4. 企业 HACCP 管理体系的建立和运行基本要求

《HACCP 管理体系认证管理规定》第五条至第八条规定了企业建立和运行 HACCP 管理体系的基本要求，要求企业应当在符合国家有关食品安全卫生要求的基础上，建立符合 HACCP 原理和基本要求的 HACCP 管理体系，实施卫生标准操作程序，由本企业接受过 HACCP 培训或其工作能力等效于经过 HACCP 培训的人员承担相应工作。企业负有执行职责的最高管理者负责批准 HACCP 计划。HACCP 管理体系的运行必须有效保证食品符合安全卫生要求。企业在执行中应当定期或根据需要及时对 HACCP 计划进行内部审核和调整。

5. HACCP 认证流程

HACCP 认证通常分为 4 个阶段，即企业申请阶段、认证审核阶段、证书保持阶段、复审换证阶段。

（1）企业申请阶段   为了确保 HACCP 认证的权威性及证书效力，确保认证结果与产品消费国官方验证体系相衔接，《HACCP 管理体系认证管理规定》第九条规定，企业必须向获得国家认监委的批准并按有关规定取得国家认可机构的资格的第三方认证机构申请 HACCP 认证。

认证机构将对申请方提供的认证申请书、文件资料、双方约定的审核依据等内容进行评估，根据自身专业资源及授权的审核业务范围决定受理企业的申请，并与申请方签署认证合同。

在认证机构受理企业申请后，申请企业应提交与 HACCP 体系相关的程序文件和资料。申请企业还应声明已充分运行了 HACCP 体系。认证机构对企业提供和传授的所有资料和信息负有保密责任。

（2）认证审核阶段   依照《HACCP 管理体系认证管理规定》第十、十一条规定，认证机构受理申请后将确定审核小组，按照国家有关法律法规、国家标准或行业标准和有关国际标准、准则或规范等拟定的审核计划对申请方的 HACCP 体系进行初访和审核。必要时审核小组还会聘请技术专家对审核过程提供技术指导。申请方聘请的食品安全顾问可以作为观察员参加审核过程。

HACCP 体系的审核过程通常分为两个阶段。第一阶段是进行文件审核，包括 SSOP（卫生标准操作程序）计划、GMP 程序、员工培训计划、设备保养计划、HACCP

计划等。这一阶段的评审一般需要在申请方的现场进行，以便审核组收集更多的必要信息。审核小组将听取申请方有关信息的反馈，并与申请方就第二阶段的审核细节达成一致。第二阶段审核必须在审核方的现场进行。审核组将主要评价 HACCP 体系、GMP 或 SSOP 的适宜性、符合性、有效性。现场审核结束，审核小组将最终审核结果提交认证机构作出认证决定，认证机构将依照《HACCP 管理体系认证管理规定》第十二条规定向申请人颁发认证证书。

（3）证书保持阶段　鉴于 HACCP 是一个安全控制体系，因此其认证证书有效期通常最多为一年，获证企业应在证书有效期内保证 HACCP 体系的持续运行，同时必须接受认证机构至少每半年一次的监督审核。如果获证方在证书有效期内对其以 HACCP 为基础的食品安全体系进行了重大更改，应通知认证机构，认证机构将视情况增加监督认证频次或安排复审。

（4）复审换证阶段　认证机构将在获证企业 HACCP 证书有效期结束前安排体系的复审，通过复审认证机构将向获证企业换发新的认证证书。

此外，根据《HACCP 管理体系认证管理规定》第十三条至十九条规定及顾客的要求，在证书有效期内，获证方还可能接受出入境检验检疫机构及顾客对 HACCP 体系的验证。

6. 其他相关内容

《HACCP 管理体系认证管理规定》在第六章附则的第二十条对规定中的相关术语的含义进行了定义。在第二十一条中规定，《HACCP 管理体系认证管理规定》适用于对其他食品生产企业建立并实施 HACCP 管理体系及其认证、验证的管理、监督。第二十二条规定了《HACCP 管理体系认证管理规定》的解释由国家认监委负责。

第四节　有机农业认证

据有关部门测算，国际草药市场将以每年 10% 到 20% 的速度增长。我国加快推进中药现代化的战略，给中药产业链上的每一个环节都带来了巨大的机遇。发展中药农业，一方面能给中药现代化打下坚实基础；另一方面，将为调整农业结构、增加农民收入、保护生态环境起到巨大的推动作用。据统计，全国中药材种植面积超过 6 000 万亩，常年有规模化栽培的中药材达 400 余种。但是，受我国工业化和城市化进程加快的影响，包括中药农业在内的农业生产环境受到越来越严重破坏，在追求环保、提倡回归自然的今天，人们对有机中药的需求开始出现。而目前我国还没有形成成熟的有机中药农业种植体系，与此同时，在蔬菜、水果、大田作物等方面已形成了相关的栽培体系。为此，有必要借鉴其他作物的有机生产体系开展有机中药农业实践，以逐渐形成具有中药特色的有机中药农业体系。

一、有机农业的概念

有机农业是指在动植物生产过程中不使用化学合成的农药、化肥、生长调节剂、饲料添加剂等物质，以及基因工程技术及其产物，而是遵循自然规律和生态学原理，采取一系列可持续发展的农业技术，协调种植业和养殖业的平衡，维持农业生态系统持续稳定的一种农业生产方式。

（一）有机农业的目标和原则

有机农业的目标是稳定、持续地生产优质安全的农产品，若要实现此目标，就必须保证生产所依赖的生态系统的健康和稳定。

有机农业在发挥其生产功能即提供有机农产品的同时，注重人与生态系统的相互作用以及环境、自然资源的可持续管理。有机农业应基于健康、生态、公平、关爱等原则，基本原则包括以下几点：

（1）在生产、加工、流通和消费领域，维持促进生态系统和生物的健康，包括环境、生物的健康。有机农业尤其致力于生产高品质、富营养的食物，以服务于预防性的健康和福利保护。有机农业应避免使用化学合成的肥料、农药、兽药和饲料添加剂。

（2）基于与自然的和谐共处，应效仿自然并维护自然。有机农业采取可持续的生产方式，通过回收、循环使用和有效的资源和能源管理，降低外部投入品的使用，以维持和改善环境质量，保护自然资源。

（3）保护生物多样性，以维持生态平衡。在生产、加工、流通和消费环节保护和改善环境。

（4）在所有层次上，对所有生产者、流通经销商和消费者，以公平的方式处理相互关系。有机农业致力于生产和供应充足、高品质的食品以及其他产品，为公民提供良好的生活质量，同时为保障食品安全做出贡献。

（5）以符合社会公正和生态公正的方式管理自然和环境资源，并以此传承。有机农业倡导建立开放、机会均等的生产、流通和贸易体系，并考虑环境和社会成本。

（6）为动物提供符合其生理需求、天然习性和福利的生活条件。

（7）在提高效率、增加生产率的同时，合理应用新技术，避免对人体健康和动物福利的风险。有机农业在选择技术时，应慎重评估其安全性，在不违背有机农业理念的前提下，强调预防和责任，确保有机农业是健康、安全的以及在生态学上是合理的。有机农业拒绝不可预测的技术，例如风险尚不明确的基因工程和电离辐射等，避免带来健康和生态风险。

（二）有机农业的特征

有机农业生产是一种强调以生物学和生态学为理论基础并拒绝使用农用化学品的农业生产模式。它有以下主要特征：

1. 遵循自然规律和生态学原理

有机农业的一个重要原则就是充分发挥农业生态系统内部的自然调节机制。有机农业通过建立合理的作物布局，满足作物自然生长的条件，创建作物健康生长的环境条件，提高系统内部的自我调控能力，解决生产过程中可能发生的病虫草害。

2. 采取与自然相融合的耕作方式

有机耕作中利用豆科作物在土壤中固氮的功能，以此来满足植物生长氮肥的需要；或以豆科作物作为饲料，由牲畜积累的农家肥通过发酵腐熟再度返回农田，培肥土壤和作物，尽最大可能获取饲料及充分利用农家肥料来保持土壤氮肥的平衡。利用土壤生物（如微生物、昆虫、蚯蚓等）使土地固有的肥力得以充分释放。如此，通过生态系统的循环，土壤肥力的保障不依赖于人工合成的化肥。有机耕作的目的在于促进、激发并利用这种自我调节。同样，在种植方式中也可以通过合理轮作，机械除草及使用生物防治等方法来预先避免因病害或过度的虫害对作物造成的危害，避免化学合成农药对农田生态系统的破坏。

3. 协调种植和养殖的平衡

根据土地能承载能力确定养殖的牲畜量。有机生产标准只允许从外界购买少量安全无污染的饲料，这种养殖模式可以保护环境不受太多牲畜排泄物的污染，它帮助一个生产单位形成可循环、可持续的养殖方式。以上述标准进行的养殖活动通常情况下同时对应产生一定面积耕地所需的能接受的农家肥的量。因此，饲料的供应和作物的生产处于一种相互平衡且经济的关系。

4. 禁止基因工程获得的生物及其产物

因基因工程对作物、牲畜的定向改造，不是自然发生的过程，且基因工程产品存在着潜在的、不可预见的风险，基因工程的产物对其他生物、环境和人身体健康造成的影响也暂无科学定论。因此当前情况下，有机农业未将基因工程技术纳入标准所允许推广使用的技术范围内。

5. 禁止使用人工合成的化学农药、化肥、生长调节剂和饲料添加剂等农业投入品

总之，要建立循环再生的农业生产体系，保持土壤的长期生产力；把系统内土壤、植物、动物和人类看作相互关联的统一整体，同等地加以关心和尊重；采用环境可承受自然法则的方法进行农产品生产。

（三）有机生产基地的基本要求

1. 生产基地在最近 2 年（一年生作物）或 3 年（多年生作物）内未使用过《有机产品》（GB/T19630–2005）和《OFDC 有机认证标准》中的禁用物质；

2. 种子使用前没有用任何禁用物质处理，禁止使用任何转基因的种子和种苗；

3. 生产基地应建立长期的土壤培肥、植物保护、作物轮作和畜禽养殖计划；

4. 生产基地无明显水土流失、风蚀及其他环境问题；

5. 作物在收获、清洁、干燥、储存和运输过程中必须避免污染；

6. 从常规生产系统向有机生产转换通常需要 2~3 年的时间，新开荒地及撂荒多年的土地也需经至少 12 个月的转换期才有可能获得有机认证；

7. 在生产和流通过程中，必须有完善的质量控制和跟踪审查体系，并有完整的生产和销售记录。

（四）有机产品加工 / 贸易的基本要求

1. 原料必须是已获得认证的有机产品或野生（天然）产品；

2. 已获得有机认证的原料在终产品中的重量或体积占比不得少于 95%；

3. 只允许使用天然的调料、色素和香料等辅助原料，以及《有机产品》（GB/T19630-2005）和《OFDC 有机认证标准》中允许使用的物质，禁止使用人工合成的色素、香料和添加剂等，禁止采用基因工程技术及其产物以及离子辐射处理技术；

4. 有机产品在加工、储存和运输的过程中必须避免受到污染；

5. 加工 / 储藏 / 运输 / 贸易全过程必须有完整的档案记录，并保留相应的单据。

二、有机农业相关法规和标准

有机农业法规和标准是根据有机农业的实践和认证需要而产生和发展的。它是应用生态学和可持续发展原理，结合有机农业的生产实践，在有机农业生产活动中必须遵守的技术规范；是有机产品认证机构进行认证和质量控制的基础；是有机产品贸易者、市场监管部门规范经营行为、维护消费者利益的法律依据。目前，有机农业法规和标准主要有 3 个层次：国际层面的法规和标准、各个国家或地区的政府法规和标准以及企业或行业标准。

（一）国际有机农业法规和标准

目前，有代表性的国际有机农业标准和法规有两个：国际有机农业运动联盟（IFOAM）标准《有机生产与加工基本标准（IBS）》和国际食品法典委员会（CAC）的《有机食品生产、加工、标识和销售指南》（CAC/GL32-1999）。

IFOAM 是世界上成立最早和影响最大的民间有机农业组织，目前已有 110 个国家700 多个会员。IFOAM 标准属于非政府组织制定的有机农业 / 有机食品的标准，由于其标准具有广泛的民主性和代表性，加上每两年修订一次，因此权威性和先进性较高。其标准明确了有机农业的定义，给国家水平、地区级水平的有机标准的制定提供了一个框架，对协调世界范围内有机农业的基本原则发挥了巨大作用。此外，IFOAM 的授权体系，即监督和控制有机农业检查认证机构的组织和准则（IOAS），和其基本标准一样具有很广泛的国际影响。CAC 是联合国粮农组织和世界卫生组织于 1962 年共同创建的协调各国食品法规、技术标准的唯一政府间国际机构。1999 年颁布了《有机食品的生产、加工、标识和销售指南》（CAC/GL32-1999），2001 年又通过了该指南的"畜牧与畜牧产品"部分，这样就形成了基本完整的、国际性政府组织的有机食品标准。CAC有机食品标准基本考虑了欧盟有机食品标准（EU2092/91）的要求，虽然与 IFOAM 的基本标准不尽相同，但是具有协调的相容性。

（二）其他主要国家（地区）有机农业法规和标准

欧盟、美国和日本等国家（地区）是有机产品的主要消费市场和进口市场，也是较早发布有机农业法规的国家（地区），并随后不断进行修订。随着有机产品市场的兴起和国际贸易的增加，各国政府开始关注有机食品生产和销售的标准化。其中欧盟、美国和日本等因有较大的消费市场和重要的贸易地位，其有机法规具有较大的影响力。

欧盟于 1991 年颁布了《欧盟有机农业条例》（EU2092/91），该条例于 1993 年纳入欧盟法律并在欧盟成员国统一实施。该条例主要包括植物生产和加工的标准，以及第三国（非欧盟国家）出口欧盟有机产品的政策与标准。1999 年，欧盟增加了有机畜禽生产、有机蜜蜂和蜂产品生产的标准，对基因工程生物及其产品的控制和有机产品标准等内容。目前有效的法规为《有机农产品生产和标识的条例》EC834/2007、EC889/2008 和 EC1325/2008。EC889/2008 是对 EC834/2007 内容的具体化，对细节做出详细的规定，EC1325/2008 对"符合进口等同标准的产品"进行了具体描述。"符合进口等同标准的产品"是指没有按照欧盟法规认证，但是按照与欧盟法规等效的第三国的有机农业标准进行认证的产品。这样的产品如符合条件，可以作为有机产品在欧盟成员国进行销售，新的法规在 2009 年已经生效。

美国于 1990 年成立了国家有机农业标准委员会（NOSB），开始制定《有机食品生产法案》（NOP），并于 2002 年 10 月正式生效。美国有机农业法案正式生效后经过了多次修改，例如 2007 年 12 月，美国 NOP 法案增加了可以用于畜禽养殖的物质，如阿托品、布托啡诺、氟胺烟酸、过氧乙酸、泊洛沙姆、呋喃苯胺酸、氢氧化镁、甲苯噻嗪、妥拉唑等，并同时制定了使用这些物质的要求。2008 年，NOSB 发布禁止亲水胶体琼脂和卡拉胶作为有机的成分使用，把这两种物质列入 NOP 禁止使用的物质名单中，此外，美国的《有机农业法案》把认证和认可要求也系统完整地列入其中。

1992 年，日本农林水产省制定了《有机农产品蔬菜、水果生产标准》和《有机农产品生产管理要点》，并于 1992 年将以有机农业为主的农业生产方式列入保护环境型农业政策。日本于 2000 年 4 月在《日本农林规程）（JAS）中增加了《有机农产品规程》。该标准于 2001 年 4 月正式执行，对农场、加工厂包装以及进口商都提出了具体要求。2005 年该标准进行了全面修订，并增加了"有机饲料"和"有机畜产品"部分。它的出台标志着日本有机农业生产的规范化管理已完全纳入政府行为。

据瑞士有机农业研究所（FiBL）调查，截至 2016 年，全球已有 87 个国家或地区制定了有机标准或法规，另外有 18 个国家已在起草相关法案。尽管存在如此众多的不同的有机标准，但这些标准基本都遵循相同的原则制定，它们之间的差异比较小。大部分国家也都在积极寻求标准与法规体系之间的互认。

（三）中国有机农业法规和标准

我国已发布与有机产品认证有关的法规和标准有：《中华人民共和国认证认可条例》（2003 年 11 月实施，2016 年 2 月修订）、《有机产品认证管理办法》（2005 年 4 月实施）、GB/T 19630–2005《有机产品》（2005 年 4 月实施，2015 年 8 月修订）、《有机产品认证实施规则》（2005 年 6 月实施）。2009 年，原国家质量监督检验检疫总局对《有机产品认证管理办法》进行修订，目前最新版本于 2015 年 8 月发布实施。在《有机产品认证管理办法》修订的同时，国家认证认可监督管理委员会（以下简称"国家认监委"）也组织了对《有机产品认证实施规则》和 GB/T 19630《有机产品》的修订，修订完成的新版 GB/T 19630–2011《有机产品》和《有机产品认证实施规则》于 2012 年 3 月正式实施。

我国 GB/T 19630《有机产品》由于充分吸取了国际标准和其他国家标准的先进理念、技术和经验，因此不仅在内容上可以和国际标准接轨，而且在先进性、科学性和操作性等方面与其他国家标准相比有较强的特点：

（1）充分体现了国际有机农业界普遍认同的宗旨和目标。

（2）适用范围较广。我国的有机产品标准覆盖了作物种植、畜禽养殖、水产养殖、蜂产品等农业生产种养殖过程全部领域，在作物种植部分又规定了对食用菌栽培和野生植物采集、设施农业、芽苗菜的特别要求。目前日本标准只有作物种植、畜禽养殖和加工方面的内容，美国标准也缺少水产养殖，欧盟标准到 2008 年发布了 EC889/2008，才有了水产养殖方面的标准。

（3）明确了管理体系的要求。标准首次引入管理体系的概念，用于提高有机产品生产、加工和经营的管理水平，以保证产品的有机属性和质量安全属性符合标准的要求，同时考虑有机管理的自我完善与改进增加了内部检查等内容。管理体系内容的引入不仅便于有机操作者使用，也开创了国际有机标准引入管理体系的先河。

2014 年 3 月，国家标准化管理委员会 2014 年第 3 号公告发布，以修改单的方式对 GB/T 19630–2011《有机产品》进行了修订，主要对有机生产中投入品的使用条件做了更加明确的规定。

三、有机农业认证和监管

（一）有机农业认证的必要性

有机农业的认证是指由第三方对有机食品生产的农产品进行验证，以证明其真实性。

认证的必要性在于首先明确了有机农业栽培方式的定义，以保护真正的有机农产品生产者并给予培训；保证有机食品质量；区别真正和假冒的有机食品，保护消费者利益；并保证实现有机食品和有机农业的公平贸易。

在有机农业的认证过程中要遵循以下几项基本原则：①必须有完善的有机生产和加工标准；②确保这些标准能够被遵守；③经正式批准的生产或加工者，只允许在特定产品上使用有机执照。

（二）有机农业认证标准制定的基本原则

有机农业认证标准的制定来自以下几个基本原则：①有机生产主要通过系统自身力量，如种植绿肥、充分利用土壤本身蕴藏的养分等获得土壤肥力；②建立尽可能完整的营养物资循环体系，充分利用有机废弃物，合理施用有机肥等；③禁止使用基因工程品种及其产物；④充分利用生态系统的自我调节机制来防治病虫草害的发生，如多样化种植、轮作、保护天敌等；⑤根据动物天然习性进行养殖，以农场自产饲料为主，要求善待牲畜、保证牲畜健康生活、满足动物的福利需要；⑥不使用化学合成的农药、化肥和易溶性矿物质肥料（易溶性矿物肥料容易造成养分流失，污染地下和地表水）；⑦不使用生长调节剂和含有化学合成药物如抗生素的饲料；⑧保护不可再生性自然资源，如土壤、矿物性资源与能源；⑨生产允足的高品质食品。

理解了以上有机农业的基本原则，就能很好地理解有机认证标准，也可使生产者从被动遵守转为主动接受。

（三）有机农业认证的特征与主要类型

有机农业认证的主要特点表现为：它是对从原料、生产基地、生产过程，到产品运输、销售全过程实行的严格的现场认证；要求检验审核人员具有独立性；在法律上具有约束效力。认证体系的机构主要由认证检查人员，认证、检查准则、条例，认证、检查和申请者之间的合约等必需环节构成。

各个国家（地区）认证体系差别较大，均具有各自的特征和要求。例如欧盟制定有机食品条例后，要求其成员国指定专门的有机食品认证的控制和管理机构。欧盟的认证体系主要包括《欧盟有机农业条例》（EU2092/91）、认证的监督管理机构以及授权的专门认证机构。其中在英国体系中，以欧盟的 EU2092/91 条例为中心，是英国认证体系的核心；英国有机食品标准注册中心（UKROFS）作为指定的监督管理机构，它有权力制定自己的标准，但不能与欧盟标准冲突而且要严于欧盟标准，在欧盟没有动物源食品生产标准的时候，英国的有机食品标准就已包括完整的动植物标准；而授权的认证机构受 UKROFS 的管理。每年 UKROFS 根据认证机构各自的工作情况对其进行评价。另外，UKROFS 本身也是一个认证机构。各认证机构根据 UKROFS 的标准制定各自的标准，而且比 UKROFS 要严格或条例更多。在德国体系中，在德国每个州都有自己的管理机构，因此私人认证机构要从事有机食品的认证就必须在州的管理机构注册。而丹麦体系则与德国和英国不同，其监督管理机构就是唯一的认证机构。

美国国际有机作物改良协会（OCIA）是目前世界上最大的国际认可的有机食品颁

证机构。经 OCIA 颁证的有机食品可以在国际有机食品市场上进行贸易。OCIA 于 1985 年成立，现有 35 000 多名会员和 250 多个非正式会员分布在近 30 个国家。我国原国家环境保护总局有机食品发展中心于 1995 年 4 月建立了 OCIA 中国分会，并根据其有关章程开展颁证工作。

（四）有机产品认证认可和监督管理

有机产品认证认可与有机农业标准或法规是协同发展的，市场对认证认可的需求推动了标准、法规的建立和完善。

20 世纪 40 至 90 年代初，欧美一些从事有机农业生产的农场主自发组成区域性的社团组织或协会等民间团体，制定自有的有机农业生产标准或规则，如英国土壤协会（SA）于 1967 年制定的有机农业标准，对自愿接受认证的农业组织进行评定，允许对通过评定的组织生产的产品使用有机标志。国际有机农业运动联盟 1980 年发布《有机生产与加工基本标准》，这一非政府性的标准已成为许多国家或民间机构制定有机农业生产标准的参考依据。

20 世纪 90 年代以后，主要发达国家（地区）相继对有机农业生产和有机产品认证进行立法，制定具有法律效力的标准或法规，设立政府监督机构，规范有机农业生产和产品标识。

1. 欧盟的有机产品认证认可和监督管理

欧盟对有机产品的需求不断增长，强调市场定位和增加优质农产品供应以满足消费者需求的各种农业政策改革，激发了欧盟有机产品市场的发展，推动了欧盟有机农业标准、进口和检查要求的改进。欧盟现行有效的有机法规是《关于有机农产品生产和标识的条例》（EC 834/2007）、《关于 EC 834/2007 在有机产品生产、标识和监控中的实施细则》（EC 889/2008）和《关于 EC 834/2007 对从第三国进口有机产品的实施细则》（EC 1325/2008）。现行标准更加明确地定义了有机生产的目标、原则和规则，提高了透明度，增强了消费者信心，加强了标准的协调性和整体一致性。2009 年新法规生效，新法规中对符合进口等同标准的产品进行了具体描述。产品需符合以下条件，可以作为有机产品在欧盟成员国进行销售：①产品是按照与欧盟新法规的第三部分和第四部分的生产规则等效的标准进行生产；②操作者已经受到监控，这些监控等效于欧盟新法规第五部分的控制措施，并且这些措施得到了持续有效的执行；③产品获得了第三国的权威机构、管理部门或认证机构颁发的检查证书，或欧盟新法规要求的监控机构颁发的检查证书，确认产品符合欧盟新法规的要求。

欧盟各成员国对本国有机产品认证机构和生产企业的管理，是按照 EC 834/2007 的规定，建立监控系统，设立相应的行政机构对本国有机产品认证机构及其认证活动进行认可和监督，颁布有机产品认证实施细则，对企业有机生产经营、遵守 EC 834/2007 的措施、缴纳有机认证和监控产生的费用等做出明确规定。特别是在养殖、屠宰、分割等加工、包装与标签、销售的产业链物流中，加强有机动物养殖和肉制品生产和流通的可追溯系统管理，实现有机农产品的全程监控和食品产业链的有效管理。

欧盟各国的认证机构必须在所在国农业部门进行登记注册，按照《产品、过程和服务认证机构要求》（ISO 17065）的要求，建立和完善质量管理体系，且经过所在国主管部门认可后，才能开展有机产品认证工作。认证机构也需要制定详细、规范的认证及管理程序，以确保被认证企业符合 EC 834/2007 的规定。认证机构须具备足够的人员，这些人员具有完成认证审核、现场检查的专业能力和经验，这些人员每年要得到认证机构对其工作情况的评价。认证机构必须确保认证实施的公正性，遵守有关保密协议。同时，认证机构也必须规定当被认证企业发生不符合 EC 834/2007 的情况时采取的相应措施。

2. 美国的有机产品认证认可和监督管理

美国对有机产品生产、认证和监督管理所依据的法规是 2000 年正式生效的《有机食品生产法案》（NOP）。该法案是目前各个国家和地区有机法规中内容较全面的，除了规定有机产品生产、加工、经营和标签标识的要求外，还规定了认证实施规则和对认证机构进行认可的准则。对于认证机构的执业资质，美国农业部市场与服务司负责实施有机认证的机构的资格审核和认可，然后对通过认可的机构进行授权。美国农业部对认证机构的认可包括对有机植物生产、畜禽养殖、野生植物采集、加工等领域的认可评审，认可证书有效期为 5 年。美国农业部接受来自全球的认证机构提交的认可申请，目前全球有 82 家认证机构经美国农业部登记可以实施 NOP 认证并颁发证书，其中 23 家是美国之外的认证机构。

3. 日本的有机产品认证认可和监督管理

日本农林水产省负责实施有机产品认证机构的认可审核和登记，要求认证机构建立完善合理的质量管理体系，该体系须满足 ISO 17065 的要求。认证依据的标准是《JAS 法》及相关的法律法规。检查方法应依据《JAS 法》和农林水产省所颁布的相关法令、规定执行。

日本国内任何机构只要符合日本政府的有关要求，均可向农林水产省提出申请成立有机产品认证机构。经农林水产省认可、登记后可以在日本国内（外）开展有机产品的认证工作。

其他国家认证机构欲获得符合《JAS 法》要求的有机产品认证资格，首先应在日本国内成立独（合）资的认证机构，并由该机构向日本农林水产省提出申请，经农林水产省认可、登记后，可以在日本国内（外）开展有机产品的认证工作。目前，有 56 家日本认证机构和 13 家日本以外国家的认证机构经农林水产省确认可以开展 JAS 有机认证。

农林水产省不定期对执行《JAS 法》有关规定的情况进行检查。对执行不力的认证机构将会采取停止认证业务、限期整顿、重新申请登记资格等处理。

4. 中国的有机产品认证认可和监督管理

我国有机产品认证认可制度的建立是受国内与国际市场的驱动，生产企业先开展了有机生产，逐渐推动了有机产品认证的标准、法规建立和完善。

国家认监委负责审查批准认证机构的设立。认证机构必须满足《中华人民共和国认证认可条例》和《认证机构管理办法》等法规对注册资本、专职认证人员等的要求，外国认证机构在中国境内设立认证机构还须取得其所在国家或地区认可机构的认可，并具有相应的认证业务经历。截至 2017 年 6 月 30 日，国家认监委批准的从事有机产品认证的机构有 56 家。

认证机构还须在获得国家认监委行政审批的 12 个月内，向国家认监委提交其实施有机产品认证活动符合《有机产品认证实施规则》和《合格评定产品、过程和服务认证机构要求》（GB/T 27065–2015）要求能力的证明文件（通常认证机构通过取得认可资质来证明）。中国合格评定国家认可委员会（以下简称"国家认可委"，CNAS）是国家认监委确认授权的国家认可机构，统一负责对认证机构、实验室和检查机构等相关机构的认可工作。我国对有机产品认证机构实施认可的准则是《合格评定产品、过程和服务认证机构要求》（ISO 17065：2012），与多数国家官方认可准则一致。为了适应农产品认证机构认可的需要，国家认可委发布的认可准则要求有机产品认证机构公正、有序地开展认证活动，对认证机构的组织运作、人员管理、质量体系，从申请受理、现场检查和评价、认证决定、证书和标志、监督等方面提出了具体的规定和要求。国家认可委每年实施监督评审，确定认证机构持续符合认可规范要求。

从事有机产品认证检查活动的检查员，须经过统一的国家认证人员注册，方能取得开展认证检查活动的资格。中国认证认可协会（CCAA）是国家认监委授权的人员注册机构，在国家认监委的指导下开展全国统一的认证人员注册工作。中国认证认可协会按照《有机产品认证检查员注册准则》对有机检查员进行注册管理。

目前，我国推行统一的有机产品认证制度，实行统一的认证目录、统一的标准和认证实施规则、统一的认证标志。其中，有机产品认证目录和有机产品认证实施规则由国家认监委负责制定和调整，并对外公布。有机产品认证证书的基本格式、编号规则，认证标志的式样、编号规则，也由国家认监委负责制定。

中国有机产品认证的监管主要由国家认监委和各地认证监管部门实施。国家认监委负责全国有机产品认证的统一管理、监督和综合协调工作。国家认监委负责组织实施有机产品认证年度监督检查和不定期的专项监督检查，受理并处理有机产品认证申诉和举报，对有机认证活动重点违法行为进行行政处罚。地方各级质量技术监督部门和各地出入境检验检疫机构按照职责分工，依法负责所辖区域内有机产品认证活动的监督检查和行政执法工作。随着国家市场监督管理总局的成立和地方各级市场监督管理局的成立，有机产品认证监管也随之纳入职能范畴。目前，对有机认证行业的监管已经形成了"法律规范、行政监管、认可约束、行业自律、社会监督"五位一体的监管体系，由国家认监委、国家认可委、中国认证认可协会、地方认证监管部门、认证机构以及社会媒体等主要监管主体进行快速、联动监管。除此之外，农业农村部、生态环境部等相关部委也从各自行业角度实施监管职能。

四、我国的有机农业认证

（一）有机产品和有机农业认证机构

目前，全球有机产品市场正在以年均 20%~30% 的速度增长，全球有机产品的销售总额从 2000 年的 180 亿美元达到了 2016 年的 897 亿美元。与此同时，国际市场对中国有机产品的需求也在逐年增加，中国的有机水果、稻米、蔬菜、茶叶、杂粮等农副产品和山茶油、核桃油、蜂蜜等加工产品在国际市场上供不应求。

中国有机农业始于 20 世纪 90 年代初期，1990 年浙江有机茶的出口标志着有机产业在中国的正式启动。国内有机农业发展的动力在初期主要来自出口贸易和市场需求。1999 年以前，中国有机产品 95% 以上主要出口到日本、欧盟及北美。2000 年后，随着国外有机产品需求的增加，国内有机市场逐渐发展起来，特别是 2005 年中国颁布了国家标准《有机产品》（GB/T 19630），使有机产品从生产到市场都逐渐规范起来，国内外市场需求成为有机产业发展的主要动力。2003 年以来，中国有机农业处于规范化的快速发展阶段，截至 2015 年底，我国共有 10 949 家生产企业获得了依据国家标准《有机产品》（GB/T 19630）颁发的认证证书 12 810 张。

我国从 1994 年开始成立专门的有机食品和有机农业认证机构，即原国家环境保护总局有机食品发展中心，并已制定出较规范的有机农业生产检查、认证、监督和出口要求及技术文件。

（二）国家有机食品生产基地考核管理规定及其基本内容

建设国家有机食品生产基地是推动有机食品发展、保障食品安全、保护和改善农村与农业生态环境的重要举措，也是实现发展经济和保护环境"双赢"的重要载体。为进一步加强我国有机食品生产基地的监督管理、规范国家有机食品生产基地的建设，国家环境保护部于 2013 年 11 月 27 日正式施行《国家有机食品生产基地考核管理规定》（环发〔2013〕135 号），以下简称《考核管理规定》。《考核管理规定》分六部分（其中第六部分为附则），其基本内容包括：

1. 申报主体

《考核管理规定》规定，凡在我国境内从事有机食品生产的单位或组织符合条件可自愿申报国家有机食品生产基地。

2. 申报条件

有机食品的生产以过程管理为主，强调生态平衡、利用生态环境中现有因素来进行生产，减少对生态环境的干扰，《考核管理规定》中申报国家有机食品生产基地应具备以下条件：基地环境、产品认证年限（不少于 3 年）、选址要求、污染源控制、基地规划、循环农业生产模式和环境友好型生产方式、生产基地规模、社会声誉、社会宣传以及公共监督。

3. 申报程序

《考核管理规定》的第三部分规定申报程序包括：①拟申报国家有机食品生产基地的单位或组织经自查完全符合条件后，经所在地县级环境保护部门和地市级环境保护部门同意后，向省级环境保护部门提出申请。②申报国家有机食品生产基地，应提交申报表、有机产品认证证书、营业执照、有机基地建设规划和实施情况报告及其他说明材料。③申报材料应于每年 4 月 30 日前报送省级环境保护部门。

4. 考核程序

《考核管理规定》的第四部分对有机食品生产基地考核程序进行了规定。包括初审、审核、公示和公告。①初审：省级环境保护部门负责对国家有机食品生产基地的申请材料进行审查，开展实地核查，并于当年 7 月 31 日前将申报材料和初审意见报送环境保护部。②审核：环境保护部组织环境保护部有机食品发展中心对各省报送的申请进行技术审查，并组织开展实地核查或抽查，必要时对基地产品进行抽样检测。③公示：拟通过国家有机食品生产基地考核的名单，在环境保护部政府网站及中国环境报予以公示，公示期为 7 个工作日。④公告：环境保护部依据审核结果和公示情况，及时向社会公告通过考核的基地名单。考核结果自公告之日起生效，有效期为 4 年。

5. 监督管理

国家有机食品生产基地每年 3 月底前应向当地县级以上环境保护部门提交上年度工作总结及本年度工作计划，并逐级汇总上报至环境保护部。工作总结应包括基地有机食品生产情况（规模、种类、数量、经营状况以及内销和外销情况）、基地有机认证与产品检测结果、环境管理及环境质量状况、有关考核指标变化等方面的情况。环境保护部有机食品发展中心负责编制并发布《国家有机食品生产基地建设情况年度报告》。

环境保护部委托省级环境保护部门组织对本省国家有机食品生产基地进行日常监督检查。环境保护部负责组织对国家有机食品生产基地建设管理工作开展检查和抽查，实施动态监督，对发现的问题提出整改要求。国家有机食品生产基地应在有效期满前半年开展自查并做好接受复核的准备。环境保护部组织对有效期满的基地进行复核，复核结果向社会公告。通过复核的，有效期延长 4 年。

对于下列情况之一的，由环境保护部公布撤销国家有机食品生产基地考核或复核结果：在申报、考核和复核过程中弄虚作假的；有机认证证书被撤销的；生产规模已不符合本规定要求的；产品未获得有机认证或认证已过期而以"国家有机食品生产基地"名义销售的；存在严重环境违法行为并造成不良影响的。

（王建华　汪涛　郭巧生　房信胜）

 本章小结

　　中药材生产的科学化和规范化是保证药材质量的关键因素，药材生产的每一个过程、环节都应按照一定的技术标准和要求去操作。因此，针对药材的生产必须制定科学的操作规范和严格的管理监控标准。中药材生产安全认证是中药材安全与监控的核心内容，是学习中药材安全与监控所必须掌握的基本内容之一，如何根据中药饮片、中成药、中药制剂以及中药材的其他用途对中药材质量的要求，参考食品等相关产业已成熟的质量安全与监控措施，逐渐建立和完善符合中药材自身特点的质量安全监控体系，是促进中药产业化积极有序健康发展的关键内容，也对促进中医理论的实践与发展，稳定和提高其在世界医疗保健体系中的地位具有关键性的作用。本章在对中药材生产质量管理规范（GAP）备案等现有中药材生产安全认证体系进行介绍的同时也对食品行业的HACCP认证、有机农业食品认证等安全生产认证体系进行了介绍，为中药材生产安全认证体系的建立和完善提供参考。

 复习思考题

　　1. 药用植物生产过程中关系到药材安全的因素有哪些？

　　2. 药材的采收、加工过程如何实施安全监控？

　　3. 如何结合HACCP管理体系和有机农业的理念和经验进行中药材的规范化生产？

数字课程资源

 本章推荐阅读书目　　　　参考文献

第八章

中药材有害物质检测

中药材生产过程中，由于种植环境选择、有害生物防治以及加工、储藏不当，使中药材在发挥治病作用的同时，还可能因其农药残留、重金属污染、有害生物所含毒素污染等，导致中药材治病功效下降，对人体产生毒害作用。因此，加强中药材有害物质检测是保障中药安全、有效、稳定、可控的必要措施。本章重点就中药材农药残留、重金属和有害生物毒素污染及中药材内源性有害物质检测进行阐述。

第一节　中药材农药残留分析

中药材在野生状态下，因无人管理，受农药污染机会相对较少，而规模化种植以后，种植者为了追求效益最大化，使用农药防治有害生物危害是必不可少的手段。由于我国中药材种植与大宗农作物相比面积太小，农药企业一般不会专门针对某种中药材的有害生物去进行农药品种登记，因此，中药材生产过程中的农药乱用或滥用现象十分普遍。尽管我国目前还没有规范的中药材农药安全使用标准，中药材质量监管体系中也少有常规农药残留的监管措施，但国内很多研究部门为实现中药现代化和中药国际化，针对中药材农药残留已开展了大量研究工作。

从 20 世纪 70 年代开始，国际上即开始重视中药材农药残留问题。自 1980 年世界卫生组织将农药残留单独列为中药材质量的重要检测项后，我国也逐步开展中药材农药残留的研究检测工作。中药材成分复杂，且其中很多物质的化学结构和理化性质等与一些农药比较相似，加大了农药残留检测过程中的分离、净化难度，甚至导致检测结果出现较大偏差，中药材农药残留检测的方法学研究，既是一个热点，也是一个难点。因此，综合国内相关领域的研究现状，中药材农药残留检测方法总体上表现为经典与现代并存，呈现多元化的特点。

一、快速检测方法

中药材农药残留检测监控体系的建立，将对农药残留的检测水平提出更高要求，尤其是农药残留快速检测方法的研究和应用。运用快速检测方法可在现场对大量样本进行快速的初步筛选，然后对初筛中具有阳性反应结果的样本进行实验室验证，检测速度和进度大大加快，还可以缓解农药残留检测机构严重不足的现状。

目前应用较多的农药残留快速检测技术主要有：薄层色谱法、酶抑制法、生物传感器法、酶联免疫吸附法、活体生物测定法以及基于酶抑制法、生物传感器法、酶联免疫吸附法等理论而研制成功的农药残留快速检测仪等。

（一）薄层色谱法

薄层色谱法（TLC）又称薄层层析法，系指将作为固定相的支持物涂布于玻璃板上，以合适的溶剂为流动相，对样品进行分离、鉴定的一种层析分离技术。根据所选固定相的支持物不同，又可分为薄层吸附层析、薄层分配层析、薄层离子交换层析和薄层凝胶层析等，以薄层吸附层析应用较多。

例如，用硅胶和氧化铝作支持物，其主要原理是利用其吸附力与分配系数的不同，使混合物得以分离。将样品点样于薄层板后，正确置于展开剂中，展开剂就会沿着吸附剂移动，并带着样品中的相应组分随之一起移动，在移动过程中不断发生吸附与解吸附作用，由于各组分在溶剂中的溶解度不同，以及吸附剂对各组分的吸附能力有差异，最终将样品中的混合物分离成一系列斑点。与此同时，在进行样品点样时将已知的标准化合物也在薄层板上点样，使其与样品一起展开，根据这些已知的标准化合物的 Rf 值，就会很方便地对样品各斑点组分进行鉴定。

胡秋菊等（2004）运用薄层色谱法检测了生蒲黄、地骨皮、洋金花和钩藤 4 种中药材中的氨基甲酸酯类农药西维因，当添加水平为 0.01 mg/mL 时，回收率在 84%~111%，线性相关系数为 0.999 8，检出限达到 10 ng。肖学成等（2004）、郑东等（2005）及余涛（2008）均以薄层色谱法分别准确地检出了菊酯类农药中毒、有机磷类农药中毒和敌鼠钠中毒的最低限量，为快速诊治奠定了可能性。

运用薄层色谱法检测中药材农药残留，无需特殊设备和试剂，适于复杂混合物的分离和筛选，可快速进行定性分析，在基层或现场抽检中有较好的实用性。

（二）酶抑制法

酶抑制法是利用有机磷类和氨基甲酸酯类农药可特异性地抑制乙酰胆碱酯酶（AChE）活性这一特点，将样品与 AChE 在一定体系下发生反应，根据 AChE 活性变化判断样品中是否含有有机磷类和氨基甲酸酯类农药及其大致含量。基于这一原理，目前国内外已经开发出快速检测有机磷类和氨基甲酸酯类农药的仪器。由于此类快速检测仪器中的 AchE 如果保存不当，很容易失活，使其生产和应用受到很大限制。此类仪器测定的样品和农药种类有限，不能对残留农药种类进行定性和较准确的定量，对常用农药的检测灵敏度也较低，其检出限一般为 0.3~3.5 mg/kg，大都高于相应农药的最大残留限量。因此，此方法只适用于定性的快速初筛检测。

（三）生物传感器法

生物传感器法主要使用生物传感器检测样品中的农药残留量。生物传感器是由生物感应元件与数模转换元件组成的农药残留分析设备。其中，生物感应元件含有对农药具特异性响应的生物物质（如酶、细胞器、细胞、受体蛋白、抗体等），可以与农药发生特异性反应，引起 pH、电导率等物理化学信号的变化，再通过转换器转换成农药的含量，即测得样品中的农药残留量。目前，国内外研制的生物传感器大多自动化程度较高、检测时间短，灵敏度也越来越高，非常适合于现场快速检测。如国外使用鳗鲡的乙酰胆碱酯酶（AChE）作为生物感应元件开发出来的生物传感器对有机磷类和氨基甲酸酯类农药的检出限可达 1×10^{-8} mol/L，且在几分钟内可同时检测多个样品。因此，生物传感器对中药材残留农药的检测与监控具有广阔的应用前景。

（四）酶联免疫吸附法

酶联免疫吸附法（enzyme-linked immunosorbent assay，ELISA）又称酶标法，是将抗原与抗体的特异性免疫反应和酶促反应的生物放大作用结合而成的一种技术。该方法的主要原理是将小分子的农药化合物与一定的大分子载体蛋白耦合形成抗原，再由抗原制备出特异性的多克隆抗体或单克隆抗体，抗原与抗体发生特异性免疫反应，反应平衡后将游离的酶标抗体去除，最后加入底物发生酶促反应，使用分光光度计测定反应产物颜色的变化即可对抗原抗体进行定性、定量分析。ELISA 在欧美等国家应用非常广泛，有很多相应的检测试剂盒已经面市。ELISA 与其他分析方法、仪器设备的结合使用，使检测结果更加准确灵敏，应用范围更广。如将免疫技术与生物芯片技术相结合，制备出农药残留检测的免疫芯片，则可以对农药残留进行高通量、快速检测。Kumar 等将 ELISA 与流动注射分析技术相结合，形成了一种灵敏、准确、高通量且自动化程度较高的农药残留检测方法。

（五）活体生物测定法

活体生物测定法也称活体检测法，所用活体主要有发光细菌、敏感家蝇及大型水蚤等，以其为测试对象来检测样品中的农药残留量。目前用发光细菌已能对有机磷农药进行准确检测，正常情况下发光细菌体内的荧光素在有氧时经荧光酶的作用会产生荧光，但当受到农药等有毒化合物作用后，荧光酶活性会减弱甚至失活，随之发出的荧光也会相应减弱或消失，其减弱程度与有毒化合物的含量呈一定的线性关系。根据这一特点，检测发光细菌的荧光量就可以对试样中残留农药量进行定量检测，目前该方法的检出限可达 3 mg/L。我国台湾地区 20 世纪 60 年代用家蝇作为指示活体检测蔬菜中的农药残留量，以对农药高度敏感的家蝇为对象，将其释放于待测样品汁液中，

4~5 h 后家蝇死亡率在 10% 以下为合格，否则为超标，如果对叶类或花类中药材在采收前取其汁液，运用此法检测，可以初步检测是否含有超标的农药残留。除此以外，还有多种对农药敏感的水生昆虫如水蚤和毛翅目昆虫等，均可作为指示生物体来检测中药材中的农药残留。

活体生物测定法具有快速、简便、灵敏、价廉等特点，无需精密仪器，操作人员经培训熟练掌握后，可于现场检测，缺点是无法分辨残留农药的种类，准确性较低。中药材成分复杂，有些本身还具有一定毒性，该方法在中药材残留农药的检测上还需研究其针对性。

（六）农药残留快速检测仪

市场上可见的农药残留快速检测技术包括农药速测卡、农药速测片、农药速测光度计等，这些一般都只能定性检测出是否为有机磷类农药或氨基甲酸酯类农药，但准确性和可重复性较差；由免疫分析技术、生物化学技术和生物传感技术集成的多通道农药残留快速检测仪如"GDYN-308S 农药残毒快速检测仪"，利用酶抑制法原理，由超高亮度硅光光源、培养显色一体化比色池、集成光电传感器、微处理器和打印机构成，该仪器属多通道、阵列、固态发光器件式农药残留检测仪，模块化设计，具有 8 个检测通道，采用阵列式检测方式，所用试剂盒中的酶试剂采用双重保护技术，能较好地保证测量的准确度和灵敏度。

二、常规检测方法

农药残留的常规检测方法主要是运用仪器进行检测，是一门涉及多学科、综合性很强的应用学科。随着科学技术的不断进步，农药残留检测技术也在迅速发展。传统的实验室分析模式正在被两步分析模式所代替，即先期利用快速检测方法进行现场初筛，再在实验室对阳性样品使用传统色谱、光谱等方法检测确定。对农药残留的实验室检测，目前仍然以色谱为主，但在样品前处理技术及检测器使用方面已大有改进。此外，由于技术的进步和灵敏度的提高，光谱检测技术在农药残留分析中已获得广泛应用。

对于仪器检测，目前液相色谱/气相色谱-串联质谱是应用最为广泛的手段。串联质谱在 MRM 模式下，可同时分析超过几百种农药，具有很高的灵敏度和抗干扰能力。GC-QqQ（三重四级杆质谱）结合 HPLC-QqQ 是目前农药残留分析最有力的工具，可对不同物理化学性质、挥发性和热稳定性的农药进行分析。在未来的发展中，新的离子源技术、更高的灵敏度、抗干扰能力和抗污染能力以及更高通量检测将是串联质谱技术发展的方向（贺泽英和刘潇威，2016）。

（一）色谱分析法

色谱分析法是农药残留检测中应用最广泛的方法，主要有气相色谱（GC）和高效液相色谱（HPLC）等。色谱分析方法具有灵敏度高、分离效果好等优点，可对大部分农药（如有机氯、拟除虫菊酯、有机磷等）残留进行检测。

气相色谱配备电子捕获检测器（ECD）对有机氯类、拟除虫菊酯类农药具有较高的检测灵敏度。黄卫平等采用 GC 法检测浙八味中药材中滴滴涕、六六六等有机氯农药残留，不仅能检出其有机氯农药的残留量，而且能有效地分离几种有机氯农药的异构体。万益群等采用 GC-ECD 法测定了栀子、白术、丹参、板蓝根中有机氯类和拟除虫菊酯类农药的残留量。该方法对以上几种中药材中有机氯农药的检出限为 0.005 mg/kg，对拟除虫菊酯农药的检出限为 0.01 mg/kg。

气相色谱还配有氮磷检测器（NPD）、氢火焰离子化检测器（FID）和火焰光度检测器（FPD），可以对有机磷、氨基甲酸酯类农药残留量进行检测。但其检测的灵敏度较 ECD 检测器稍低，且不能同时对多农药残留进行定性定量检测。气相色谱法需要将被测样品加热到很高的温度，使样品迅速汽化后进行分离检测，对相对分子质量较大、极性或热不稳定性农药及其化合物，气相色谱法就有一定局限性，需要采用高效液相色谱法来检测。

高效液相色谱法和气相色谱法的区别主要在于它的流动相为液体，不需要将样品高温气化。HPLC 的流动相组成、pH 等可以灵活调节，但配备的检测器主要有紫外检测器、荧光检测器，灵敏度稍低。董顺玲等采用 RP-HPLC 测定了三七、西洋参、白芍和当归等几种中药材中杀菌剂甲霜灵的残留量。试验采用 YWG-C$_{18}$ 色谱柱（250 mm×4.6 mm，5 μm），以乙腈－水（40∶60）为流动相，检测波长为 220 nm，在此条件下甲霜灵添加回收率可达 90% 以上，最小检测量为 3.6 ng。

色谱仪器昂贵，需要专业的分析人员，样品前处理复杂，检测周期相对较长，这些都限制了色谱分析方法在中药材农药残留检测，尤其是在市场监测上的实际应用。

（二）色谱－质谱联用法

随着对农药残留分析的要求提高，气相色谱和高效液相色谱方法的缺点越来越明显。特别在经济全球化的浪潮下，全球贸易量越来越大，对农药残留检测效率和准确性要求也越来越高。而 GC 和 HPLC 只能按照农药的化学结构选择性地检测，不能满足高通量检测的要求；且对中药材等背景物质较复杂的样品进行检测时，干扰物与待测物在同一根色谱柱上具有相同保留时间的现象时有发生，造成假阳性。

气相色谱与质谱联用技术（GC-MS）具有对样品中多类多种农药残留同时进行快速扫描、定性、定量测定的优势，因此，在中药材农药残留检测中被广泛应用。孙秀燕等（2003）采用气相色谱－正化学电离－质谱法（GC-PCI-MS），同时检测出了人参、金银花中的 11 种有机磷农药。中药材样品背景干扰大，前处理过程繁琐，而多级质谱 GC-MSn 技术的发展为中药材中残留农药定性、定量分析开辟了新途径，近年来逐渐被世界各国权威检测机构用于仲裁分析。

色谱－质谱联用是目前国内外通用的农药残留检测技术。它不仅具有灵敏度高、广谱性好、抗干扰强的特点，还可以实现多种不同化学结构农药的高通量检测，利用色谱保留时间和质谱特征离子及其丰度比等多重因素定性，使测定结果更加准确可靠。吴永江等（2006）采用 GC-MS 的方法，以丙酮为溶剂提取中药材样品中的残留农药，经弗罗里硅土净化处理，在 DB-5 弱性石英毛细管柱上用程序升温技术分离，采用选择离子检测方式，以保留时间和特征离子进行目标成分的定性鉴别，以外标法定量，建立了中药材中 16 种常用农药的残留检测分析方法，在 55 min 内能完全分离有机磷类、有机氯类和拟除虫菊酯类等 16 种农药，样品回收率达到 70.5%~105.0%，检出限为 0.03~7.23 μg/kg，明显小于定量限（0.13~9.04 μg/kg），符合 FDA 对农药残留检测的有关要求。采用该方法对市场上随机购买的 18 种中药材进行检测，均能有效检出相关农药残留，弥补了专属检测器只能针对某一类农药进行检测的缺点。

薄涛（2009）使用 HPLC-MS 方法测定了复杂食品基质中 407 种农药残留量，所建立的检测方法不仅能对 407 种农药进行定性分析，而且检测灵敏度高、线性关系好、重复性强，其检出限均在 0.13 μg/kg 以下。该方法非常适用于中药材这类具复杂基质的痕量农药残留分析，具有很好的应用前景。

（三）样品前处理

中药材中的农药残留，无论用什么方法进行分析检测，都必须要有前处理过程，包括样品提取、净化分离等。现代农药残留分析检测技术的进步和发展使得提取和净化的界限十分模糊，提取、净化常可一次完成。

1. 样品提取

每一种待测农药都有其相对固定的化学特性，结合所取样品的背景成分，根据相似相溶原理确定提取溶剂，这是首要工作。一般而言，正己烷、石油醚等弱极性溶剂适用于有机氯类和拟除虫菊酯类农药提取；二氯甲烷、乙酸乙酯等中等极性溶剂适用于有机磷类、氨基甲酸酯类农药提取；乙腈、丙酮等强极性溶剂则适用于强极性农药提取。由于乙腈具有较强毒性且价格较高，FDA 已经推荐使用丙酮替代乙腈。

2. 净化分离

样品净化是指使用一定的技术将提取样品中的背景杂质最大限度地去除，同时对样品中的待测农药进行一定程度的富集，以提高其纯度和浓度。目前常用的样品净化方法主要有液－液分配法、凝胶色谱法和固相萃取法等。随着科学技术的发展，固相微萃取技术、超临界流体萃取、基质固相分散萃取等新技术取得很大进展，样品前处理也向着省时、省力、省钱、减少溶剂用量、减少对环境的污染、微型化和自动化方向发展。

液－液分配法主要利用待测农药与背景杂质在两种互不相溶的溶剂中的分配系数不同，从而将两者进行分离，可通过选择两种不相溶的液体控制萃取过程的选择性和分离效率。常用的萃取剂有二氯甲烷、乙酸乙酯等。在水和有机相中，亲水化合物的亲水性越强，疏水性化合物进入有机相中的程度就越大。通常先在有机溶剂中分离出被测物质，然后利用常用的溶剂具有较高蒸气压的特性，通过蒸发的方法将溶剂除去，以便浓缩被测物质。

液－液萃取中非常重要的操作是急速地振荡样品。由于物质剧烈振动，液－液萃取中经常发生乳化现象，特别是对于含有表面活性剂和脂肪的样品。发生乳化现象时，可根据乳化程度采用适当的方法消除，如加盐、使用加热－冷却萃取溶剂、通过玻璃棉塞过滤乳化液样品、通过滤纸过滤乳化液样品、离心、加入少量不同的有机溶剂等。在液－液萃取中，应选择在水中具有低溶解度（小于10%）的有机溶剂和萃取后易挥发的、与分析技术匹配的、具有极性和氢键性质的有机溶剂，这样可以强化有机相中待测物质的回收率。但此方法净化效果差，不仅费时费力，且溶剂消耗量较大，一般只作粗分离，或与其他净化方法结合使用。

凝胶色谱又称凝胶过滤色谱，主要是根据待测组分的相对分子质量大小进行分离。相对分子质量大的化合物不能进入凝胶孔内，随流动相直接流出色谱柱；进入凝胶孔内的化合物又因相对分子质量大小，所受阻力不同，流出色谱柱的时间先后不一样。根据该原理，即可将待测农药与杂质进行分离。

固相萃取法是根据吸附剂对待测样品与杂质的吸附性能大小不同而将其分离，是基于液相色谱理论的一种分离、纯化方法。首先选取合适的固体吸附剂，然后再选择合适的溶剂进行淋洗和洗脱，从而将待测农药组分进行分离。固相萃取法的主要分离模式也与液相色谱法相同，可以分为正相（吸附剂极性大于流动相极性）、反相（吸附剂极性小于流动相极性）、离子交换和吸附。与传统的液－液萃取法相比，固相萃取法克服了在液－液处理过程中出现的乳化现象，净化过程高效快速、节省溶剂、重现性好、回收率高，而且易于实现自动化。自从一次性商品化固相萃取柱出现以来，经过近30年的发展，在某些分析领域已经取代了传统的液－液萃取技术。

固相微萃取由加拿大 Waterloo 大学的 Pawliszyn 及其同事在 1990 年首次提出，1994年开始应用于农药残留检测，它集采集、浓缩于一体，简单、方便、无溶剂，不会造成二次污染，是一种有利于环境保护的很有应用前景的样品前处理方法。与液－液萃取和固相萃取相比，具有操作时间短、样品量小、无需萃取溶剂、适用于分析挥发性与非挥发性物质、重现性好等优点。它是在固相萃取的基础上发展起来的一种分离方法。其装置形如注射器，通常采用涂有聚二甲基硅烷（PDMS）的纤维来提取和浓缩待测物，其选择性可以通过改变涂渍材料或涂层厚度来调节；在样品中加入盐、调节pH，可提高某些待测物的回收率。固相微萃取的萃取过程是一个平衡过程，萃取的平衡时间与搅拌速度、固定相的膜厚以及被分析样品的分配常数、扩散系数、萃取温度有关。相对分子质量大的物质比相对分子质量小的物质需更长的分析时间，当达到平衡后，固相微萃取方法的灵敏度最高。

基质固相分散（MSPD）是将提取液与某种吸附剂均匀混合装柱，用一定的淋洗剂淋洗的方法。它是美国路易斯安那州立大学的 Barker 教授（2001）提出并给予理论解释的一种快速样品处理技术。此法浓缩了传统的样品前处理中的样品匀化、组织细胞裂解、提取、净化等过程，避免了样品的损失。其依据是采用 C_{18} 等聚合物破坏细胞膜并将组织分散，C_{18} 等聚合物充当分散剂。Torres（1995）比较了用 MSPD 和传统的液 – 液分配两种净化方法对萃取水果、蔬菜中 13 种杀菌剂及杀虫剂残留的效果，结果表明，以 C_{18} 为分散剂的 MSPD 效果较好，回收率为 70%~105%。

超临界流体（SPE）是指处于临界温度和临界压力的非凝缩性的高密度流体。这种流体介于气体和液体之间，兼具两者的优点。超临界流体萃取是指利用处于超临界状态的流体为溶剂对样品中待测组分萃取的方法。SFE 利用超临界流体密度大、黏度低、扩散系数大等特点，将样品中的待测物质分离出来，可同时完成萃取和分离。目前，最常用的超临界流体为无毒、分子极性较小的 CO_2，它可用于提取非极性或弱极性残留农药，同时也可以加入适量极性调节剂（如甲醇等），可最大限度地提取不同极性的残留农药，减少杂质的提取。

在中药材农药残留分析中，由于中药材的化学成分众多，样品净化始终是分析中的重点和难点。目前，中药材残留分析中常将液 – 液分配法和固相萃取法结合起来使用，可以达到较好效果。刘硕谦等（2005）在测定淫羊藿中有机氯农药残留时，使用 C_{18} 固相萃取柱，丙酮 – 正己烷（1∶9）作为洗脱液对样品进行净化，不仅去除了大量杂质，而且回收率可达 92% 以上。

第二节 中药材中重金属的检测

中药材生产地受重金属污染，无论为本底超标，还是工业污染，都会对中药疗效产生负面影响，如果出口中药材被检出重金属超标，不仅对企业造成直接经济损失，而且会使我国国际声誉受到影响。因此，重金属残留污染是中药走向世界的"瓶颈"之一。所以，加大对中药材重金属的污染控制，是提高中药质量、确保临床用药安全、实现中药现代化和中药国际化的重要保证。

一、常规检测技术

（一）高效液相色谱法

高效液相色谱法（HPLC）是使痕量金属离子与有机试剂形成稳定有色络合物，然后用 HPLC 进行分离，用紫外 – 可见光检测器检测，可以实现多元素的同时测定。由于络合试剂的选择有限，限制了 HPLC 在重金属含量测定方面的应用。董黎（2000）

等利用金属离子与二硫腙体系反应后的色谱行为，建立了在同一波长下测定独活中汞、铜、铅的 HPLC 分析方法，提高了重金属检测的灵敏度与选择性。苏新国等（2007）采用四 –（对氨基苯基）– 卟啉（T4–APP）柱前衍生，以固相萃取富集，利用 HPLC 检测了 4 种煲汤药材中的铜、镍、锡、铅、镉和汞 6 种重金属含量，并同时检测了这 4 种药材煲汤后的汤底，其结果较好地反映了 6 种重金属在药材中的含量及煲煮后进入汤中的情况。杨亚玲等（2004）采用固相萃取富集 – 高效液相色谱法对三七、天麻、无根藤和虫草中的铜、镍、锡、铅、镉和汞进行了测定，也得到满意的结果。

（二）原子吸收光谱法

2005 年版《中国药典》就收载原子吸收光谱法（AAS）为测定中药材中铅、镉、砷、汞、铜的法定方法之一。根据各元素的性质及原子化的方法不同，该法又可分为火焰原子化法、非火焰原子化法和低温原子化法。

1. 火焰原子化法

火焰原子化法是利用化学火焰使物质分解并原子化的方法。本法使用较早、较广泛，缺点是原子化效率不太高，火焰中的自由原子浓度相对较低，但对有些中药材中的重金属采取特殊的分离富集技术和洗脱条件，排除干扰因素，也能获得很好的检测效果。如魏巍等（2002）采用火焰原子吸收分光光度法测定地黄中的铅含量，回收率达到 97.0%~102.0%。冯光泉等（2003）采用火焰原子吸收法测定三七及其栽培土壤中铅的含量，铅的平均回收率达 97.24%。魏得良等（2007）采用火焰原子吸收光谱法测定黄芪、甘草、广藿香中的铜，检出限可达 0.003 2 μg/mL，加标回收率为 98.7%~103.0%。韩晓梅等（2005）采用火焰原子吸收光谱法测定栽培甘草中 6 种金属元素钙、镁、铁、铜、锌、铅，加标回收率可达 99.38%~102.30%。表明此种方法简单易行、方便快速，用于测定中药材中的重金属独具优势。

2. 石墨炉原子吸收光谱法

石墨炉原子吸收光谱法是一种非火焰原子化法。该法是利用石墨材料制成管、杯等形状的原子化器，用电加热使样品原子化，通过原子吸收分析的方法。由于样品全部参加原子化，避免了原子浓度在火焰气体中的稀释，分析灵敏度得到了显著的提高。该法用于测定痕量金属元素在性能上优于其他许多方法，并能用于少量样品的分析和固体样品直接分析。该法可用于除汞以外的重金属元素的测定。田义杰（2003）采用石墨炉原子吸收法测定了藏药蕨麻中铅、砷、镉、铜的含量，为防止基体干扰，加入硝酸镍、磷酸二氢氨做基体改进剂消除干扰，取得理想效果，为蕨麻的进一步研究开发提供了科学依据。朱加叶等（2002）采用微波消化技术，用石墨炉原子吸收法对进口西洋参中的铅进行测定，铅的检出线性范围为 0~100 μg/L，具有令人满意的精密度及准确度。陈世忠（2003）采用石墨炉原子吸收光谱法对中药黄姜中微量镉和中药漏芦中的微量铅，检测黄姜中镉时，以钯为基体改进剂，检出限为 0.075 ng/mL，回收率为 90%~110%。检测漏芦中微量铅时，选用磷酸氢二氨为基体改进剂，检出限为 0.61 ng/mL，回收率为 94%~103%。

3. 低温原子化法

低温原子化法又称化学原子化法，是指在较低的温度如摄氏几百度甚至低至室温的条件下，使化合物转变成原子，通过吸收的原子进行分析的方法，主要包括汞的冷原子化法和氢化物原子化法。

（1）冷原子化法　冷原子化法是用于汞元素的一种专用测定方法，它主要是利用汞在常温下蒸气压较高和在空气中不易氧化的特点，将样品消解后还原生成汞，用载气将汞蒸气吹出通过石英吸收池，汞蒸气对汞空心阴极灯的辐射产生吸收，从而进行定量分析。田义杰（2003）用冷原子吸收光谱法测定藏药蕨麻中汞元素的含量，检出限为 0.060 8 µg/mL，平均回收率为 95.3%。戴益华采用流动注射－冷原子吸收光谱法（FIAAS）测定中药中微量汞，汞的检出限为 0.334 µg/mL，加标回收率为 98%~104%，应用于中药样品中微量汞的测定比较适合。姚素梅等（2006）用冷原子吸收分光光度法测定了山楂、山药、百合、枸杞子、麦冬和莲子 6 种常用滋补中药中汞的含量，也取得相对准确的检测数据。

（2）氢化物原子化法　氢化物原子化法是将待测元素在酸性介质中还原成低沸点、形成受热易分解的氢化物，在吸收池中被加热分解，并形成基态原子。该法优点是干扰低，缺点是可检测的元素种类较少，一般只用于铅、砷、汞等元素的测定。孙楠等（2007）采用微波消解的前处理技术，然后用氢化物－原子吸收光谱法测定甘草、浙贝母、银杏叶、栀子、党参和当归 6 种中药材中的砷，其回收率为 88.4%~119.5%，检测样品中砷的含量范围 0~5.9 mg/kg。张晖芬等（2003）采用流动注射氢化物发生－原子吸收分光光度法测定 5 种补益类药材中痕量有害元素铅、砷、汞的含量，其线性范围为 0.0~20.0 µg/kg，加标回收率为 91.0%~108.0%，简便、快速、灵敏度高，很适合于中药材中痕量铅、砷、汞的含量测定，采用流动注射氢化物发生－原子吸收分光光度法能克服间断法的缺点，减少样品耗量，加快分析速度。

（三）原子荧光光谱法

原子荧光光谱法（AFS）是利用激发光源照射含有一定浓度待测元素的原子蒸气，从而使基态原子跃迁到激发态，然后去激发回到较低能态或基态，发出原子荧光，通过测定原子荧光的强度即可求得样品中该待测元素的含量。就原子荧光技术本身来讲，它具有原子发射光谱和原子吸收光谱两种优点，同时又克服了两者的不足。该法灵敏度高、检出限低，适用于多元素同时分析。目前应用较广泛的是氢化物发生原子荧光光谱法（HG－AFS）。王爱平（2007）采用一次微波消解－原子荧光光谱法检测砷、汞的含量，与湿法消解原子荧光法比较，具有更为简便经济的特点，对砷的线性范围为 0~200 mg/mL，对汞的线性范围为 0~50 ng/mL。

（四）电感耦合等离子体原子发射光谱法

电感耦合等离子体原子发射光谱法（ICP-AES）是以等离子体为激发光源的原子发射光谱分析方法，可进行多元素的同时测定。李凤等（2000）运用 ICP-AES 同时检测中草药漏芦中多种微量元素，取得令人满意的结果。这种方法具有灵敏、准确，能同时检测多元素、操作简便、快速等优点。郝南明等（2004）采用 ICP-AES 测定了两种不同种植方式、不同生长期的三七不同部位中重金属元素砷、铜、镉、铬、汞、铅等的含量，砷、汞含量较高，铜、铅次之，镉、铬含量在植株中未检出，为三七 GAP 栽培的制定、三七道地药材的化学特征——化学指纹图谱的建立提供了依据。丁晴等（2008）检测了不同产地山茱萸中铅、镉、砷、汞、铜、铬 6 种有害微量元素的含量，其线性关系均好，回收率在 91.5%~110.6%，具有较好的准确度和重复性。

（五）电感耦合等离子体质谱法

电感耦合等离子体质谱法（ICP-MS）是 20 世纪 80 年代发展起来的一种新的分析测试技术。其原理是利用电感耦合等离子体将样品气化，使待测金属元素分离出来，从而进入质谱进行测定。ICP-MS 可通过离子荷质比进行无机元素的定性分析、半定量分析、定量分析，同时进行多种元素及同位素的测定，可与激光采样、氢化物发生、低压色谱、高效液相色谱、气相色谱、毛细管电泳等进样或分离技术联用，是目前痕量元素分析领域中最先进的方法。与传统无机分析技术相比，ICP-MS 技术的检出限极低、动态线性范围很宽，干扰最少、分析精密度高、分析速度快，可同时测定多元素，提供精确的同位素信息等，可用于绝大多数重金属元素的测定。夏斌锋等（2004）采用 ICP-MS 测定了 10 种中药材中铜、砷、镉、汞、铅 5 种有害元素的含量，数据的重复性和回收率均能满足痕量分析的要求，是一种快速、有效、准确的分析方法。王柯等（2005）采用微波消解法制备供试样品，运用 ICP-MS 法检测中药材中铜、砷、镉、汞、铅等 13 种元素的含量，回收率符合痕量分析要求，灵敏度高，检出限低，分析速度快，分析精密度高。温慧敏等（2006）建立了 ICP-MS 法，同时测定党参等 4 种中药材中砷、汞、铅、镉的含量，回收率为 97.5%~108.0%。陈浩等（2002）的研究显子，ICP-MS 具有极低的检出限，同 ICP-AES 相比，其检出限改善了 2~3 个数量级，使得运用 ICP-MS 技术检测固体试样从 μg/g 到 ng/g 级痕量元素成为可能。

除上述检测方法外，还可运用电分析化学法检测重金属，包括离子选择性电极法、极谱法和伏安法。其中，极谱法和伏安法是较为常用的微量元素分析方法，这两种方法也是电分析化学中最为基础的方法。从 1922 年捷克化学家 Heyrovsky 发明了经典极谱法到 20 世纪 80 年代，已经形成了一系列的电化学方法和技术应用于分析微量元素。伏安法是检测重金属最常用的方法，而方波溶出伏安法是伏安法中测定灵敏度最高的方法之一。此外，电分析化学法采用的电化学传感器具有微型化、成本低、灵敏度高及使用便捷的特点。顾兴平等采用极谱催化波法测砷，有效避免了铜的干扰，还采用示差脉冲阳极溶出法为川附子中痕量铅和镉的分析增添了新方法。

二、快速检测技术

传统的重金属检测方法多采用化学仪器检测，如利用原子吸收光谱、ICP-ACS、ICP-MS、FIAAS 或电分析化学法等，检测仪器昂贵，样品要经过湿法消解或微波消解，逐个测定单一重金属浓度，测量精度虽较高，但需摸索前处理技术，检测步骤繁琐，成本偏高，而且一般耗时较长，难以适应环境及市场产品的现场抽查、生产企业自查及产品进出口快速通关等要求。鉴于此，研究工作者针对重金属快速检测技术作了大量研究和探索，以期实现快速有效地监控中药材重金属污染，保障人民健康与生态安全。

（一）生物化学传感器方法

生物及化学传感器由于操作简单，检测方便快速而被国外研究者优先采用。采用生物化学检测方法，利用重金属对某些蛋白质或酶生物活性的抑制、产生可逆或不可逆的变性作用，研究重金属对蛋白质或酶影响作用的动力学关系，并将筛选获得的蛋白质、酶及其复合体系固定在电极或生物膜上，制作成生物或化学传感器，对环境、食品及农畜产品的重金属进行快速测定。目前已经研制出测量重金属残留的生物、化学传感器并投入实际应用。

孟祥明（2007）研究的"离子荧光化学传感器"，通过将含氮双羧基引入两个荧光素衍生物分子，设计合成了两种新的荧光素基团的荧光分子，将其作为重金属离子化学传感器，在正常生理条件下检测 Zn^{2+} 对两种化合物的荧光反应，结果都出现了增大作用，而其他金属离子则对两种化合物荧光光谱未能出现明显变化。由于荧光素基团有很好的细胞壁渗透性和水溶性，在此基础上，进一步研发 Hg^{2+} 荧光化学传感器，将对 Hg^{2+} 有很好选择性结合的含氮硫原子修饰到荧光素衍生物中，得到一个水溶性很好的荧光分子。经测试，在正常生理条件下，该化合物对 Hg^{2+} 具有很好的选择性。这一研究结果表明，在合适大小的冠醚中用亲 Hg^{2+} 的硫原子取代氧原子有很好的选择性。将亲 Hg^{2+} 的硫代酰胺基团引入到荧光素衍生物中可得到亲 Hg^{2+} 荧光化合物，检测水体中的 Hg^{2+} 浓度，其结果与原子吸收法测定的数据趋势一致，表明利用生物化学传感器完全可以进行中药材中重金属污染物的检测。

（二）比色法

比色法也是《中国药典》中收载的中药材重金属检测方法之一，主要用于重金属总量和总砷的测定，包括硫代乙酰胺法、砷斑法和银盐法。所用仪器简单，操作简便，但准确度和选择性相对较差，易受其他金属干扰。为避免检测准确度不高的劣势，实际使用过程中应作必要改进。高志贤等（2004）认为，砷的检测可以用氢化物发生原子荧光法、硼氢化物还原比色法、极谱催化波法、流动注射－氢化物发生－ICP－光谱法、氢化物发生电感耦合等离子体原子发射光谱法及砷斑法等，这些方法均需贵重仪器设备，且操作复杂，无法达到快速检测的目的。利用自制砷化氢发生器，使硼氢化钾在酸性条件下产生新态氢，将样品中的砷（或砷化物）还原成砷化氢，在聚乙烯醇和乙醇的存在下，AsH_3被酸性硝酸银溶液吸收，还原$AgNO_3$为胶态银而显色，再利用自制的光电比色计于波长410 nm处比色即能定量测定砷元素含量。运用这种改进的简易方法，与盐银法进行比较，其结果无显著性差异。

（三）紫外分光光度法

紫外分光光度法是利用重金属元素与试剂反应后显色，在紫外光下有吸收特征的原理来测定重金属含量。此法具有快速、简便及重现性好等特点，但干扰因素较多，选择性较差，一般只用于铅、镉、汞的测定。楼小红等（2004）采用紫外分光光度法测定了白芍中重金属的含量，回收率为95.0%~105.0%。金仁达等则用紫外分光光度法测定了甘草、川贝母、天竺黄3种植物药材中重金属的含量，加样回收率为97.91%~103.41%。陈远航（2007）采用紫外分光光度法测定了枸杞、甘草、川贝母、丹参4种植物药材和蜈蚣、僵蚕2种动物药材中重金属的含量，在0.1~10.0 μg/mL检测范围内线性关系良好，回收率为98.15%~101.23%。

（四）荧光标记技术

荧光探针是一种选择性与特定分子或离子结合的分子体系。利用探针与被分析物质结合前后的颜色变化、光谱移动、荧光强度的增减等变化来对被分析物质进行识别及检测。由于荧光探针检测技术具有价廉、简便、快速、灵敏度高等优点，已广泛应用于重金属检测、环境检测、生命科学等领域。

如Ma等（2010）研究出一种含有1个类似于葡萄糖残糖基团的用于检测Hg^{2+}的荧光探针，残糖基团的末端双键能够与Hg^{2+}配形成鎓离子，使残糖基团与荧光核水解脱离后转化，同时残糖基团还可以增加该探针的水溶性，将Hg^{2+}加入该探针的水溶液中，溶液前后颜色有明显变化。

第三节 中药材内源性有害成分的检测

中药材所含内源性毒性物质并不完全是单纯的有害物质，其中很多还是活性物质，当用药正确、药量适当时它们能起到治病救人的作用，而一旦使用过量或误用时就成为内源性有害成分，如乌头碱、小檗碱、大麻酚、斑蝥素等。对于这些内源性有毒成分进行检测、监控，对中药材质量控制及安全用药具有实际的指导意义。目前，常用的内源性有害成分检测方法主要有以下几种。

一、高效液相色谱法

中药及中药材所含成分的复杂性，特别是其内源性有害成分，一旦过量使用，不但无法保证疗效，反而会对患者产生副作用甚至造成生命危险，这对中药现代化及中药国际化，一直是个历史性难题。HPLC 法作为一种分离技术和方法，对中药和中药材内源性有害成分的检测具有灵敏、可靠的特点。辛杨等（2008）用 HPLC 法，以甲醇 – 三乙胺为流动相测定草乌叶中新乌头碱、乌头碱和次乌头碱含量，其方法具有快速、重复性好、结果准确的特点，样品在 0.35~1.75 μg/mL 范围内线性关系良好，平均加样回收率为 99.96%。赵英永等（2006）用反相 HPLC 法，以乙腈 – 乙酸铵为流动相测定草乌中乌头碱、中乌头碱和次乌头碱。在乙腈 – 乙酸铵缓冲溶液（pH 10.5）（60∶40）的配比条件下，峰窄、峰型对称，且中乌头碱与乌头碱、乌头碱与次乌头碱分离度均大于 1.5，能够达到较好的分离效果。与其他测定方法相比，该法具有峰窄、峰形对称、基线稳定、杂质及其他成分干扰小、分离度大的特点。

李亚琴（2005）采用反相 HPLC 法，以甲醇 – 硼酸盐缓冲液（0.02 mol/L 硼砂，用硼酸调节 pH 至 8.5）（80∶20）为流动相，采用 5 种不同的方法处理黄连粉，表明用 20% 乙酸提取液提取黄连粉在 254 nm 波长处检测，可出 6 个峰。虽然此试验条件下巴马汀和小檗碱分离不完全，但不影响用峰高来定量。此法准确可靠，简单易行，容易分离，也适用于其他同类药材中小檗碱型生物碱的分析测定。

张岗等（2003）运用 HPLC 法检测火麻仁油中大麻酚的含量，以 220 nm 作为检测波长，灵敏度高、干扰小，大麻酚在 1.205~7.229 μg/mL 范围内线性良好，回收率为 92.3%~96.9%。

周祥敏等（2006）利用 HPLC 法，以乙腈 – 水（80∶20）为流动相，在 209 nm 处测定斑蝥中斑蝥素的含量。进样量在 0.401 2~2.006 0 μg 范围内有良好的线性关系，回收率为 96.71%~101.95%，测定结果与 2005 年版《中国药典》规定所用气相色谱法的测定结果基本一致，并且具有稳定可靠和可操作性强的特点。

二、电喷雾质谱法

电喷雾质谱法（ESI-MS）是一种软电离质谱技术，能够直接分析溶液样品，且不像电子轰击、化学电离等常规电离技术那样需要对样品加热气化，因而特别适合分析强极性、难挥发或热不稳定的化合物，如乌头碱。虽然 ESI-MS 作为一级质谱，不能准确检测乌头碱等内源有害成分及其代谢产物，但在一级质谱中能同时检测到同一样品中 3 个以上乌头碱代谢产物的准分子离子，所以根据 ESI-MS 试验结果作为论证乌头碱中毒的快速检验与鉴定还是可行的。

三、高效液相色谱－质谱和气相色谱－质谱法

高效液相色谱－质谱和气相色谱－质谱法对于检测成分复杂的中药材具有独特的优势。由于中药材中不明成分或内源性有害成分的含量较低，人体吸收进入血液后，含量更低，采用常规的分析技术与测试手段重现性差，且无法对其在体内的动态变化进行监测，因而给中药有效成分和疗效评价带来了很大阻碍。为了解决这个难题，人们逐渐采用了集高效分离与定性、定量测定多组分为一体的色谱－质谱联用技术，应用于中药研究的各方面，特别是应用于中药单体成分及其中药复方药物代谢研究领域。此技术在生物碱，如乌头碱、士的宁、马钱子碱等的检测方法中都有过报道。

第四节　中药材有害生物源的检测

中药材有害生物源主要包括动物、植物、微生物三大类，在中药材生产过程中，既是影响中药材质量的重要因子，也是影响中药材安全和限制国际贸易的重要瓶颈。本节所称中药材有害生物源仅指中药材经初加工后在储藏、运输过程中的有害生物，不包括田间生长过程中的有害生物。这个过程，不可避免地要遭到有害生物危害，轻者是虫尸、虫粪及虫蜕对中药材造成污染损毁，使中药材质地、质量下降，遭受经济损失；重者有害生物自身或其产生有毒、有害次生代谢产物污染药材，使其功效发生变化，丧失或降低药用价值，甚至对人体造成毒害。对中药材有害生物源进行有效检测、预防和控制，是保障中药疗效，保证中药材质量的必要措施。

对中药材有害生物源的检测，有效防控有害生物对中药材危害，首先要清楚什么是有害生物，通过目测观察发现中药材危害症状，寻找有害生物来源是最直接也最准确、快捷的方法，这对一些比较大型的害虫有效，而一些小型害虫和螨类以及一些病原微生物则需要借助相关仪器、设备和相关技术手段进行检测。

一、昆虫及螨类的检测

1. 肉眼辨认

对于常发性害虫，其个体用肉眼即能辨认的，运用捕虫工具捕捉后，根据形态特征进行鉴定即可。

2. 直接镜检法

对于较小昆虫或螨类，应借助放大镜甚至显微镜进行辨认。取一定量的中药材放在平皿内，置于体视镜下，用毛笔直接将害虫或害螨检出。优点：适用于各种小块和粉状的中药材，可以尽量将样品中的害虫或害螨挑完，包括死尸、活体。缺点：工作

量比较大，大块的中药材无法在体视镜下操作，故难以获得其上的害虫或害螨，需采取剥取损坏少量中药材的途径。

3. 水膜镜检法

对于直接镜检法难于检测到的害虫或螨类，可将采集的样品放入小烧杯内，加一定量的水或饱和氯化钠后搅匀，样品沉淀后，用接种环吊水膜于载玻片上，置载玻片于连续变倍显微镜下进行分离。优点：适用于粉末状药品或药渣中的害虫或害螨分离。缺点：分离出的害虫或害螨数量误差较大，且不宜对大块中药材或大量中药材中的害虫或害螨进行分离。

4. 振筛分离法

选择不同孔径的筛网制作成阻螨筛，当样品在多个网筛中过滤后，根据虫、螨的大小取某一孔径筛网上的阻留物，在镜下分离、计数。优点：操作简单，分离速度快，根据虫、螨个体大小不同进行分离。缺点：适合分离的样品多是粉状或药渣，对大块中药材不适用。

5. 电热集聚法

用自制的电热集聚器，以白炽灯为热源，将样品放入分样筛内置于电热集聚器的铁丝网上，并在下口置器皿收集。打开电源一定时间后即可收集到相当数量的虫、螨。优点：可收集活的害虫或害螨，操作简单。缺点：不适合粉状药品或药渣，不易收集虫螨尸体。

6. 光驱法

利用虫螨的避光性，在特殊装置下用日光灯照射中药材，让虫螨爬向黑暗的方向，再进行收集。优点：适合各种形状的中药材，适合活的虫螨收集与挑拣，工作量小。缺点：不易收集虫螨尸体。

7. 引诱法

针对害虫的趋化性和性引诱作用，研发相应引诱剂置放于中药材存放处，引诱相应害虫趋之，然后收集进行鉴定。

二、病原生物的检测

中药材病原生物检测主要是其微生物限度检测，包括细菌数、霉菌数、酵母数和需控制的其他菌类检查。由于这些病原生物污染中药材后，自身或其产生的毒素会对人体健康造成危害，因此对其进行检测是保障中药材安全必不可少的程序。

根据《中国药典》规定，对中药材的微生物限度进行检测，应在环境洁净度10 000级下的局部洁净度100级的单向流区域内进行。检验全过程必须严格遵守无菌操作，防止再污染。对于病原生物，细菌的培养温度为30~35℃，霉菌、酵母的培养温度为23~28℃，控制菌培养温度为35~37℃。

（一）细菌、霉菌和酵母检测

1. 平皿法

采用平皿法进行菌数测定时，应取适宜的连续 2~3 个稀释级的供试液。每个稀释级每种培养基至少制备 2 个平板，细菌培养一般 48 h 后点计菌落数，霉菌和酵母一般培养 72 h 后点计菌落数。

2. 薄膜过滤法

薄膜过滤法即对稀释的供试液经薄膜过滤后，贴于相应培养基上培养 48 h 或 72 h，然后检查菌数。

（二）制菌检查

中药材有其相应的控制菌限度标准，检测时应选择相应的验证菌株。主要有大肠埃希氏菌、大肠菌群、金黄色葡萄球菌、沙门菌、铜绿假单胞菌和梭菌等。大肠埃希氏菌的检测以胆盐乳糖培养基培养 18~24 h，必要时延长至 48 h，滴加靛基质试液，若显阴性，表明供试液未检出大肠埃希氏菌。大肠菌群的检测步骤一般采取三步法（乳糖发酵试验、分离培养和证实试验），先进行乳糖发酵试验，接种培养 18~24 h，若无菌生长，或有菌生长不产酸不产气，表明未检出大肠菌群；若有产酸产气现象，应作分离培养和证实试验，可取培养物接种于曙红亚甲蓝琼脂培养基或麦康凯琼脂培养基上，培养 18~24 h，若无菌落生长，或菌落生长与大肠菌群的特征不符，表明未检出大肠菌群。金黄色葡萄球菌的检测以亚碲酸钠（钾）肉汤培养基培养 18~24 h，必要时延长至 48 h，取培养物接种于卵黄氯化钠琼脂培养基或甘露醇氯化钠琼脂培养基上，培养 24~72 h，若无菌落或菌落不同于金黄色葡萄球菌特征，表明供试液未检出金黄色葡萄球菌。沙门菌的检测以胆盐硫乳琼脂培养基和麦康凯琼脂培养基培养 18~24 h，必要时延长至 40~48 h，若无菌落或菌落不同于沙门菌特征，表明未检出沙门菌。铜绿假单胞菌以胆盐乳糖培养基培养 18~24 h，取培养物接种于溴化十六烷基三甲铵琼脂培养基培养 18~24 h，若无菌落或菌落不同于铜绿假单胞菌特征，表明未检出铜绿假单胞菌。梭菌检测以装有疱肉培养基的试管接供试液，置于厌氧条件下，培养 72~96 h，如试管内不出现浑浊、产气、消化碎肉、臭气等现象，表明未检出梭菌；否则，取培养物继续在含有庆大霉素的哥伦比亚琼脂培养基，在厌氧条件下培养 48~72 h，如无菌落生长，则表明未检出梭菌。

（三）细菌内毒素的检测方法

传统上，内毒素（LPS）的检测采用家兔法。现代也出现一些灵敏度高、设备简单、操作方便、结果快速的方法逐渐替代传统的家兔法，并应用到细菌内毒素的检测中。中药注射剂由于其提取、精制等制备工艺较为复杂、流程长、中药材来源不一等原因，热原极易被忽视，因此细菌内毒素成为中药注射剂监控的重点（胡金川等，2000；叶明等，2003；梁柱红等，2003；霍启录等，2003；郭萌等，2009）。

1. 鲎试验法（LT）

1968 年，由 Levin 和 Bang 发现并建立了鲎试验法检查细菌内毒素，因其简便、快速、灵敏、重现性好等优点，成为药品检验中热原检查家兔法的替代方法。LT 的基本原理为：鲎血变形细胞中含凝固蛋白原、凝固酶原、B 因子和 C 因子。在微量内毒素参与下，C 因子首先被激活，然后活化的 C 因子激活 B 因子，活化的 B 因子活化凝固酶原，最后促使凝固蛋白原转变为凝固蛋白。目前有凝胶法、比浊法、比色法和免疫学方法等。

（1）半定量测定——凝胶法　凝胶法是各国药典细菌内毒素检查的首选方法。它是根据鲎试剂与细菌内毒素产生凝集反应的机制，终点判断采用翻转 180° 的目测法。此法操作较简单、经济，不需要专用测定设备，可在 0.03 EU/mL 的范围内进行半定量测定。缺点为特异性不强，精密度、定量性较差。

（2）定量测定　随着鲎试验方法测定仪器的不断完善，内毒素测定已向微量定量方向发展。定量测定在常规药品检查、生产过程质量控制、各种除热原方法的评价、特殊样品的检查（如血液、尿液、脑脊液）等方面，与凝胶法相比具有灵敏、快捷、准确的特点。

2. 免疫学方法

有关免疫学方法的研究报道有酶联免疫吸附检测法（LAL-ELISA）、火箭免疫电泳鲎试验法（TAL-RIE）、L- 聚赖氨酸 ELISA 法、双抗体夹心 ELISA 法等。这些方法的特点是特异性、准确度高，但其应用尚待临床实践的验证，操作尚待进一步简化。

3. 生物学方法

利用 LPS 刺激免疫细胞产生 IL-1、TNF-a 的特性，以标准化的细胞系作为靶细胞，检测细胞培养上清液中的 IL-1、TNF-a 等细胞因子含量，推算出待检样本中的内毒素含量。

4. 化学发光法

应用 CR1 和 CR3 受体诱导中性粒细胞的氧化反应作为一个反应平台，通过测定内毒素对中性粒细胞的生物学作用来检测内毒素的含量。

5. 流式细胞术

流式细胞术是一种对单细胞或生物粒子进行定量分析和分选的检测手段，可以高速分析上万个细胞，且能同时测得多个参数，与传统的荧光镜检相比，具有速度快、精度高、准确性好等优点，成为当代最先进的细胞定量分析技术。在液流系统中，快速测定单个细胞或细胞器的生物学性质，把特定的细胞或细胞器从群体中加以分类收集，再定量测定细胞的 DNA 含量、细胞体积、蛋白质含量、酶活性、细胞膜受体和表面抗原等许多重要参数。因此，应用针对内毒素表面抗原决定簇的单克隆抗体对内毒素进行荧光标记后，可应用流式细胞仪进行检测。

6. 高效液相色谱

将内毒素中类脂 A 部分衍生化后，以 HPLC 法检测。

三、黄曲霉毒素的检测

黄曲霉毒素是由某些真菌产毒菌株产生的次生代谢产物，具有极强的毒性，常见的检测方法有薄层色谱检测法、高效液相色谱检测法、竞争性酶联免疫吸附法和聚合酶链式反应技术等。

（一）薄层色谱检测法

薄层色谱检测法（TLC）是测定黄曲霉毒素的经典方法。其原理是将样品经过提取，柱层析、洗脱、浓缩、进行薄层分离后，在波长 365 nm 的紫外光下观察可见蓝紫色或黄绿色荧光，根据荧光斑点的强弱以及在薄层上显示的最低检出量，与标准品比较即可确定其含量。由于 TLC 法对人和环境污染系数较大，而且操作过程相对繁琐，操作若不熟练，重复性不好，对最后检测结果影响较大。为满足国际上对黄曲霉毒素提出的限量要求，已有逐步被其他方法取代的趋势。

（二）高效液相色谱检测法

高效液相色谱法对中药材黄曲霉毒素测定具有高效、快速、准确性好、灵敏度高、重现性好、检测限低等特点，已越来越受到技术检测部门和专家重视。其样品经提取、净化后，选择适宜的流动相色谱柱，可使多种黄曲霉毒素同时分离出来，然后用荧光检测器检测。在高效液相色谱法基础上，近年又开发出更灵敏、方便和安全的方法——亲和柱高效液相色谱法，其原理是利用抗原抗体的特异性吸附特性，使用的亲和柱只能特异性、选择性地吸附黄曲霉毒素，而其他杂质则顺利通过柱子，然后再利用洗脱液将黄曲霉毒素洗脱下来，这种方法大大简化了样品前处理过程，同时利用了高效液相色谱进行定性和定量分析，可以同时测出黄曲霉毒素的总量及各自含量。

（三）竞争性酶联免疫吸附法

竞争性酶联免疫吸附法是在免疫学和细胞工程学基础上发展起来的一种微量检测技术。该方法灵敏度高，应用较广泛。一般用甲醇缓冲液提取后不经任何前处理过程即加入酶标板中进行抗原抗体结合反应。

（四）聚合酶链式反应技术

聚合酶链式反应技术（PCR）由于具有灵敏、特异、快速等优点，已经在微生物检测、鉴定等方面得到了广泛的应用。限制性酶切片段长度多态性（RFLP）是一种发展最早的 DNA 标记技术，具有结果稳定等特点。邵碧英等（2007）建立起了黄曲霉检测的 PCR–RFLP 方法，研究表明该技术对黄曲霉毒素的检测具有灵敏、特异、快速等优点。

（五）金标试纸法

金标试纸法是利用单克隆抗体而设计的固相免疫分析法。其检测原理是，以微孔滤膜为载体包被已知抗原，加入待检样本后，经滤膜的毛细管作用，样本中的抗体与抗原结合，再通过与膜上包被的抗原结合显色而达到检测目的。据此制作的黄曲霉毒素快速检测试纸可在 5~10 min 完成对样品中黄曲霉毒素的定性测定。借助黄曲霉毒素标准样品，这种方法能估算黄曲霉毒素的含量，非常适用于现场测试和进行大量样品的初选。

（王沫）

 本章小结

本章主要就中药材有害物质的检测进行了分类论述和介绍，在中药材农药残留检测方面，介绍了 6 种快速检测方法和 2 种常规检测方法，并对中药材农药残留检测的样品前处理技术作了单独介绍；在中药材重金属污染检测方面，介绍了 3 种快速检测方法和 5 种常规检测方法。在中药材内源性有害成分检测方面，针对草乌中的乌头碱、中乌头碱和次乌头碱，斑蝥中斑蝥素的含量及黄连中小檗碱和火麻仁油中大麻酚的含量测定作了简单介绍；在对中药材有害生物的检测方面，则主要针对初加工后的中药材中有害生物，包括昆虫及螨类、病原生物、黄曲霉毒素等进行了阐述。这些方法的介绍，对于采取预防性措施控制中药材有害成分，对于保障人们使用安全中药材提供了技术性的引导。

 复习思考题

1. 简述中药材农药残留检测的基本过程。
2. 常用的农药残留快速检测技术有哪些？
3. 简述运用原子荧光光谱法检测中药材中重金属的基本原理。
4. 简述中药材内源性有毒有害物检测的意义。
5. 论述中药材中有害生物的常规检测方法。

数字课程资源

 本章推荐阅读书目　　　📖 参考文献